U0219008

站在名医身边
——"2018人民好医生"
跟诊记

顾　　问：王彦峰

主　　编：罗　辉

常务编委：庞书丽　李　丹　李忠利　吴海侠

　　　　　程永峰　侯　宇　魏鹏燕

编　　委（以姓氏笔画为序）：

　　　　　万海燕　王　冠　刘　慧　李　云

　　　　　杨长青　张志军　张晓萍　陈　萍

　　　　　杭　程　罗建刚　周荣慧　孟令娆

　　　　　项春梅　赵文嘉　洪建国　陶艳蓉

　　　　　黄羽萱　韩冬野　管九苹　穆倩倩

中国协和医科大学出版社

图书在版编目（CIP）数据

站在名医身边："2018人民好医生"跟诊记/罗辉主编．—北京：中国协和医科大学出版社，2019.1

ISBN 978-7-5679-0713-3

Ⅰ.①站… Ⅱ.①罗… Ⅲ.①医生—先进事迹—中国—现代 Ⅳ.①K826.2

中国版本图书馆CIP数据核字（2018）第263719号

站在名医身边——"2018人民好医生"跟诊记

主　　编：罗　辉
责任编辑：孙阳鹏

出版发行：**中国协和医科大学出版社**
（北京东单三条九号　邮编100730　电话65260431）
网　　址：www.pumcp.com
经　　销：新华书店总店北京发行所
印　　刷：中煤（北京）印务有限公司

开　　本：710×1000　　1/16开
印　　张：19.75
字　　数：300千字
版　　次：2019年1月第1版
印　　次：2019年1月第1次印刷
定　　价：55.00元

ISBN 978-7-5679-0713-3

健康是生产力

王秀峰

序　言

人民好医生：一心赴救，永不言弃

凡大医治病，必当安神定志，无欲无求，先发大慈恻隐之心，誓愿普救含灵之苦。若有疾厄来求救者，不得问其贵贱贫富，长幼妍蚩，怨亲善友，华夷愚智，普同一等，皆如至亲之想。

——【唐】孙思邈

2018年8月19日，是我国广大医务人员的首个"中国医师节"。对于中国医疗行业而言，这个日子具有划时代的意义。继教师节、记者节、护士节之后，中国医生终于有了属于自己的法定节日，习近平总书记在节日来临之际作出的重要讲话更是体现了党和国家对我们医务人员的关怀与厚爱，整个行业备感欢欣、备受鼓舞。医师节的设立不仅有助于增强全社会对医务人员的尊重，更能鼓励全体医务人员明确自身职责，在岗位上续写生命的篇章。

在这个特别的日子，我受邀参与《健康报》特辑录制，朗诵《读〈大医精诚〉》，藉此重温了唐代名医孙思邈的这部医学经典。大医，指具有崇高医德、精湛技术的医学家，他们的精神品质就是大医精神。健康所系，性命所托，医生这个职业的特殊性赋予了我们使命般的意义和内涵，在岗位上诠释与践行大医精神永远是医生的职业信条。

那么，什么是人民好医生？怎么做人民的好医生？在翻阅罗辉主编送来的这本厚重的跟诊记手稿、看到人民好医生组委会尽职尽责记录的好医生形象时，我在思考这个问题。我认为，用心给病人治病，而且能治好病的医者就是人民好医生。

从医三十余年，从一名普通的临床医生，到医院管理者，再到当选院士，我的医学生涯与事业受益于一位好医生的言传身教，是他的高贵品质激励着我不断修德进业，奋力向行。他就是我的恩师、中国"胆道外科之父"黄志强院士。

1983年，我考取了第三军医大学外科学硕士，师从黄老。黄老不仅医术精湛，高尚的医德更是深受后辈崇敬。他对病人有着博爱的胸怀，为了救治病人可以放弃一切，不断向医学难题发起挑战，"开别人开不了的刀，治别人治不好的病"。这种精神力量深深地感染了我，让我在医学上能够时刻带着韧劲，面对"难啃的骨头"不会畏缩。我对黄老最感激的是他为我设计的两段式外科医生培养路子：将科研学位的培养和外科医生的训练结合起来。这为我日后职业和学术的发展奠定了扎实的基础。

1993年，我博士毕业后，进入黄老当时所在的医院，开始了与他共事的医学生涯，并在他的指导下一起取得了数项中国肝胆医学上的新突破。2006年，我追随黄老调入解放军总医院肝胆外科，面对来自海内外的众多复杂疑难病症，在系统基础研究和临床实践的基础上，我首次提出了"精准外科"的理念并付诸肝胆外科实践。其中以精准肝胆外科为目标作出的一些理论和技术创新，被写进了美国肝胆外科的教科书。

传统的肝脏外科主要依赖医生的经验，有很大的不确定性。精准肝胆外科就像是现代战争中的精确打击，增加了手术的确定性、预见性和可控性，使过去不能手术的复杂病例能得到有效治疗，明显提高了肝脏、胆管和胰腺疾病的手术效果。

曾有人问过我为什么要做这些探索，对于一名医生而言，当看到病人受折磨却爱莫能助是非常痛楚纠结的，必须不断创新理论和技术，让更多的病人得到救治。这也是我从黄老身上传承的信念。

2014年，我来到北京清华长庚医院担任首任院长，从一名临床医生转变为医院管理者，作出这种选择是因为我需要打破医疗事业进步会遇到的瓶颈，比如，很多高层次的跨学科资源难以整合。我希望打造一家医疗服务以病人为中心、医院运营以医师为核心的与众不同的现代医学中心。因此，借助清华长庚这个平台，我将精准外科的理念应用到医疗模式的革新和医疗流程的再造，提出以精准、精益、精诚为核心的"三精医疗"理念建立现代健康医疗服务体系。医疗和其他服务业不一样，它对人的服务一定要体现对病人的尊重。我们提倡给病人提供一种充满人文关怀、舒适、温馨的服务。因为医生是为病人存在而不是为技术存在，不能丢掉人文精神的引领。而"三精医疗"的最终目的，就是病人利益最大化。经过这几年的发展，现在清华长庚医院已经集结了国内外众多具有优良医德和精湛医术的专家和人才团队，具备"一切以人为本、一切以病人为中心、一切为方便病人"的医院文化和管理优势，并在持续改进健康医疗服务的效能和品质。

从做一名临床医生，到办好一所医院，引导我的唯一标准就是：为病人用心。因为无论是临床医生，还是医院管理者，最终目的都是为更多的病人解除病痛。因此，虽然行政事务十分繁忙，我还是希望留多一点时间给我的病人，给临床研究，譬如在终末期肝包虫病上的救治。

泡型肝包虫病，是一种严重的人畜共患疾病，致死率高，被称为"虫癌"。当一位刚刚大学毕业的藏族姑娘找到我时，肝包虫侵犯她的肝脏形成一个排球大小的硬壳，已累及多个腹腔和胸腔脏器及重要血管，许多医院都宣告无治。她找到我，是把最后的希望寄托在清华长庚医院上。终末期肝包虫病称得上肝胆外科的手术禁区，开刀有很大的风险，但面对病人及家属眼里闪烁的希冀，我相信任何一位医生都不会轻易放弃。因为病人病情极其复杂，常规手术不可能切除，我决定采用难度极高的体外肝切除术式为她治疗，这意味着先把肝脏移出体外，切除病灶后再将健康的剩余肝脏"装回"体内。这个手术我带领了30余人的团队，通过在体和离体双途径，完整切除累及胸腹腔多个脏器的广泛病变，并完成了体外肝切除后自体余肝再植和下腔静脉重建，手术历经十几个小时，最后取得了成功。

"就好像你一个人走在一条漆黑的大道上，旁边一点光都没有，突然在拐角处发现一盏路灯。"病人康复后如此说道，"董伯伯就是那盏灯。"

医生很多时候是守护病人生命的灯塔，给病人投射了光明，自身也肩负起重大的责任。

2016年12月5日，我率领清华长庚医院肝胆胰中心并联合院内多个学科，为藏族"虫癌"患者柔旦进行了一场特殊的体外肝切除及自体余肝再植手术——通过网络直播，全世界134万人同步观看了手术，其中包括众多海内外的外科医生。国际肝胆外科泰斗、欧洲外科学会主席、法国国家外科学院前院长Henri Bismuth 教授，美国外科学会主席、哈佛大学麻省总医院外科系主任Lillemoe 等人在线观看后发来贺电，称这一手术代表了中国在这个领域的世界领先水平。精准肝脏外科的范式和技术，让中国的肝胆外科走到了世界舞台的中央。

有人劝我：你现在功成名就，要珍惜自己的名声，不要冒险去做高危手术了。但作为医生，应该把病人利益放在第一位，个人名利要放在后面。只要病人有一线希望，我们还有能力的话就要拼到最后，拼到自己无能为力。

2017年，我当选为中国工程院医药卫生学部院士。这是祖国给我的无上荣耀，也给予了我更大的责任感，在临床实践和创新研究上不能懈怠。因为走得前的不能只看到光环，要让自己成为后来人的指引灯。"一心赴救，永不言弃。"这是黄老教导我的一句话，也是我的人生信条。

作为2016年度入选的"人民好医生"，我希望自己的临床经历及感悟能给年轻医师们一份勉励。同时十分感谢人民好医生组委会为行业树立典范、推动医患关系和谐所作出的努力。医务人员是人民群众的健康使者，与病人从来不是站在对立面的。医患关系自古以来是一种美好关系，近年来却呈恶化现象，很大原因在于信息的不对称与理解偏差。医学知识尤其是医疗术语极具专业性，往往口语化的解释患者也无法理解，这样一种失衡、这样一层知识的壁垒，已经成为一道鸿沟，横亘在医患之间，阻隔了医患之间的理解和沟通。要改善这种关系，需要医生、患者与媒体三方共同努力。医生除了临床上的人文关怀与沟通，还要与公众对话；患者要给予医生多一点信任与尊重；媒体要避免捕风捉影，多宣传医生生存的真实面貌及现代医学的局限性。

值得称颂的是，《人民好医生跟诊记》主编罗辉一行为"人民好医生"树碑立传，用媒体的正义为之传扬，难能可贵！人民好医生组委会近几年来发挥医疗媒体的积极作用，通过面对面的跟诊真实反映医务人员的工作状态及精神面貌，传播了医疗行业的正能量，弘扬了医疗卫生职业精神，为增进医患和医媒关系做出了很大的努力。每年举行的"人民好医生论坛"也激励着撰书入册跟诊的"人民好医生"认真钻研医疗技术，提升医学人文素养。人民好医生组委会以实际行动体现了媒体的责任与担当。

这本蕴含医学人文的跟诊记，记录了柳叶刀尖的一丝不苟、无影灯下的全神贯注、端坐诊室的不厌其烦、科普公众的不辞劳苦……医生是一个神圣的职业，是上帝的天使，受托呵护人类的健康，必须将生命放在首位，用一生的热情和心血来完成使命。书中记录的医生正是如此践行着，真切让人感受到了医者的救死扶伤与大爱无疆。为此也感谢人民好医生组委会、编委会与全体工作人员付出的辛勤汗水。

悉闻"2018（第四届）人民好医生论坛"举行在即，预祝活动取得圆满成功，并希望人民好医生组委会能继续为公众挖掘更多的好医生，助力营造尊医重卫、医生成长的良好社会氛围，促进健康中国建设。

衷心祝福"人民好医生"品牌越做越好！

董家鸿

2018年11月2日于北京

附：董家鸿简介

董家鸿，中国工程院院士，医学博士，清华大学教授，主任医师，博士生导师，北京清华长庚医院执行院长，清华大学精准医学研究院院长，清华大学临床医学院院长。

在肝脏移植及肝胆胰肿瘤、胆管结石及狭窄、胆管损伤、肝硬化门静脉高压症、急性和慢性肝功能衰竭的外科治疗领域卓有建树。学术职务：美国外科学会(ASA)院士；欧洲外科学会（ESA）院士；法国国家外科科学院(ANC)外籍院士；国际肝胆胰协会（IHPBA）学术委员；国际消化外科学会（ISDS）执行委员；国家人体器官捐献与移植委员会委员；中国医师协会智慧医疗专委会主任委员；中国研究型医院学会肝胆胰分会会长；海峡两岸医药交流协会器官移植分会会长；中华医学会器官移植分会常务委员；中华医学会胆道外科学组名誉组长；《中华消化外科杂志》总编辑。

目　录

1. **中国人民解放军总医院**
   时刻护卫生命的"前哨"战士
   ——米卫东（中国人民解放军总医院麻醉手术中心主任，
   　　　　中国医师协会麻醉医师分会会长）……………1

2. **上海交通大学医学院附属瑞金医院**
   用心验视每一份标本
   ——张景全（上海交通大学医学院附属瑞金医院主管检验师）……7

3. **北京大学人民医院**
   "挺直"患者的脊梁
   ——刘海鹰（北京大学人民医院脊柱外科主任，主任医师）…………13

4. **北京大学肿瘤医院**
   做胃肠肿瘤患者的守护神
   ——李子禹（北京大学肿瘤医院胃肠肿瘤中心一病区主任，
   　　　　主任医师）……………20
   为肺癌患者医治身心
   ——王子平（北京大学临床肿瘤学院胸部肿瘤内科主任，
   　　　　主任医师）……………26
   科研与临床并举
   ——武爱文（北京大学肿瘤医院胃肠肿瘤中心三病区主任，
   　　　　主任医师）……………32
   为患者使出"洪荒之力"
   ——张晓东（北京大学肿瘤医院胸部肿瘤中心副主任、
   　　　　消化道肿瘤VIP病区主任，主任医师）……………38

5. **首都医科大学附属北京朝阳医院**
   中国肝移植的引领者
   ——贺强（首都医科大学附属北京朝阳医院肝胆胰脾外科
   　　　　主任，主任医师）……………45
   在生死边缘奋战
   ——唐子人（首都医科大学附属北京朝阳医院急诊科副主任，
   　　　　主任医师）……………52

站在名医身边

医生跟诊记

『2018人民好

6. **首都医科大学附属北京儿童医院**

　血液病儿童的"定心丸"

　　——王天有（首都医科大学附属北京儿童医院党委书记，

　　　　　主任医师）……………………………………………58

　陪血友病患儿茁壮成长

　　——吴润晖（首都医科大学附属北京儿童医院

　　　　　血液肿瘤中心副主任，主任医师）……………………64

　守护儿童呼吸健康

　　——杨海明（首都医科大学附属北京儿童医院呼吸二科

　　　　　副主任医师）………………………………………72

7. **首都医科大学附属北京佑安医院**

　让艾滋病患者拥有幸福生活

　　——孙丽君（首都医科大学附属北京佑安医院

　　　　　性病艾滋病门诊主任，主任医师）…………………79

　坚守无影灯，植入新生命

　　——林栋栋（首都医科大学附属北京佑安医院普通外科中心

　　　　　常务副主任，主任医师）…………………………85

8. **首都医科大学附属北京地坛医院**

　共情同心，抵御肝病

　　——王笑梅（首都医科大学附属北京地坛医院肝病三科主任医师）……91

9. **首都医科大学附属北京胸科医院**

　为"心"奋斗的人

　　——张健（首都医科大学附属北京胸科医院

　　　　　心脏中心主任、心内科主任，主任医师）………………97

10. **首都医科大学三博脑科医院**

　病人至上的纯粹医者

　　——于春江（首都医科大学三博脑科医院神经外科

　　　　　首席专家，主任医师）……………………………103

11. **中南大学湘雅二医院**

　老年医学的践行者和求索者

　　——刘幼硕（中南大学湘雅二医院老年内分泌科主任，主任医师）…111

12. **中国人民解放军陆军总医院**

　小牙齿，大手术

　　——苗莉（中国人民解放军陆军总医院口腔科支部书记，

　　　　　副主任医师）………………………………………117

站在名医身边

医生』跟诊记

『2018人民好

13. 中国中医科学院针灸医院
　　中医妙手"针落痛止"
　　　　——薛立功（中国中医科学院针灸医院教授，主任医师）…………123

14. 中国中医科学院广安门医院（南区）
　　关节病患者的贴心人
　　　　——付立新【中国中医科学院广安门医院（南区）
　　　　　　　　骨一科主任，主任医师】…………129

15. 首都医科大学附属北京中医医院
　　让孩子"自由呼吸"
　　　　——李敏（首都医科大学附属北京中医医院儿科主任，主任医师）…133
　　杏林妙手攻坚疑难肾病
　　　　——赵文景（首都医科大学附属北京中医医院
　　　　　　　　肾病科主任，主任医师）…………141

16. 北京中医药大学东直门医院
　　以德做药引的中医脊梁
　　　　——王耀献（北京中医药大学东直门医院院长，
　　　　　　　　北京中医药大学肾病研究所所长，主任医师）…………147

17. 上海中医药大学附属龙华医院
　　中西贯通的普外科"能手"
　　　　——许阳贤（上海中医药大学附属龙华医院
　　　　　　　　普外科主任医师，硕士生导师）…………154

18. 中国人民解放军原第三〇二医院
　　仁心造就护肝妙手
　　　　——胡瑾华【中国人民解放军原第三〇二医院
　　　　　　　　肝衰竭诊疗与研究中心（全军专病中心）主任，
　　　　　　　　主任医师】…………162

19. 清华大学第一附属医院（北京华信医院）
　　查治早癌的"内镜女神"
　　　　——程艳丽【清华大学第一附属医院（北京华信医院）消化医学中心
　　　　　　　　主任兼消化内科主任，主任医师】…………169
　　心脏探头后的医者仁心
　　　　——王廉一【清华大学第一附属医院（北京华信医院）影像中心主任、
　　　　　　　　心脏中心副主任、超声科主任，主任医师】…………175

20. 北京清华长庚医院
　　人体"顶梁柱"的修复大师
　　　　——肖嵩华（北京清华长庚医院骨科主任，主任医师）…………182

站在名医身边

「医生」跟诊记

『2018人民好

用心呵护"心"生命

——张萍（北京清华长庚医院心内科主任，主任医师）⋯⋯⋯⋯⋯189

用温暖医术守护新生命

——晁爽（北京清华长庚医院儿科副主任，副主任医师）⋯⋯⋯⋯196

21. 清华大学玉泉医院

全程管理阿尔茨海默病的践行者

——乔立艳（清华大学玉泉医院神经内科主任，主任医师）⋯⋯201

22. 中国康复研究中心北京博爱医院

用"心"守护心血管

——刘方竹（中国康复研究中心北京博爱医院

门诊部主任，主任医师）⋯⋯⋯⋯⋯207

神经康复的护航者

——宋鲁平（中国康复研究中心北京博爱医院

神经康复科副主任，主任医师）⋯⋯⋯212

严把患者"康复关"

——张皓（中国康复研究中心北京博爱医院

神经康复三科主任，主任医师）⋯⋯⋯220

23. 陕西省中医医院

中医巨擘，大医风范

——米烈汉（陕西省中医医院米伯让研究所所长，

国家级名老中医）⋯⋯⋯⋯225

24. 河南省胸科医院

仁心仁术打好疾病攻坚战

——钱如林（河南省胸科医院胸外科主任，主任医师）⋯⋯⋯⋯232

25. 丹东市第一医院

介入"高手"造福一方重患

——姜政伟（丹东市第一医院介入科主任，主任医师）⋯⋯⋯⋯239

26. 航天中心医院

用心为患的外科"实干家"

——曲军（航天中心医院普外科主任，主任医师）⋯⋯⋯⋯245

27. 南开大学附属环湖医院

医患同心，抗击癫痫

——岳伟（南开大学附属环湖医院神经内科一病区主任医师）⋯⋯251

28. 淮安市第二人民医院

肾病治疗的不懈探索者

——郑东辉（淮安市第二人民医院院长、肾脏科主任，主任医师）⋯257

29. 大同市第五人民医院

　　守护一方胃肠病痛

　　——杨瑞东（大同市第五人民医院消化四科主任，主任医师）………265

30. 北京天坛普华医院

　　仁心仁术铸建医患信任

　　——卢旺盛（北京天坛普华医院介入科主任，副主任医师）………271

31. 京东中美医院

　　为患者打造最后一道屏障

　　——李玉卿（京东中美医院业务院长、

　　　　　　　综合ICU主任，主任医师）………277

　　送走病痛的"拆弹专家"

　　——孙伟（京东中美医院普外科主任，主任医师）………283

32. 南京大学医学院附属泰康仙林鼓楼医院

　　与危重症患者同"呼吸"

　　——李培（南京大学医学院附属泰康仙林鼓楼医院呼吸二科主任，

　　　　　　　副主任医师）………289

33. 诚志东升医疗

　　坚守治癌使命

　　——马凤藻（诚志东升医疗首席外科专家，主任医师）………296

时刻护卫生命的"前哨"战士——米卫东

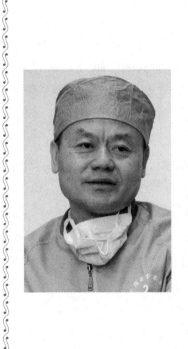

专家简介

米卫东，中国人民解放军总医院麻醉手术中心主任、教授、解放军医学院及南开大学博士生导师。现任中国医师协会麻醉医师分会会长，中国医师协会常务理事，中华医学会麻醉学分会副主任委员，全军麻醉与复苏专业委员会主任委员，北京医学会麻醉分会候任主任委员，北京医学会理事。兼任《麻醉安全与质控》主编等职，承担在研省部级以上科研项目多项。

专长：研究方向为"创伤及危重患者的围麻醉期管理"和"静脉麻醉药的基础与临床药理"。

周五一大早，记者刚一走进中国人民解放军总医院（301医院）麻醉手术中心，立刻被紧张肃穆的气氛笼罩。两个塞满了手术拖鞋的消毒柜，一字排开的帽子、口罩、手术服，滚动播放手术排班表的LED屏，无一不在说明这里是拯救、护卫生命的大本营。麻醉手术中心是301医院最大的临床科室，统一管理下设的6个麻醉亚专科和手术室。

临近上午8点，年轻的麻醉医生陆续赶来。话不多说，脱鞋换装，他们即刻要奔赴"战场"。这一庞大团队的领头人、科室主任米卫东也早已准备就位。9点之前，他领衔的医疗团队将最先走进手术室，帮助所有等待重获新生的患者安静"睡去"。

操作娴熟完成麻醉诱导

8点15分，记者跟随米卫东走进位于外科楼二层的七号手术室。现年38岁的女患者兰女士已经躺下，她即将接受腹腔镜胆囊切除术及胆囊管、胆总管探查取石术。米卫东走上前去，在手术台的头端坐下。

最先进行的操作是建立外周静脉通路，用于一般输液及麻醉管理用药。米卫东告诉记者，对于一些特殊患者或复杂的大手术，还需建立中心静脉通路，以确保液体的快速输入，复杂给药等；通过中心静脉压监测压力，还有助于心功能状况和液体需求状况的判断，指导临床用药。对于某些特殊危重患者，有时需要建立3条甚至以上的静脉通路，并同时需动脉置管连续监测动脉压力。

米卫东指导护士在这名患者的左手臂上建立外周静脉通路后，事先精确计算至微克的麻醉药物开始注射进患者体内。手术麻醉的第一环节——麻醉诱导开始了。

伴随着麻醉药物注射，坐在手术台头端的米卫东拿起气罩开始了麻醉诱导期的第一环节——给氧去氮，即利用机械装置，让患者吸入纯氧，使得体内氧气得以充分储备，从而给麻醉诱导期的气管插管赢得更为充裕的时间。他将呼吸面罩紧紧地扣在患者的口鼻上方，轻轻说道："慢慢做深呼吸，别着急，氧气吸足了就可以睡觉了"。通气持续了将近3分钟，随着药物进入体内，患者安静地睡去。轻轻扶正患者的头部，米卫东开始实施麻醉诱导的第二个环节——插入气管导管，连接呼吸机。

米卫东首先调整患者的头部使其尽量后仰，确保口、咽与声门尽量接近处于同一直线上，以便于插管时声门暴露；接着，在助手配合下置入可视喉镜，暴露声门，然后通过声门将气管导管置入气管，调节导管深度，通过听诊双侧呼吸音，并监测呼出气二氧化碳波形，以确定气管导管的正确位置；最后用蝶形胶布固定气管导管及牙垫。一系列操作娴熟流畅，整个过程仅用时2分钟左右。实际的临床工作中，一些特殊的患者如下颌短小、烧伤瘢痕、肥胖、舌体肥大等，麻醉诱导和气管插管实施的难度会更大，这时，麻醉医生需要采取一些更为特殊的麻醉诱导方法和气管插管手段，以保证气管插管的成功。完成麻醉诱导和气管插管后，米卫东将麻醉呼吸机与气管导管相连接，并启动机器的自动呼吸功能，调整麻醉药物输入浓度与速度，观察确认心肺各项指标处于正常状态。此时，麻醉进入维持阶段，外科医生走向了手术台中端，开始实施手术。

按照米卫东的话说，麻醉过程与飞机飞行极其相似，麻醉诱导相当于"飞机起飞阶段"，而后续的麻醉维持和苏醒，相当于飞机的"平稳飞行与降落"。实际上，麻醉医生的工作，往往从麻醉实施的前一天（或前几天）就已经开始。他们在手术前，对于患者的全身，特别是心肺等重要脏器的功能状态就要进行充分的评估，对于一般情况较差或者心肺功能受损的患者，能否耐受预定手术的打击，或者患者是否需要进一步行内科治疗、优化身体状况后再行手术，麻醉医生都要做出相应判断。手术对于机体的打击，还是非常严重的，手术越大、时间越长，对机体的打击和创伤就越大。这时，患者机体承受的负荷，类似于"负重几十公斤行走拉练"，患者的心肺功能须有充分的储备，才可耐受手术打击。而麻醉医生在临床麻醉中的工作重点，就是协助支持机体功能的稳定，使其能抵抗住手术打击对机体的损害性影响，特别是老年、心肺功能较差的患者，这种支持就显得尤为重要。

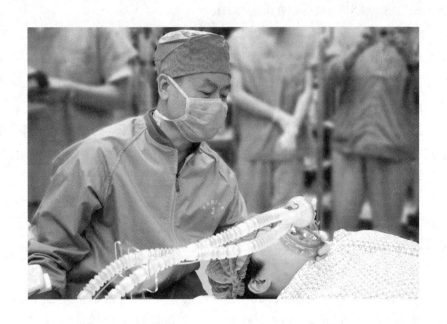

全程监护守卫生命安全

很多人会误以为麻醉医师只需要完成注射麻醉药的工作。实际上，麻醉诱导只是麻醉医生在一场手术中的基础步骤。术中，麻醉医生需要在手术台头端寸步不离，时刻紧盯各项监测指标与仪器，调控着机体各项生理指标，随时应对各种突发紧急状况，全程守卫手术患者生命安全。

记者跟随米卫东来到了第五手术室。手术台上的患者现年71岁，刚刚完成麻醉诱导，外科医生已经准备就绪，即将进行腹腔镜辅助全胃切除术。米卫东走上前去，逐一查看了患者头端的各个仪器上的指标，包括无创血压、有创动脉血压、心率、脉搏、血氧饱和度、呼出气二氧化碳等诸多指标，此外还评估麻醉深度的脑电双频指数。

米卫东介绍，每一台手术麻醉，都需要一两名甚至更多名麻醉医生全程监护与调控。首先，需要确保患者麻醉维持在一定深度，反映在脑电双频指数上，指数应该是45～60。麻醉深度的调控，也是"一人一方"。患者的遗传因素、年龄、身体素质、代谢能力等变量，都决定着麻醉药物的剂量，麻醉药物剂量最终可能要精确到毫克甚至微克。在手术当中，麻醉医生也要根据手术刺激程度等多重影响因素不断调整药物输入速度来维持麻醉深度的正常水平。

其次，麻醉医生还需要时刻紧盯各项仪器当中的指标变化，及早发现处理可能出现的血压、心率、血氧饱和度等指标的异常变化；纠正手术打击所致的心脏、肺脏、肝脏和肾脏等功能的异常；应对各类紧急状况，如过敏性休克、大出血、严重心律失常等。介绍到这里，米卫东拉开了其身体左侧小柜子的两层抽屉，里面几十种药物整齐排列，这些都是在手术当中可能用到的救命药，而这些药物的选择都需要麻醉医生在极短时间内完成思考、判断及使用。

相比于主刀的外科医生，麻醉医生更像是敏锐的前哨和外科系统的内科医生。他们始终在预防并处理着手术中患者的各种异常变化，通过药物或其他手段将患者调控到最佳状态，保证着患者手术的舒适无痛，为手术创造优质条件。

也是这种时刻紧张备战的状态下，麻醉医生练就了诸多独有的技能。他们不仅是真正高级的全科医生，更是调控生命体征的最佳救命士。2008年我国汶川大地震，米卫东便曾奔赴灾区进行医护救援工作。地震创伤救治中，麻醉医生的作用是巨大的。例如，维持气道（呼吸道）通畅是最重要和最基本的环节，而这项技能，也正是麻醉医生的看家本领；此外，面对灾民各种各样的紧急情况，麻醉医生最能迅速探查出问题所在，继而给出相应的治疗方案。米卫东在灾区进行了2个多月的抗震救灾工作，帮助了众多患者，取得了很好的工作成绩，最终获得了"全国抗震救灾先进个人"称号。

术后镇痛助力最佳预后

离开手术室，记者跟随米卫东来到了术后恢复室，正好一个刚刚结束手术的患者被推了进来。接上呼吸机，患者开始了手术的第三个环节——麻醉恢复期。加上此前的麻醉诱导期、麻醉维持期，一场手术下来，只有麻醉医生是全程陪伴在患者身边。

实际上，在麻醉清醒期以及在术后的恢复过程中，术后疼痛的控制，直接影响着患者术后并发症的发生以及康复质量。如何采取更优的术后镇痛方案，既有效地控制疼痛，又最大限度地降低镇痛药物的毒副作用，促进患者顺利恢复，始终是麻醉学科重点关注的领域。

米卫东介绍，术后疼痛可能会导致患者较长时间卧床，继而引发一系列并发症的发生。疼痛首先会导致睡眠不佳，免疫力下降，感染发生的可能性增高；疼痛还可能使患者不敢用力咳嗽，术后肺不张、坠积性肺炎的发生概率大大增加；此外，急性疼痛若不及时控制会转化为慢性疼痛；长时间不能下地走动也不利于肠道通气，甚至可能出现心肌缺血的问题；对于骨科患者来说，疼痛也会推延其功能训练的时间。而麻醉医生有多种手段，根据不同手术，可将术后静脉镇痛泵、硬膜外镇痛泵、神经阻滞、伤口局部浸润等方法组成不同配伍，将患者的疼痛评分控制在3分以内。充分的术后镇痛，在减轻疼痛不适的同时，也益于患者早期下床活动，减少了患者的卧床时间，也就减少了上述并发症发生的可能性。

除了手术后的急性疼痛，还有大量慢性疼痛的患者深受疼痛的折磨。米卫东领衔的麻醉团队在疼痛诊疗方面也有颇多探索。目前，麻醉手术中心拥有疼痛门诊2个诊室，病房有15张床位，拥有专职疼痛医生5人。在头痛、神经病理性痛、关节软组织痛和癌性痛的诊疗上均有较为成熟的治疗经验。

成立"医联体"服务基层

术后恢复室的墙壁上，一列几近拖到地上的手术通知单格外引人注目。每一张的表头上都清晰地写着：2018年5月26日，总共232台手术。有些手术间在一天之内甚至要连续进行4台手术，需要全程、连续作战的麻醉医生，其劳累程度可想而知，日常工作十几个小时基本都是常态。曾有一台复杂手术，米卫东是早上8点走进手术室，第二天上午10点才出来，其间连续工作了26个小时。

米卫东告诉记者，过劳的背后是麻醉医生的重度缺乏。统计数据显示，我国目前约有麻醉医生8万人，占人口的比例为每万人0.6名，此比例严重低于欧美发达国家的每万人2.5～3名，如按人口比例计算，我国麻醉医生的缺口在30万人左右。

此外，我国目前的外科手术量以每年10%的速度增长，也远超麻醉医生的增长速度。而随着人们对无痛诊疗技术需求的增加，麻醉科的业务范围也在增加，所参与的领域越来越多。除了较为常见的分娩镇痛和无痛胃肠镜检查之外，无痛诊疗项目还包括放射介入治疗、超声介入治疗、膀胱镜、关节镜、支气管镜等多种微创检查及治疗。米卫东告诉记者，在301医院有70多间中央手术室，此外还有30多个麻醉工作位点开展无痛诊疗项目，这些地方都是麻醉医生的阵地。

更令人担忧的是基层，麻醉医生"结构性、区域性紧缺"尤为突出。出于对基层麻醉医疗服务欠缺的忧虑，接任中国医师协会麻醉医师分会会长后，米卫东一直在想方设法服务基层病患。

2017年年底，米卫东成立了"精准扶贫——麻醉专科医联体"，让200余家大型三甲医院麻醉科牵手800余家国家贫困县的县级医院麻醉科，通过开展医师培训、学术交流、学科建设指导等活动，对贫困县基层医院麻醉科进行精准帮扶。这一活动以学术扶贫为主，通过对口帮带，把三甲医院高水平的学术理念、管理方法及麻醉技术输出给这些基层医院。同时，分会成立专门考核小组，通过制订考核标准，双向测评的方式确保扶贫精准到位。在跟诊当天下午，米卫东就要去往某贫困县指导其麻醉科的工作。

一个上午的跟诊很快就结束了，短短的几个小时里记者切身体会到了"外科医生治病，麻醉医生救命"的真正含义。正如米卫东所说，麻醉医生不仅是为了让患者舒适地沉睡，更是为了让他们更好地苏醒。他们一直默默无闻，值得给予他们更多掌声。

（跟诊记者：罗　辉　李忠利）

2. 上海交通大学医学院附属瑞金医院

用心验视每一份标本——张景全

专家简介

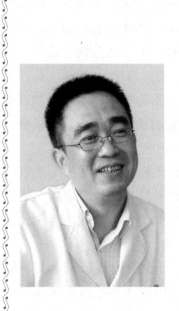

张景全，上海交通大学医学院附属瑞金医院主管检验师。2002～2014年在检验科急诊化验室工作，曾任急诊化验室组长。在实验室工作中，曾筛选出数十例白血病初发病人，发现过几例上海地区罕见的寄生虫病如疟原虫等。在很多的急危重病人的标本检测中，发现检测结果很危急，及时与临床医生联系，使患者得到及时有效的治疗。目前在检验科免疫室工作，主要负责所用众多仪器的维护保养以及日常大批量标本的检测。

仲夏午后雨过，上海交通大学医学院附属瑞金医院门诊楼下，进出过往的人们尤其多。伴随着人群，记者来到六楼的检验科，在一个患者排队检验的抽血台旁，见到了将要跟诊采访的主管检验师张景全。

瑞金医院创建于1907年，是一所集医疗、教学、科研为一体的三级甲等综合性医院，有着百年的深厚底蕴。在这家老资历的知名医院里，不乏医界名家，用临床专长为患者解除病痛。而在临床诊疗的背后，离不开许多默默耕耘的幕后医护人员。张景全便是这样一号人物，用精准的检验为患者的治疗尽心尽力。

耐得住岗位的"寂寞"

从1998年毕业后到瑞金医院工作，张景全一直奋战在检验科。20年弹指一挥间，从急诊化验室到免疫室，日常繁重、枯燥的工作不但没有浇灭他的热情，反而让他深刻地认识到检验结果对于患者疾病治疗的重要性。在他看来，"每一份标本，都值得用心；每一个异常结果，都值得反复斟酌"。

检验科常被称为"临床医学和基础医学之间的桥梁"，检验科的检验结果可以支持临床诊断、治疗和预后判断，六到七成的临床决策，都有赖于检验科提供的诊断检测结果，某些结果甚至可以作为确定诊断的直接依据。随着临床诊断的准确性越来越取决于临床检验的敏感度和特异性，张景全和他的同事们所提供的检验数据，对疾病的病因诊断、治疗、预后和预防等也起着越发重要的作用。

张景全目前在检验科免疫室工作，负责日常大批量标本的检测以及所用众多仪器的维护保养。在布满各种检测仪器的免疫室里，张景全向跟诊记者介绍起了他们的工作。

"标本要在护士台经过扫描，运到这边还要扫描，这是一个接收的流程。条形码就是样本的'身份证'"。在护士给患者抽完血后，运送工人会定时、分批把血液送到各个化验组，比如急诊、血化、生化，还有张景全他们所在的免疫室。

张景全随机挑选了一个采血管，并扫描了上面的条形码，在系统中，记者可以看到每一道流程的操作信息：护士 9 点多生成的条码，14 点 30 分左右，护士完成采样确认，运送人员于 15 点左右拿到样本，送到免疫室时，标注的时间为 15 点 33 分。

除了要对标本严格管理，张景全和同事们更为重要的任务就是对标本进行检测。而且检测任务往往还伴随着时间上的要求：常规标本需要在 24 小时内出结果——从抽血台到免疫室的过程也算在内；血常规、生化以及一些比较急的标本如急诊标本的时间要求则更高，有的要求两小时之内完成，有的甚至要在半小时内出结果。

记者在工作台上发现了一份当天上午打印的项目工作单，上面列着 9 位患者要做的 36 项免疫检查项目，比如检测类风湿关节炎、自身免疫性溶血性贫血、慢性肝炎等的类风湿因子检测，以及用于链球菌感染、扁桃体炎、猩红热等的抗链球菌溶血素"O"检测。

"血样静置、分离之后就可以取样了，原来血样是红颜色的，分离以后下面是红细胞，上面是血清，中间是分离胶"。张景全戴上手套取了一个样本，指着采血管向记者讲解取样的基本要求，"我们主要是对血清操作，分析里面的蛋白和肿瘤标志物"。

之后的血样分析、离心等大部分工作将由机器完成。相比以前检验人员拿着显微镜分析，机器检测分析的效率大大提高，在 1~2 小时的时间里，机器能一批次检测 200 多个样本的多个指标，并自动生成结果上传至医院的网络系统。

在机器检测、离心等工作完成之后，张景全把采血管按照编号麻利地归到相应的试管架上，短短几十秒的时间，就安放完成了一百多个样本。这些样本将分发至检验的下一站。

除了样本的大批量检测工作，张景全还负责科室众多仪器的维护保养。此刻在他身边的是一台肿瘤标志物全自动免疫分析仪，用于肿瘤的诊断、分类、预后判断以及治疗指导。"这台设备可以判断肿瘤是良性还是恶性"。说完，张景全戴上手套，打开分析仪的上盖，对其进行小心的擦拭。"这就像打仗一样，平时要维护武装，到战场上才不会出问题。而且出了问题要能修理，不然就只能等着，这对于危重病人的治疗是很不利的"。

在大多数时候，免疫室的工作有时候就是流水作业，总是循环地做，比较枯燥。检验的工作对于检验员的责任心是一大考验，"如果不负责任的话，对一些不正常的指标往往会选择略过去"。工作了 8 年之久，张景全早已是免疫室的"老江湖"，提及工作的关键，他笑着说："没有其他的，就是要耐得住寂寞"。

12 年的急诊坚守

2018 年 2 月 24 日，正是春节假期，张景全在微信朋友圈转发了一篇文章——《团圆背后的守护——瑞金急诊补液室》，文章讲的是瑞金医院补液室的护士们在大年春节仍然坚守在一线工作的故事。张景全的转发感言是："芳华年代，与她们一起坚守"。

虽然文章没有写急诊化验室，更没写自己，但急诊输液室护士们的故事，显然勾起了张景全心底的回忆。2002 至 2014 年，张景全在急诊化验室工作，那时的他与补液室的护士们差不多，早中晚三班倒，节假日无休。用他自己的话来说，那"真是刻骨铭心的 12 年"。

当记者提出要去急诊化验室看看时，张景全眼里放出激动的光，毫不犹豫地答应了。

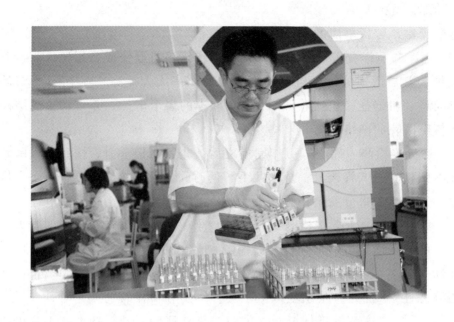

急诊化验室面积不大，仪器设备已经占去了大部分面积，只留下狭窄的几条通道，三四个人走进去，空间就显得更为逼仄了。不过据张景全介绍，在上海市中心地段，这样的规模已经不算小。

在这样一个小小的化验室里，张景全一干就是12年，靠着走廊的3号窗口是他最常坐的位置。重新坐到原来的位置上，看着走廊来往的人，张景全印象最深的是，每到夏天这种感冒多发季，患儿的数量就急剧增多。"来看病的父母孩子特别多，可以说是爆满，排队要排十多米"。张景全回忆。那时候的他每天上午要给将近100个患儿抽血、做检验，而且还得发报告。巨大的工作量让他根本无暇休息，只能连续六七个小时坐在自己的座位上。

更大的挑战还在值夜班时。急诊化验科的工作时制是"三班倒"：早上8点到下午4点是早班，下午4点到晚上10点是中班，晚上10点到第二天早上8点是夜班，科室人员"两早两中两夜"轮班。

"值夜班时你不能睡，一个是你没办法睡，可能你刚打盹儿，马上就又会来了一位患者；另一个是来看病的患者看到你在打盹儿也会不高兴，感觉你不负责任"。张景全说道，"值班不光是干活，还需要面对患者"。

也正是因为这样的坚守，张景全及时救助了很多患者。

曾经有一位冠心病患者晚上到医院挂急诊，检查心肌蛋白指标。在等候检查结果的过程中，患者因为家中有事就回去了。检测结果出来后，张景全一看，患者的肌钙蛋白偏高，有急性心肌梗死。他立即联系急诊科医生，通过急诊行政值班人员联系上了该患者并让他回来接受治疗。后来，因为得到及时的治疗，患者终归平安，出院时还特地向对检验科表达了感谢。

还有一位也是晚上过来急诊的患者，有高热不退、出血的症状。因为类似的病例见得比较多，张景全一眼看上去就觉得患者状况不对劲，翻看一下病历，发现之前的医院给做的化验检查根本不全。他怀疑患者可能有白血病，于是便用显微镜先对血液样本进行了观察。后来的机器检测证实了他的判断，他也及时向医生报告了病情，让这位白血病初发的患者得到及时的治疗。

不过，这样全身心的工作投入也给张景全带来了不少"麻烦"：饮食和作息的不规律、失眠、期前收缩……"曾经有大半年的时间，我每天只能睡3个小时左右，整个人混混沌沌的，精神状态很不好"。

谈到自己的付出，张景全风轻云淡，他认为这是医生的职业性质使然。"我们坚守着，就会给病人更多一些健康保障。当需要帮助的人得到及时有效的帮助，我们心里也是愉悦的，也算是痛并快乐着吧。"

始终把患者放在心上

在急诊化验室工作期间，张景全曾筛选出数十例白血病初发患者，发现过几例上海地区罕见的寄生虫病如疟原虫等，在很多的急危重患者的标本检测中，也能及时发现检测结果中的危急值并立刻与临床医生联系。而这些都与他始终把患者放在心上的工作态度紧密相关。

"急诊时，患者和家属们都是那种急切的心情，他们恨不得一把血给你，你马上就把报告给出来"。张景全介绍，急诊检验最大的一个特点，就在于一个"急"字，急诊的工作性质要求检验室能够尽快给出患者的化验结果。

在化验室工作时，张景全遇到过不少患者和家属因为着急、不满意等原因冲他们发脾气乃至乱摔东西。其实，有些错误并不在于工作人员：有些检测如凝血检验所需时间比较长，科室一般要求是在两个小时之内做完，但实际上需要的时间会更长；因为有些项目是实验检测，会遇到失败也很常见，这些都会影响到检测的进程。

但张景全表示自己很能理解患者们的心情："其实我们心里也很着

急，也希望赶紧把报告做出来，但检测确实需要一个过程"。在很多时候，张景全都会尽最大努力照顾患者的需求。

曾经有一位前来就诊的老者，到急诊窗口时面色痛苦，虚汗淋漓，看样子已经快要支持不住。他的老伴儿正拿着就诊卡在收费窗口排队缴费，前面还有3个人，老伴儿非常着急。见此情形，张景全走到他老伴儿身边，看了医生开出的检验项目，马上回来安排护士先给这位患者抽血，等付费完了再过来补打条码。就这样，患者得以立即做了相关的检测并及时就医。

对此，张景全解释道："急诊重要的是要争分夺秒，不能因为常规程序的问题，而耽误了病人的病情，要看具体情况。医院开辟绿色通道，让危重患者优先，也是出于这个初衷"。

除了在检验工作中急患者之所急，张景全还特别注重与患者和家属沟通的艺术。多年的经验告诉他，医患纠纷有时候只是一句话听着不舒服而已。

"沟通时不能冷、推、生硬，要本着为对方考虑的宗旨，将心比心"。谈及与患者交流的技巧，张景全觉得重要的就是坦诚和换位思考，不仅仅是患者可以把需求讲给医生，医生也可以把自己的困难传达给患者，"有的时候患者也是蛮好讲话的，你跟他讲他都也会理解你，有的检验员就喜欢藏着掖着，不讲，其实很容易让患者生气和不信任。"

又比如在给患儿采血时，检验员经常会遇到娇气而抗拒强烈的小孩。如果不能让患儿配合，他们的哭闹声就将在化验室门口持续很久，不但会影响工作效率，还会影响后面排队患者的心情。有的检验员一遇到这样的患儿就很烦躁，不乐意给他们验血，甚至叫家属去退费，有的则强行采血，结果孩子因为过度抗拒和紧张而毛细血管收缩，扎针后挤不出什么血来；有的人则只知道说几句空洞的安慰词。而张景全则会注意让孩子放松，通过面部的微笑、和蔼的交流、适当的鼓励等消解孩子的心理抗力，看准时机给他们抽血。

要做一名合格的检验者，并非易事。这是张景全多年工作的体会，也是记者在跟诊过程中的体会。除了忙碌于繁重的工作之间，还要应对时不时出现的突发状况，必须要打起十二分的精神才行。"有时各种情况一起找上门来，电话还一个接一个的，颇有些四面楚歌的味道"。张景全笑着说道，"只有怀着一颗为患者服务的心，按轻重缓急把事情一件一件去解决。即便过程苦点累点，但能收获成就感和喜悦感"。

（跟诊记者：吴海侠）

3. 北京大学人民医院

"挺直"患者的脊梁——刘海鹰

专家简介

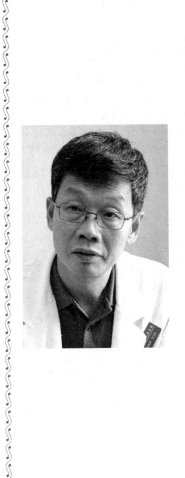

刘海鹰，北京大学人民医院脊柱外科主任，主任医师，教授，博士生导师。担任北京海鹰脊柱健康公益基金会理事长，中华医学会骨科学分会脊柱外科学组委员，中国医师协会脊柱专业委员会委员。我国首位获布劳恩奖学金的临床外科医师，2011 年获中国医师奖提名奖，2013 年获首届新华网"中国好医生·医德高尚奖"，2016 年获中央电视台"中国最美医生"称号。

专长：擅长退变性脊柱畸形、先天性及特发性脊柱侧弯、腰椎管狭窄症、腰椎间盘突出症、腰椎滑脱症等疾病的诊断及手术治疗，腰椎非融合技术、重度脊髓型颈椎病后路单开门椎管扩大成形术、颈椎前路人工椎间盘置换术等脊柱手术。

出诊时间：周二上午，周四下午。

上午 8 点半，记者来到了北京大学人民医院门诊楼 5 层，特需门诊 21 诊室前已经被围了个水泄不通，患者们都在探头向诊室里张望。没过多久，一位大夫急匆匆穿过人群走进诊室，他正是患者们翘首等待的脊柱外科名医、北京大学人民医院脊柱外科主任——刘海鹰。

患者们并不知道，早在 7 点钟，刘海鹰就已经赶到了病房，开始了查房、交班这些即便周末也"雷打不动"的工作。脊柱外科手术风险较高，术后的患者大部分需要短期卧床，同时因为年龄较大，术前往往又合并多种疾病，刘海鹰觉得"一天不看看这些患者，心里就不踏实"。对患者的关心让他的工作节奏极为紧凑，这份责任感也延续在了他日常工作的点滴之中。

获得众多患者的赞誉

第一位患者刚结束就诊，一位步伐稳健的老太太就来到诊室，一进门就紧紧握住刘海鹰的手，激动地说："刘主任，知道您今天出门诊，我是专程替大伙儿来感谢您的"。老太太此前患有强直性脊柱炎及陈旧性椎体骨折，在其他医院被告知需要进行手术治疗。心怀忐忑，她找到了刘海鹰。"刘主任特别照顾我，对我特别负责"。评估患者病情后，刘海鹰认为无须手术而是建议她去往风湿免疫科进行治疗。"我现在规律吃药，恢复得挺好"。

老太太专程前来并不仅仅是为了自己，和她同住一个大院的五六位中直机关的领导干部都因饱受脊柱疾病困扰最终在刘海鹰这里接受了手术治疗，都非常成功，恢复良好。"有一位因个人原因没做手术的，现在特别后悔"。老太太握住刘海鹰的手不愿放下。"他们都让我带话儿感谢您"。

一对中年夫妇紧跟着老太太的脚步走进诊室，夫妇俩都有头晕的毛病，辗转多家医院没有查明原因。来到北京大学人民医院，除了寻求诊治，还想代年事已高的老母亲感谢刘海鹰。其中的男患者告诉记者，他母亲今年已经80岁了，因为腰椎滑脱症在脊柱外科接受了手术治疗，这才过去20天，自己下地走路已经没问题了。"老太太今天走了两圈，高兴着呢，让我一定转达对您的谢意"。

前3位患者，有两位都是来专程致谢，与其说是巧合，不如说是对刘海鹰高超技术的注脚。2001年，从德国学成归来的刘海鹰组建了北京大学人民医院脊柱外科，这不仅是我国最早的脊柱外科团队之一，也是中国目前仅有的几家专门从事脊柱疾病治疗的科室之一。自科室建立之初，刘海鹰就以"将科室建设成为国内外一流的脊柱外科中心"为己任，以"最大限度降低脊柱外科神经系统并发症"为目标。十余年来，刘海鹰完成了万例脊柱外科手术，无一例出现围手术期死亡，无一例出现严重神经系统并发症。"体操王子"李宁、表演艺术家于蓝、文艺界名人刘威、耿其昌、郭宝昌等，都曾是刘海鹰的患者。

刘海鹰的助手们在与他搭台做手术时，常常感叹他的"手上功夫"，平稳精准，手到病除。一位患者在诊室里也不住地夸赞刘海鹰是"亚洲第一刀"。面对患者的感谢与赞誉，刘海鹰总是微微一笑。其实，这样的"致谢"场景在门诊已经司空见惯。他告诉记者，不少患者做完手术已经几年了，在门诊时特地赶到诊室来，就仅仅是为了看自己一眼。"想到这些，再苦再累也值得。我觉得自己付出的其实很少，但是得到的回报却很多"。

高龄患者的定心丸

高超的技术让刘海鹰声名远播，患者们的口口相传让他的门诊始终人满为患，其中高龄患者很多。许多患者辗转多地，不远万里慕名前来求医，不乏80多岁高龄的患者。

来自辽宁省葫芦岛市的霍老太太已经76岁高龄，她坐在轮椅上，佝偻着身子被推进诊室，脸上写满了痛苦与折磨。看到患者状态不佳，刘海鹰首先询问了她的既往病史。患者的子女介绍，老太太此前因双侧股骨头坏死，2007年在辽宁做了左侧的髋关节置换手术，2010年在上海做了右侧的髋关节置换手术，目前老太太又开始被新的脊柱疾病折磨。看到患者满脸愁苦，刘海鹰轻声询问："您都哪里不舒服？""我现

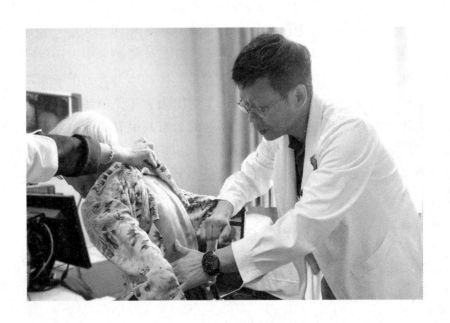

在走不了道，身上哪哪儿都疼"。刘海鹰继续耐心询问，仔细检查，发现她双膝、腰骶部、后背都有疼痛症状。仔细查看该患者的磁共振成像和CT检查后，发现她除了脊柱侧弯以外，腰椎还有骨折。家属显然并未意识到骨折的问题，老太太自2015年便出现了"罗锅"，当时没有症状，因而没有进行检查和治疗，这两年疼痛加重才引起了家人的注意，现在老太太甚至连生活都不能自理，"通过手术治疗防止瘫痪"就是他们此行的最大目的。

明确了患者及家属的诉求，刘海鹰首先向家属明确，"安全第一，不能为了手术而手术，我们首先要全面评估老人的身体状况，再决定是否要做矫正手术"，身体孱弱的老太太很可能无法承受再次手术打击，"如果不行，那么我们就微创处理一下骨折问题"。听到治疗建议后，家属表现出了十足的信任与期待："您是权威，都听您的"。刘海鹰依然谨慎："再权威，也要从老人的身体状况出发"。临出门，一直坐在轮椅上的老太太艰难起身，紧紧握住刘海鹰的手，嘴里小声说着："刘主任，我的手术能请您给做吗？"说着，老太太的眼里藏满了热泪。"可以，我来做！"

"您能给我做吗？"就诊的多数患者都会有这么一句疑问，每次面对这个问题，刘海鹰都是肯定、直接的答复。一次次的承诺让手术室成了刘海鹰的第二个家，在退变性脊柱疾病方面，刘海鹰是我国单刀手术量最高的医生之一，在帮助众多患者挺直脊梁的同时，刘海鹰却累弯了自己的腰，常年操劳，他落下了一身的职业病。

因为常年在手术台上保持同一个姿势，刘海鹰自己也是一名颈腰椎疾病患者，曾经先后接受了三次大手术；脊柱外科手术中，医生需要借助X线机来判断术中金属植入物的位置是否准确，上万台手术下来，他不知道"吃"了多少射线；刘海鹰的手也因为常年使用名叫"椎板咬骨钳"的手术器械，在掌根处形成了厚厚的老茧，中间还被"劈"开一道伤口。"我不知道自己能干到什么时候，说不定哪天就撑不住了，但既然选择了医生这个职业，就要尽自己最大努力治愈更多的患者。当一个个饱受疾病折磨的患者站起来的时候，我就实现了自己的价值"。

疑难脊柱疾病的攻坚者

除了高龄之外，刘海鹰的患者还有另外一个特点，就是病情疑难复杂。面对疑难脊柱疾病，刘海鹰及团队始终在钻研、攻坚、突破。

6年前，刘海鹰完成了从业以来遇到过的最难的一次手术。这是一位来自内蒙古的陈姓女大学生，她先天性脊柱侧弯达90度，同时还伴有严重椎体旋转，手术难度极大。手术前刘海鹰团队一共制订了3套方案，其中最难的一套方案是截骨矫形，直到手术中充分显露的那一刻，才确认只有截掉部分骨头，才能得到满意的矫正。他最终选择了最难的方案。手术中，矫形操作一旦过重，或者角度方向稍有偏差，都会造成患者截瘫。为了给手术保驾护航，负责神经电生理监测的大夫始终在评估脊髓神经的耐受程度，只要超过了最高限值，就会随时提醒术者，术者就会多加注意。复杂、精密的手术持续了9个小时后获得成功，在保证安全性的前提下，旋转和侧弯的脊柱得到了50%～60%的矫正，避免了脏器因脊柱侧弯继续受到挤压。术后不到一个月的时间，患者已经可以自己下床走路了。在这之后，刘海鹰及团队进一步完成更多更难诸如此类的手术，均获得了成功。

　　巧合的是，跟诊当天，一位脊柱侧弯及后凸达到100度的男患者找到了刘海鹰。这位患者现年59岁，已经去过多家医院求诊，"说是腰椎管狭窄，最后来找您下定论"。看过患者带来的CT和磁共振成像检查结果，刘海鹰略微有些惊讶："您这可不是单纯的腰椎管狭窄症，而是超重度的狭窄伴有严重的侧弯后凸畸形，畸形已经达到了100度以上"。患者对自己的病情已有预见，他也把最后的希望放在了刘海鹰这里。实际上，这在世界范围内也算是难度系数最高的手术之一，刘海鹰向患者指出，行手术治疗，一半的概率可能获得大部分的恢复，一半的概率反而可能加重。"如果能将心比心，共同努力，咱们可以一起尝试突破；如果抱的希望太大，咱们还是慎重考虑一下"。而患者表示愿意共同努力。

　　多年来，刘海鹰在手术台上摸爬滚打，不懈探索，已经突破了诸多技术难题。他将国际先进的脊柱外科理念与我国实际国情相结合，在国内率先开展胸腔镜下胸椎间盘切除术等脊柱微创手术；针对重度脊髓型颈椎病患者，在国内较早开展了颈椎后路单开门椎管扩大成形术，并采用了先进的颈椎后路椎板开门钛板，最大程度避免了"再关门"现象的发生，确保了手术疗效；针对中老年重度退行性脊柱侧弯患者，大力开展并改进了腰椎后路侧弯矫形、责任节段减压内固定手术，在极大降低并发症的同时取得了良好疗效；针对老年人骨科疾病谱的改变，在国内外首先提出了腰椎疾病与下肢关节疾病的处理顺序，为国人退行性疾病的治疗探索出一条成功之路。

大爱救治基层患者

很快，时针划过12点，诊室里的护士忍不住提醒："您要不要休息一会儿，还有很多加号的患者"。"有多少，一个一个来吧"。未做喘息，门诊继续。69岁的傅姓女患者一进门便兴奋地说："刘教授，您就像明星一样，我是奔波了2000多公里，从重庆赶来的"。看到刘海鹰起身活动一下颈椎、腰椎，患者不无心疼地说："刘教授，您辛苦了！"

刘海鹰的门诊，加号几乎成为常态，为了更好地管理患者，他还专门让自己的助手建立了一个患者微信群，便于患者随访、答疑。除此之外，在北京大学人民医院脊柱外科，每周二下午全科人员要和患者以及家属坐在一起讨论病情和治疗方案。很多人建议刘海鹰不需要让患者了解太多医疗细节，但他始终觉得，自己有责任和同事们一起努力，让那些恐惧手术但又需要治疗的患者建立信心，接受手术治疗从而早日摆脱疾病的困扰。

除了全心全意地服务患者之外，刘海鹰团队始终秉持着一颗公益之心，他的团队给了很多贫困患者治疗的机会。2006年，一位彝族孤儿因为脊柱侧弯被刘海鹰接到了北京接受手术治疗。经过刘海鹰和团队的精心治疗后，患者挺直了脊梁。此后10年间，患者努力学习，考上大学，考上公务员，结婚生子，他的弟弟妹妹也先后考上了大学，这次"公益手术"可以说是彻底改变了一家人的命运。患者是幸运的，但还有很多需要治疗的贫困患者，却因为无力承担手术费用而不得已放弃。在门诊中，每当看到那些贫困患者无助的眼神，刘海鹰总是觉得很心痛。仅靠一己之力难以维系长期持续的扶贫救治工作，刘海鹰希望汇集更多的社会力量帮助基层病患。

2011年，刘海鹰和"体操王子"李宁等联合发起成立了北京海鹰脊柱健康公益基金会，旨在救助更多的脊柱疾病贫困患者。基金会成立后，很多曾经接受过刘海鹰手术治疗的社会各界人士纷纷赶来给基金会捐款，一起救助贫困患者。最近几年，刘海鹰将休息时间都留给了偏远地区的贫困患者，他的微信朋友圈里尽是基层义诊的相关内容。

其实，早在基金会成立前，有人就问他："这么多贫困患者，你能救得过来吗？"刘海鹰的回答简单而有力："尽我所能，能救一个是一个"。目前，基金会的足迹遍布西藏、青海、云南、宁夏、内蒙古、河南等地的贫困地区。截至2017年上半年，基金会共完成义诊救助脊柱病患27132人，81位脊柱重症患者通过手术得以康复，培训基层医生147人次，数十位欠发达地区的骨科医生成长为学科带头人，在各个基层地区继续解决患者的痛苦。

刘海鹰获得的掌声和赞誉无数，这其中既有国家奖项，也有百姓口碑。面对这些，他总是一如既往地谦逊。在他看来，不同的人有不同的人生追求，他的追求是希望那些深受病痛折磨，甚至是接近瘫痪的患者，经过自己的努力重新挺直脊梁，回归正常生活。他说："我只想做一名良医。能够让患者重新站立起来，改变他们的命运，是我最希望做的事情"。

（跟诊记者：罗　辉　李忠利）

站在名医身边

医生"跟诊记

『2018人民好

4. 北京大学肿瘤医院

做胃肠肿瘤患者的守护神——李子禹

站在名医身边

医生『跟诊记

『2018人民好

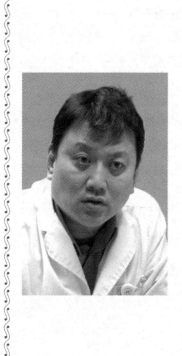

专家简介

李子禹，北京大学肿瘤医院胃肠肿瘤中心一病区主任、大外科副主任，主任医师，教授，博士生导师。学术兼职：中华医学会外科学分会胃肠外科学组委员，中国抗癌协会胃癌专业委员会常务委员兼副秘书长，中国医师协会外科医师分会肿瘤外科医师委员会常务委员兼秘书长，中国医学装备协会外科医学装备分会常务委员兼副秘书长，北京医学会外科学分会青年委员会副主任委员。

专长：擅长胃肠肿瘤诊治。

出诊时间：每周一、周三上午（专家门诊）；周五上午（特需门诊）。

　　周三上午9点，北京大学肿瘤医院外科门诊，各个诊室前挤满了前来问诊的患者。在其中一个诊室，胃肠肿瘤中心一病区主任、院长季加孚的大弟子李子禹早已开始了今天的门诊。

　　李子禹拥有很多第一的头衔：他是北京大学肿瘤医院达芬奇首例手术专家三人组成员之一；他率先带领自己的团队开展了胃肠肿瘤腹腔镜手术；他在季院长的弟子中门诊量和手术量均位列第一。更可贵的是，在医患关系出现裂痕的当下，纵观各个医疗信息平台，李子禹都是"零差评"、口碑近乎完美的胃肠肿瘤专家，而这一切都源自于他精湛的技术以及视患者如亲人的德行。

为患者全方位考虑

多年以来，北京大学肿瘤医院胃肠肿瘤专业在胃癌、结直肠癌诊治领域一直处于国内领先水平。2015年6月北京大学肿瘤医院整合了原胃肠肿瘤外科、结直肠肿瘤外科及胃肠肿瘤微创外科成立了胃肠肿瘤中心，并且由国际知名胃肠肿瘤专家季加孚教授担任中心主任。对于许多胃肠肿瘤患者来说，北京大学肿瘤医院可以说是最后一根救命稻草了。跟诊开始不久，记者却看到李子禹苦口婆心地劝慰一位千里迢迢赶来的患者去其他医院就诊。

这位患者已年届70岁，来自安徽桐城，其妻儿一同前来。落座之后，李子禹详细询问了老爷子的发病经历，了解到患者因胃部肿瘤出血发现病情；其后又逐一查看了患者带来的影像片子。看过片子，患者的儿子补充道："我们千里迢迢赶来，就是知道咱们医院是看胃癌最好的地方"。思忖之后，李子禹开始向患者解释病情，"老爷子因为出血发现病情，治疗过程中存在很大隐患"。随后，他毫不避讳地说："很多老年病人身体基础比较弱，像老爷子这样还有出血等合并症。我们医院是专科医院，没有类似综合医院规模的急诊流程，老爷子在我们这里治疗不是最合适的，建议您去综合医院"。

听到这儿，患者的儿子显然有些慌张。"我们跑这么远，就是想在您这儿做手术。如果出现问题的话我们再去急诊"。李子禹接着解释，如果留下治疗，就需要进行系列检查及治疗前评估，患者在这期间有出血等隐患。"我不会随随便便挑病人，实在是因为（老爷子）病情特殊"。

患者的儿子显然不愿罢休。"我就等着，老爷子来这就是找您的。要是不找您，我们在当地的小医院就解决了"。李子禹不愠不恼，"我们这儿不是小医院，你要是相信我，听取我的建议的话，我可以给你推荐一些综合医院。如XX医院的胃肠外科中心主任人和水平都非常好，你见到就知道了"。说完李子禹又补充了一句，"挂了我的号，我就想跟你多说两句。其实我完全可以按照流程给你开单子"。一番超10分钟的劝慰似乎并未见效，患者家属依然坚持留下。面对固执的家属，李子禹依然耐心交代，要等检查结果都出来，再讨论治疗方案。在这期间，老爷子出现问题一定赶紧急诊，避免延误病情。

对于缺乏医学常识的患者来说，做决定并不是件容易的事情。尽管门外还有几十位焦灼等待的患者，但面对门内这位稍显固执的病患家属，李子禹似乎依然不愿放弃。尽管助手已经开完检查单子，但他还是再次劝慰起了病患家属："看病不能钻牛角尖，不要因为你自己的纠结，耽误了老爷子的病情"。然后，李子禹重复了一遍老爷子面临的风险，以及他推荐的医院和医生。患者的儿子终于在最后一刻松了口，决定前去挂号。患者的妻子临出门，转身向李子禹说："我信佛，40年一点儿荤腥也不吃，愿佛祖也保佑您"。

大嗓门的李子禹还不厌其烦地向一位患者重复了20分钟的利害，不觉着急，也不觉疲惫。李子禹常对患者说："作为医生，绝不会让你稀里糊涂做选择。"一句简短的话背后是将心比心，是对患者的尊重。在患者面前，他毫不避讳地说明医院的不足，表面上是在自揭其短，实际上却是对名誉的淡然以及对患者全方位的考虑与负责。

在李子禹看来，"只要多站在患者的角度想想就没什么了。他们既要遭受病痛的折磨，还有人生地不熟的担忧。他们的心情我太能理解了"。

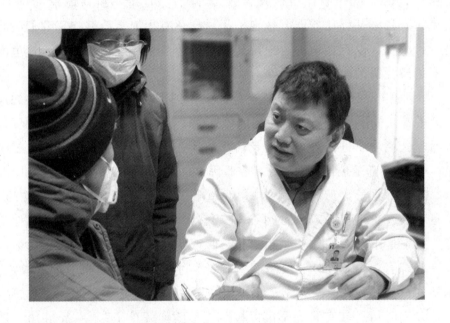

做癌症患者的守护神

我国胃癌发病率和死亡率都很高，全球每10位新发胃癌患者，就约有5位是中国人。李子禹介绍："胃癌最大的特点是异质性比较强，简单来说就是每个病人的肿瘤都不一样，同样的肿瘤组织里面不同的部分也有差异，给治疗带来很大难度”。

胃癌除了异质性较强，患者早期也基本都没有什么特异表现。目前胃癌早诊早治率在我国还不到20%，因而大多数患者就诊时已是中晚期。对于早期胃癌，通过规范治疗，治愈率能达到90%以上；晚期胃癌主张以系统治疗为主，包括化疗和靶向药物等，但效果欠佳，患者5年生存率不到10%。尽管生存率极低，但对于每一个家庭来说，患者的每分每秒都弥足珍贵，而李子禹在努力帮助他们获得当下最为合理可行的治疗。

一名从河南省来北京大学肿瘤医院就医的患者，在当地被确诊胃癌，多方查询信息了解到李子禹在治疗胃肠癌方面医术精湛，便慕名而来，在接受两个疗程的治疗之后，病情大为改观；还有一位老先生2015年3月千里迢迢慕名从甘肃省兰州市到这求医，候诊2个小时后突发晕厥伴呕血（大约500毫升）、黑便，李子禹及时有效地控制了病情，调理10多天后为该患者进行了胃切除手术和切口疝修补术，手术历时约7个小时。术后24小时患者就可以下床活动，随后顺利出院。

全国各地慕名前来的患者中还有李子禹的同行。2011年，甘肃省天水市第二人民医院的一名普外科大夫找到了李子禹就诊。患者在2011年4月查出胃角部低分化腺癌，在当地医院做了剖腹探查手术，但是术中发现肿瘤已浸透浆膜层并与周围有粘连，肠系膜淋巴结、腹膜、左肝等都可见小结节，术中确定已是晚期，无法切除。术后坚持做了6次化疗并生物免疫治疗2次。2011年11月来到北京大学肿瘤医院复查并住院，李子禹悉心关照并在2011年11月28日为其做了根治性胃大部切除术并术中热灌注化疗，术后恢复顺利，续行2次化疗后恢复良好。

李子禹的精湛技术挽救了众多患者，也赢得了许多赞誉。一位患者在给李子禹的感谢信中写道：“我们为遇到这样的好大夫而庆幸，也为遇到这样的好大夫而欣慰……患者因有你们而减少了多少病体的折磨，国家因有你们，挽救了多少人的生命，拯救了多少个家庭。你们就是人们的救世主，我为你们祝福！”尽管被患者夸赞为“神刀一挥斩病魔”，但在李子禹看来，技术不是最重要的，“最关键的是规范，规范，还是规范”。只有规范，才能确保患者的治疗效果。“我们最应该关注的是患者能否获得长期生存，这是医患共同的心愿啊！肿瘤手术最终的目的就是根治，为患者生存赢得更多时间"。

对于外科医生来讲，做完手术，仅仅只完成了一步，患者的术后甚至回家之后的情况都需要关心。李子禹也深知这一点，不管工作多忙，他都尽可能快速地回复患者的疑难问题，努力做到"全天候"服务患者。一位患者的父亲被查出低分化腺癌和部分印戒细胞癌，位置为胃远端，家属着急匆忙打通了李子禹的电话，尽管正在国外开会，但李子禹依然耐心接听了这个"冒失的家属"打来的咨询电话；很多时候，李子禹事务缠身，查房、手术、会诊及会议等，手机不会一直在身旁，一位患者家属看到患者刀口变白，情急之下拨通了李子禹的电话但没有接通。可是没过一会儿，李子禹回拨了电话，张口就是"抱歉"。许多患者都被李子禹这种服务的精神所深深感动。

亲人般守护患者

如果把患者对李子禹的评价做一个词频分析，那么出现频率最高的关键词一定是：亲人，平易近人，耐心细致。作为一个性情豪爽的北方汉子，患者从他身上感受到的却是贴心与温暖，关爱与照顾。

一位来自山西的患者评价李子禹："李主任是我见过的最好的大夫。他医德高尚，待人热情有耐心，毫无架子，脸上总是挂着笑容，一句'挺好的吧'让人听着非常亲切，是我们外地人进京看病首选大夫的榜样。""挺好的吧""请放心"都是李子禹的口头禅。这些暖心的问候和底气十足的安抚给患者战胜病魔提供了莫大的信心和宽慰。一位患者评价说，李主任的那句口头禅"挺好的吧"，真是字字珠玑，不知减轻了多少患者的病痛，比镇痛泵还管用。

李子禹把"好脾气"和"好说话"留给了患者，却把加倍的辛劳留给了自己。跟诊中，李子禹多次跟患者说道："只要我看过的病人如有需要都会安排加号的"。有时候，不到几分钟，十几张加号条发了出去。连病区的内勤阿姨都心疼他。"他怎么就不会拒绝别人呢？病人不管什么时候找他，他从来都不会说个不字。我说李主任你怎么不知道累啊？有时晚上 11 点还没回家呢。他太累了"。

李子禹不仅争分夺秒为更多的患者诊治疾痛，驱赶病魔，对于已经住院诊治的患者，他也身体力行，常规查房并及时对危重病情患者进行诊治及组织讨论等。曾经有一位 81 岁的老太太接受了胃癌切除手术，术后第4天因并发症转入ICU病房，李子禹每天常规去查看情况，及时与家属沟通，告知下一步如何治疗，确保患者康复。急患者之所急，想患者之所想，李子禹的敬业、细心与耐心给了家属莫大的安慰。

李子禹的奔波与劳碌，患者都能看在眼里。一位患者家属回忆，自己家的老人做手术时，李子禹那天从手术室出来已经晚上11点了，第二天早上7点多，他便又出现在了病房里，询问病情。在跟随李子禹将近10年的陕飞大夫眼里，李主任就是个"最典型""最纯粹"的外科医生，不折不扣的工作狂：心无旁骛，脑子里想的就是如何提高自己的技术水平，如何更好地为患者服务。不但晚上八九点前很少回家，就连周末没事也会跑过来看病人，忙学术。对于许多患者出于担忧或感谢拿来的红包，李子禹通常直接拒绝，对于"顽固"者就收下后打到患者的住院费中去。

金杯银杯不如老百姓的口碑，金奖银奖不如老百姓的夸奖。李子禹始终用一如既往的耐心对待患者，用始终不改的真心照顾患者，用一成不变的爱心关切患者。那一篇篇情真意切的感谢信，那一句句百分百满意度的夸奖都是他人格魅力和精湛医技的最好注脚。

（跟诊记者：李忠利）

为肺癌患者医治身心——王子平

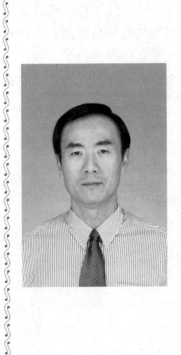

专家简介

王子平，北京大学临床肿瘤学院胸部肿瘤内科科主任、主任医师、教授、医学博士，研究生导师。主要工作为胸部肿瘤的内科治疗。学术兼职：民政部老年肿瘤专业委员会执行副总干事及肺癌专业委员会副主任委员，全国卫生专业技术资格考试专家委员会委员，中国老年学学会理事等职。

专长： 肺癌规范化、个体化多学科综合治疗，对于老年肺癌诊治有较深刻的认识。还专注于肺癌相关临床新药临床试验，特别是转化性临床研究。

出诊时间： 周一上午、周五上午（专家门诊）；周三下午（特需门诊）。

"诊断准确，治疗效果好，待人态度和蔼，长期关怀病人，并经常鼓励病人，为此我们全家很感激他"。这句言简意赅的话来自一位患者写给王子平的感谢信。王子平担任北京大学临床肿瘤学院胸部肿瘤内科主任，多年来一直关注胸部肿瘤尤其是肺癌的内科治疗。

肺癌是发病率和死亡率增长最快的恶性肿瘤之一。中国作为世界第一肺癌大国，肺癌的诊治尤为引人关注。王子平不仅专长于肺癌规范化、个体化多学科综合治疗，对于老年肺癌诊治也有较为深刻的认识。除了医技精湛，他还始终将心理安慰作为诊治的重要内容，实现治病救人的理念。

科学规范的诊断

上午8点，记者走进了王子平的诊室。在跟诊中，记者发现，王子平对癌症的判断首先关注三个方面的问题，即根据病理学或细胞学定性确认患者是否为肿瘤；通过影像学检查或其他手段检查确认疾病的分期；最后还要了解患者的基础疾病及生活习惯。癌症几乎就是"死亡"的代名词，一名医生对癌症的诊疗理念显得颇为关键。而王子平科学规范的诊断过程确保了许多患者的病因能够明确。

刘姓患者来自内蒙古包头市，今年66岁，在妻子、儿女的陪同下走进诊室。因胸部不适，怀疑患肺癌便进行了胸部影像学检查，结果显示，左肺上叶占位，同时肺部可能存在炎症性病变。仔细浏览刘姓患者的病历及检查结果后，王子平告诉他，目前不能确认一定是肿瘤，但肯定合并有炎症，建议要先抗感染治疗，炎症消退后，可再行诊断。"希望是炎症，但诊断还是要根据最后的病理学依据"。留意到刘姓患者的病历中写道，他有40年烟龄，王子平提醒他，务必戒烟，吸烟是导致肺部一系列疾病的主要原因。

大部分患者总是急于得到一个"是"或"否"的结论，但在专家看来诊断肿瘤只能靠证据说话。赵姓患者今年已经83岁，两位男性家属代替其前来问诊。根据家属的陈述，赵姓患者于2017年12月开始出现胸闷、喘憋、咳血丝痰等症状。2018年1月在当地医院进行了胸部CT发现右肺占位。家属急切地询问："是不是肺癌？"王子平解释说，胸部CT结果固然重要，但确诊右肺肿瘤必须进行病理细胞学检查明确是否有肿瘤细胞。家属显然没听进去，也未理解他的意思，仍然想听到结果，于是重复问道："是否为恶性肿瘤？"王子平回应："你想让我说出你想听的话？还是要我说真话？"接着，他又继续科普：判断一个人是有罪还是无罪，必须要有证据，否则这个人只能是嫌疑人。看病的道理是一样的，这就是为什么要确诊就一定需要进行包括病理、影像学等诸多检查，直到找到证据为止。

王子平介绍，确认肿瘤之后，下一步就是确认患者临床分期。癌症的临床分期大概分成早期、中期（业内也叫局部晚期）、晚期，不同的分期对应着不同的治疗方式。一般来说，早期的患者身体状况好，病变局限，首先选择的是局部治疗——手术；晚期因为疾病已经出现远处播散，局部治疗显然不能解决全身的问题，治疗的策略应该以全身治疗为主，包括全身化疗、靶向治疗、免疫治疗。中期较为复杂，因为会出现局部复发和（或）远处转移，所以处理原则是既要控制局部复发，又要防止远处的转移，所以中期治疗更加强调综合治疗。

来自山东滨州的邵姓患者由家人陪同走进诊室，邵姓患者刚从当地医院做完了一系列检查，检查结果为右肺腺癌，右胸腔还伴有积液，此外还有肾囊肿。他此次前来就是希望能在这里寻找到合适的治疗方法。王子平告诉他，尽管已经确认了病变的性质，也知道出现了胸腔积液，但还需要完善临床分期检查的其余项目，了解肿瘤涉及的部位；了解患者的基础疾病、生活习惯，以利于选择正确的治疗策略，更加有利于进行疗效的评价。如果治疗前没有系统检查，会出现尴尬的局面。比如有些基础疾病会限制药物的选择、有些检查未做会使得评估疗效的时候难以做出客观的评价。

2016 年底，王子平接收了一位患者，通过 CT 检查发现患者肺部有一小结节，王子平认真看了片子之后建议其去看胸外科进行手术，术后病理为早期肺腺癌。由于手术及时，癌症没有扩散，也不需要化疗，术后 1 个月患者恢复良好，一直定期复查，健康状况良好。

个体化综合治疗

诊治癌症患者，除了病理类型和临床分期之外，还要特别关注患者自身的情况。王子平告诉记者："诊治要遵循大治疗原则，但看病不能生搬硬套指南，要对个体情况进行仔细评估，结合治疗原则和患者的具体情况制订出切合实际的治疗策略"。

牛姓患者便是一位"特殊"的患者。他今年 69 岁，却需要家人搀扶着走进病房。他于 2017 年 10 月出现憋气症状，在北京某医院进行胸部 X 线片检查，发现右侧胸腔有积液可能；11 月进行了胸部 CT 检查，考虑右下肺癌伴淋巴结增大；12 月，在另一家医院进行了右下肺肿物穿刺，结果发现癌组织中同时有两种形态，一种为分化差的神经内分泌癌，另一种考虑为低分化腺癌。

同时，牛姓患者的病历显示，每天吸 30～40 支烟，50 年烟龄。王子平告诉记者，这位患者由于过度吸烟等不良生活习惯，身体快速衰老，功能状况堪忧。这可以从牛姓患者的病史中体现：患糖尿病 20 年，

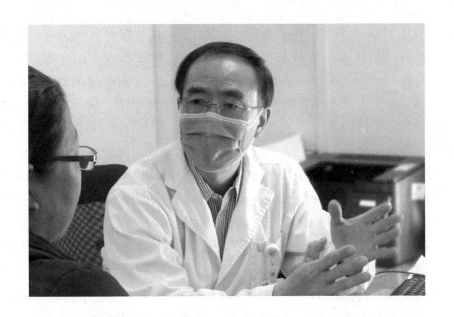

高血压10年，冠心病6年。体格检查见口齿欠清、嘴歪、右腿乏力。鉴于此，王子平对家属解释，该患者基础性疾病过多，需要对其目前的身体状况做仔细评估方能明确采用何种诊疗方案。建议患者到老年病科进行详细的老年综合评估，根据评估结果进行科学的决策，制订适合该患者的治疗方案。

王子平向记者介绍，虽然只是年龄上的差异，但老年人之间差异很大，要具体问题具体分析。治疗一位老年患者，要关注他的年龄及其脏器的功能状态、基础性疾病等，根据这些信息制订一个比较适合的治疗方案。"不是所有老年肺癌患者都需要接受针对肿瘤的治疗，当其他基础疾病对生命造成更大威胁的时候就可以暂时不考虑积极应对恶性肿瘤"。对老年人的身体状况详细评价反映了老年人的躯体状况，为老年肿瘤患者的治疗提供了可靠的依据，明确治疗是否有意义，治疗的风险是否大于机遇。"目前，我们国家的'老年肿瘤学'尚处于发展中，只有部分人知道还有老年病这个学科。有待于我们长期不懈地努力"。

给予癌症患者心理支持

心理因素是影响肿瘤病程的重要原因之一。王子平对肿瘤心理学颇有体会，从而给予患者心理上的支持。

王子平介绍，一名癌症患者的心理变化可以依据发现阶段、确诊阶段、治疗阶段、康复阶段。在第一个阶段患者可能否定和不相信患肿瘤，经常导致焦虑；确诊后，大多数人经历的过程有否定、焦虑、恐惧、悔恨、沮丧、愤怒与仇视（敌意）等；治疗阶段，患者感到生命有了保证，通常表现出乐观精神，紧张、恐惧、焦虑的心情开始放松，开始积极与癌症做斗争，生活逐步恢复正常；初步治疗后，康复期患者由于担心自己未完全治愈，主要心理反应仍然表现为焦虑，总觉得头上高悬着一把剑，所以用"达摩克利斯"综合征来形容这种现象。整体来看，患者并非像大多数家属所想的那般脆弱，他们对于病情有一个缓慢的接受过程，但很多家属依然在问诊时将患者置于门外。

跟诊当天，记者就看到了这种现象。一位45岁的白姓女士在家人的陪同下走进诊室，她于2017年11月，开始出现咳嗽症状，12月，出现胸闷症状，不能平卧。2018年1月，她在当地医院进行了胸部CT检查，发现左肺上叶占位，双肺肺栓塞。在介绍完基本情况后，白女士的丈夫便让她先到门外等候。

对于患上肿瘤的患者，社会上往往采取"家属优先制"（知情权掌握在家属手中）。但在王子平看来，家属并不能完全代表患者本人意愿。医疗过程中家属常常低估癌症患者心理承受能力，有时家属要求医生不告知其真实病情，或蒙骗其罹患良性肿瘤，以为告知患者难以承受，会对治疗和生活失去信心，产生不利后果。但实际上，知情权是患者的一项基本权利，告知病情有助于激发患者与癌症抗争的信心和斗志，对其治疗和提高生活质量有积极意义，这种"保护性医疗"对患者的病情是不利的，"有些是我们凭空想象的"。早在2010年王子平及其同事就进行过1000余例的问卷调查，把是否应该告知患者真实情况的问题发给患者、家属及医务人员。结果发现患者的态度是非常开明的，绝大多数患者认为他们应该具有知情权，应该向他们开诚布公地告知病情，医务人员对同一问题的回答与患者没有差异。而有意思的是家属普遍对此持保守的态度，大多数认为不应该告诉患者，因为可能造成不利的影响。其实，他们真的低估了亲人们的勇气，有时患者比起他们的家属更加冷静、勇敢。"由此可见真正挡在患者面前的障碍更多来自于亲人，来自于这种文化，所以做工作的主要对象应该是家属！"

王子平介绍，告知肿瘤患者病情也有方法和技巧，还要常常给予鼓励。无论在诊断还是在后续的治疗中，指导患者用健康的心态面对疾病，使其很快摆脱负面心理活动期，转而积极应对疾病。

除了跟诊的患者之外，网络咨询平台上，一封封患者的感谢信里都提到了王子平对他们的鼓励和耐心。一位家属回忆，当时为父亲看病，由于来看病的人很多，并且加号已满，王子平便让他在诊室内等候，他也有幸见证了王子平怎样为患者分析确定治疗方案，又不失幽默地鼓励他们。

另一位来自北京的患者回忆，为了治疗肺癌，他前后进行了4次化疗，身体极为虚弱，疗效又不是很明显，因而信心在逐渐削减，王子平接诊后经仔细研究病情，告诉他治疗方法很多，并且鼓励他不能自我放弃，之后15个月里的靶向治疗，每次复查王子平都会一边检查病情一边夸他精神状态不错。患者在感谢信里写道："感谢医院有这么好的大夫，感谢王大夫，我要积极配合大夫治疗，战胜疾病，为家庭幸福努力！"

不知不觉已经到了下午3点，王子平在7个小时的时间里一共接诊了几十位患者。期间，没有休息，没有午餐，护士帮忙拿来的一份巧克力被王子平放在了桌边一直未动。跟诊结束时，才终于可以喝杯冷饮。

（跟诊记者：李忠利）

站在名医身边

医生"跟诊记
『2018人民好

科研与临床并举——武爱文

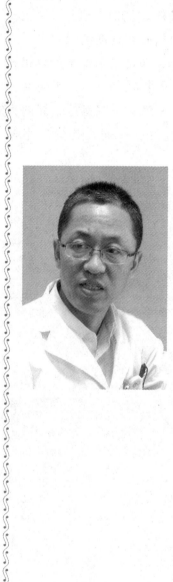

专家简介

武爱文，北京大学肿瘤医院胃肠肿瘤中心三病区主任、主任医师、副教授。在胃癌领域熟练开展全腔镜及腔镜辅助、开放胃癌根治性手术。在结直肠癌领域，关注综合治疗的理念，在规范分期基础上，关注患者肿瘤治疗效果、保肛、微创、快速康复及生活质量并举。学术兼职：中国抗癌协会胃癌专业委员会青年委员会副主任委员，第七届全国胃癌学术会议（2012年）秘书，第八、九、十、十一届全国胃癌学术会议（2013～2016年）秘书长，第十二届国际胃癌大会秘书长（2017年），中华医学会肿瘤分会胃肠学组委员，中国医师协会结直肠专业委员会委员，中国医师协会肛肠专业委员会委员，北京医师协会手术技艺研究会委员。

专长：擅长胃肠道肿瘤以手术为主的综合治疗，胃癌、贲门癌（食管胃结合部腺癌）、结肠癌、直肠癌等腹部肿瘤的规范手术及综合治疗。

出诊时间：周一下午、周四上午（专家门诊）；周一上午（特需门诊）。

北京大学肿瘤医院的胃肠肿瘤专业堪称国内胃癌、结直肠癌诊治领域的执牛耳者。2015年，医院专门组建成立了胃肠肿瘤中心。在这中心，三病区不仅病区庞大，而且主导着国内首家专业的"造口"病房。这样一个病区的负责人正是胃癌、结直肠癌治疗专家武爱文。

作为在胃癌、结直肠癌科研及临床领域均颇有建树的专家，武爱文重视患者的规范个体化综合治疗，提高疗效的同时，尤其注意患者功能和生活质量的保护。在结直肠癌领域，他倡导综合治疗的理念，在规范分期基础上，关注患者肿瘤治疗效果、保肛、微创、快速康复及生活质量并举。

温和细致，门诊有条不紊

穿过拥挤的候诊区，推开诊室的门，记者见到武爱文正端坐在电脑旁认真浏览一位患者的病历，神色淡然，而这种淡然在整个下午的门诊中始终未变。

这是一位已经年届80岁的老先生，身边有3位男性家属陪同，其中两位看起来都已经岁逾古稀。老先生看起来精神矍铄，自诉脖颈偶感不适，家属以为是淋巴瘤，便到北京协和医院做了检查，病理检查结果显示老先生可能患有腺癌。此次找到武爱文希望确诊并治疗。

武爱文认真浏览起老先生的病历和一大摞检查结果，之后，询问了老先生大便是否正常等诸多身体状况的细节。听到老先生说，腰有一点点疼，偶尔会干一点活儿时，武爱文立刻追问，"干什么活儿？""扫扫地啊，买买菜啊，做做饭啊"。听到这儿，武爱文笑着说，"这种活儿少干点也行"。尽管偶尔面露微笑，但他始终一副稳定的姿态，有条不紊接着询问各种症状细节。其间，3位家属你一言，我一语，都急着把老先生的情况描述清楚，武爱文始终不急不躁，耐心倾听，从容应对。一番问询之后，武爱文考虑问题可能出在结肠，建议患者先做一个结肠镜检查。治疗方面，武爱文解释，老先生还需要进行基因检测等系列检查，然后再进行病理会诊确认病况。家属还担心老先生是否能应付手术，武爱文也解除了他们的顾虑。"老先生大便正常，既没有出血，也没有梗阻，因而不用手术"。

尽管门诊患者众多，但面对每一位患者时，武爱文都会认真科普医学知识，让患者准确掌握自身的病情。一位年轻的女子在先生的陪同下走进病房，根据检查报告，初步诊断结果为早期直肠癌，但肿瘤所在位置距离肛门非常近，武爱文提醒患者及家属，如果进行手术切除可能无法保留肛门，也就是需要安装一个"人工肛门"。"安装一个人工肛门会怎么样？"患者显然还没有意识到问题的严重性。"需要挂一个粪袋"，武爱文平静地回应，患者的脸上瞬间写满了惊讶和焦灼。"人工肛门"的专业术语就是"造口"，一般是针对结直肠癌等患者术后在腹部开一个口，粘贴一个袋子用于排便。据统计，目前我国肠造口患者总数已经超过100万，且还在以每年10万例的速度增长。患者大约是初次听闻这一名词，显然无法接受。武爱文便接着提供了其他两种治疗方案：B方案可以保留肛门，但这种方法有复发的风险，肛门的功能也可能受损；C方案是先进行保守治疗，也就是进行放疗，让肿瘤缩小，但治愈率仅有30%左右。

听完所有的方案，患者才意识到问题的严重性，面对三种方法，患者倾向于第二种，"虽然肛门功能可能受损，但好比挂个粪袋，生活不能自理吧？"面对患者的焦灼和对"造口"的排斥，武爱文选择继续科普：目前直肠癌综合治疗的主要方法是外科手术治疗，其中30%~60%的直肠癌患者需要接受永久性肠造口或临时性回肠造口。北京大学肿瘤医院每年有5000余人次的造口门诊患者，"人工肛门"在专业的护理下是不影响社会功能的，但如果选择了B方案，大便可能无法控制，连出行都困难。一大通的解释持续了十多分钟，有些问题患者反复提问，武爱文就再一次认真解答，最后，他还提醒患者，"显然你们之前还没有认真考虑这件事情，治疗方案很关键，你们慢慢考虑"。

记者跟诊的整个过程，大部分时间武爱文都面色平静，认真思索病情，偶尔也会跟患者开句玩笑，面对所有病患，他都是耐心询问，细致以答，颇有学者风范，而这种平静、笃定的学者气质正是来自于武爱文始终对自己"学者"身份的严格要求。

用科研成果提高治疗水平

武爱文曾经在美国斯隆凯特琳癌症纪念医院(MSKCC)和日本国立癌症中心中央病院访问交流。在他看来，中国的胃肠肿瘤领域虽然近些年在技术水平、研究成果、资源整合等方面的发展速度惊人，但相对来讲，"我们缺乏总结，拿不出数据来说话"，还缺乏创新性研究。

背靠中国高等教育的最高学府，武爱文始终相信一所大学医院的尊严在于学术，在手术、门诊的两点一线外，他总能站在更高的角度思考问题，平和笃定，精心钻研。武爱文既能将阅读、思考沉淀为学术成果，又能将研究成果应用于患者的临床治疗当中。

一位年轻的小伙子走进诊室，坐下之后，张口就是感谢。"武主任，我现在感觉挺好的，肛门总算是保住了"。说着小伙子把复查结果交到了武爱文手上。原来小伙子之前所患的是近年来跃居为我国第二大"肿瘤杀手"的肠癌。对于直肠癌患者来说，不仅要承担治疗的痛苦，而且背负着巨大的心理压力，因为直肠癌治疗领域，大部分外科医生的固有思维仍然是手术第一。相当比例的患者需要接受直肠甚至肛门的永久性切除，导致不可避免的功能损害和生活质量下降。但在武爱文新的治疗方案下，这位小伙子恢复良好，心情舒畅。检查报告上清晰地写着：缩肛收缩反应正常，排便无矛盾性收缩、腹压正常，肛门直肠抑制性反射正常。

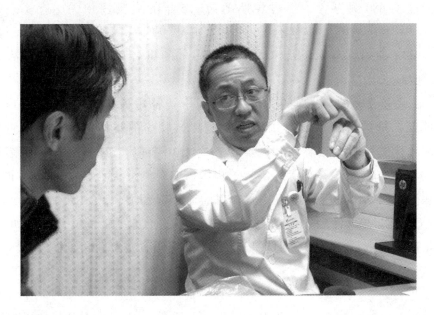

事实上，许多人都像这位小伙子一样，在北京大学肿瘤医院接受新的治疗方案，直肠癌肿瘤细胞消失，不用手术切除直肠也可以治愈。而这些都源自于武爱文对实践的总结，对数据的积累，对治疗的思考。武爱文团队的前期研究发现，放化疗后有约20%的患者肿瘤细胞完全消失，这部分患者预后较好，治愈率高于90%。在此基础上，医院专家团队总结了35例直肠癌放化疗后临床完全缓解病例实施非手术治疗的疗效，结果发现，超过85%的患者实施该疗法可免于直肠切除，获得长期治愈。

除了让直肠癌肿瘤细胞完全消失，新辅助放化疗另一个重要目的就是缩小肿瘤，提高手术的成功率。武继文团队在近年率先引进了"把放化疗做足，把肿瘤尽可能缩小，最后实施手术"的治疗方案，即日益受到关注的"全程新辅助治疗"模式。2016年，山东潍坊的一名直肠癌患者经朋友推荐来到了北京大学肿瘤医院，按照为其制订的全程新辅助治疗方案，前后做了22次术前放疗，继而进行了根治手术。目前，患者情况依然稳定。同样在2016年，哈尔滨一位确诊胃癌的患者也接受了武爱文的新辅助化疗方案，先后做了7次化疗，每3个月做1次胃镜、肿瘤标志物检查，每半年做1次CT等专项检查，7次之后，患者惊喜地获知癌细胞没有了。

北京大学肿瘤医院2007至2015年应用"术前调强放化疗+手术"模式治疗的680例患者，经过长期随访，5年的直肠癌相关生存率高达84%，手术区域复发率仅有5%。更值得欣慰的是，即使患者出现了复发转移，通过多学科诊疗模式，仍有1/4患者可完全治愈复发、转移，实现长期生存。

在武爱文看来，做研究的意义相当于"补短板"，每个学科都有一些难点，把这个难点攻克了，才能提高该肿瘤的整体治疗水平。近年来，武爱文在国家核心期刊已经发表论文30余篇，SCI收录期刊发表论文10余篇，参编论著译著8部，承担国家自然科学基金资助项目、北京大学循证医学中心课题、院内科研基金资助项目各一项，参加国家"十一五"科技支撑计划、中国高技术研究发展计划（"863"计划）项目和北京市自然科学基金资助项目等多项国家和省市级科研课题。

综合治疗，从患者的利益出发

在武爱文的字典里，患者始终都是放在第一位的。在他看来，医学原则不能凌驾于人与人之间的原则之上，这种以病人为本的精神体现在武爱文诊疗过程中的方方面面。比如对病情复杂的癌症患者，武爱文特别强调综合治疗方案，"肿瘤的治疗，越细分越好，研究出符合每位患者个体的治疗方案，是很有必要的"。这就需要各学科医生"协同作战"。武爱文把综合治疗做了一个很形象的比喻："就好比盲人摸象，有的摸腿，有的摸身子，把所有人的印象凑在一起，就相对更加整体，对每个人来说都有帮助"。

临近下午5点，一位男性中年患者走进病房。这位患者今年48岁，患有结肠癌。2016年9月进行了腹腔镜右半结肠+乙状结肠切除术，术后又进行了数次化疗。1个月前大便开始出现不适，检查发现直肠癌合并肝脏多发转移。考虑到患者病情复杂，武爱文在详细了解患者情况后，便嘱咐助手对该位患者进行联合会诊，参与科室包括肝胆科、内科和介入科。

交代完"联合会诊"，武爱文随后嘱咐患者，后续的化疗可能要加入靶向药物。看患者面有难色，武爱文似乎猜到了他的担忧，便接着解释，靶向药物既有便宜的，也有贵的，便宜的可以报销，贵的则不能，但两类药物的疗效差别不大。"接下来的治疗也可以不加靶向药物，直接化疗"。武爱文补充道。

"看病是体系的事情，但是去哪儿看，找谁看，看到哪一步，不只是医疗的范畴"。武爱文解释称，"这其中，又包含了良知、信任以及经济条件等诸多问题，并不是每一个来就医的患者都足以支付高昂的医疗费，也并非每一个病人都一定需要动手术，所以要综合考虑"。

一下午的跟诊，武爱文安排了两位"综合治疗"的患者。实际上，随着综合治疗在胃肠癌领域的深入，一些问题也慢慢浮现，综合治疗的效果有所差异，主要原因在于每位医生并不完全了解其他学科的治疗和经验。各个科的医生聚在一起，虽然花费精力而且沟通成本高，甚至有些患者觉得太折腾，但武爱文却坚定地认为："通过各科医生讨论，新的治疗方案可能会帮他节省一大笔钱。有些患者可能已经被告知没有希望了，但经过大家研讨发现还有一些别的治疗方法，至少给患者提供了新的希望"。

对"卫生经济学"的考量以及对手术的慎重背后，代表着武爱文一如既往对患者的尊重，正因如此，他一直在朝着"手术越简单、时间越短、花费越低、效果最好、复发率越低、术后生活质量更好"的目标努力。

对千万个已经罹患癌症的患者来说，这个世界上最动听的话大约就是"你的肿瘤是可以治愈的"。但这句话需要无数像武爱文一样的专家型医生，以患者为中心，不断求索钻研，不停摸索努力。

（跟诊记者：李忠利）

为患者使出"洪荒之力"——张晓东

专家简介

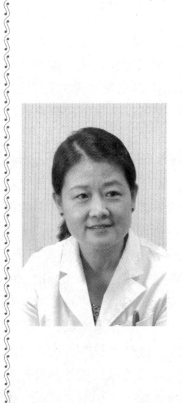

张晓东，北京大学肿瘤医院消化道肿瘤 VIP 病区主任、胸部肿瘤中心副主任，主任医师，副教授，硕士生导师。现从事于消化道肿瘤化疗及综合治疗，负责和参与完成多项全国多中心临床研究及国际多中心临床研究。

专长：①消化道肿瘤化学治疗，主要包括胃、肠、食管、肝、胆、胰腺肿瘤的内科化学治疗。②研究方向：消化道肿瘤的化学治疗及复发转移的早诊及治疗，特别是晚期食管癌、胃癌、贲门癌、结直肠癌、胰腺和胆管癌的化疗和辅助化疗；胃癌转移复发的分子生物学研究。

出诊时间：周二下午、周四上午（专家门诊）；周一上午（特需门诊）。

　　每天早上 7 点前后，北京大学肿瘤医院消化道肿瘤 VIP 病区主任、胸部肿瘤中心副主任张晓东都会打开自己的微博，发布一张颜色亮丽的鲜花图片，再带上一句"早晨好"。稍后，她的 24 万粉丝都会收到这一句暖心的问候。翻阅张晓东的微博主页，一个小装饰颇为引人注目，上面写着："我已使出洪荒之力"。本以为这句新潮的流行语不过是一句调侃，但当记者真正走进张晓东的诊室，才体会到了这句话的真正含义。

门诊双管齐下

下午1点，张晓东和其他两位"白大褂"一起走进诊室。两位年轻医生分别坐在了诊室里的两张电脑桌前，张晓东却站在一旁。这种情景让记者不免心生疑惑。开始门诊，记者发现了其中的秘密。

1号、2号患者同时走进病房，分别坐在了两位年轻医生的身旁。张晓东在其中一侧一起浏览1号患者的病历。患者姓黄，之前患有胃癌，在张晓东这里接受了新辅助化疗，目前手术前化疗已经使癌症降期。跟患者了解完病情进展，张晓东接着开始指导年轻医生填写病历，看到不合适的表述，张晓东会及时提醒修改。另一位年轻医生也没有闲着，2号患者已经把近期的病情、症状陈述给他。结束1号患者的诊治，张晓东立刻走向对面，年轻医生快速向张晓东概述了患者的发病史以及近期检查发现的指标变化，其间掺杂着许多专业术语。了解完基本情况，张晓东迅速抓住要害，开始向患者讲述治疗方案。整个下午，张晓东都像这样在诊室两边来回走动。

两拨患者同时问诊，显然对医生的要求更高。每位癌症患者的病情都较为复杂，长期复查的检查结果往往堆积如山，医生不仅要在海量的信息中迅速把握病情，也要能随时切换，迅速转化到下一个病例当中。尽管国家有关管理部门为保护患者的隐私要求一人一诊，但在北京大学肿瘤医院这个全国患者聚集的知名医院，像张晓东这样的专家如果一人一诊，一个下午只能看15名患者。为满足患者的就诊需求，医院给专家们配备了医生助理，有两个助理帮忙一个下午可以看35～40个患者，张晓东讲这也是无奈之举，医院也是尽了"洪荒之力"。

一位来自山东的女患者在丈夫的陪同下走进病房，这位患者已经年过花甲，2016年9月查出直肠腺癌，2016年9月在山东省一家医院进行了直肠癌根治术，手术后恢复良好，2016年11月开始，患者又进行了FOLFOX方案，化疗了3个周期直到2017年9月。但在2017年7月复查骨扫描时发现，两个骶髂关节部位放射性增高。当时的主治医生认为病情进展，又使用新方案进行了4期化疗。结果2017年9月复查发现右小肺结节较前略有增大。患者目前出现了食欲缺乏、进食少、便秘等症状。由于患者前后进行了多期化疗，其间也多次复查诊治，家属带来的检查结果足有满满两大袋子。张晓东按照病情变化的关键时间节点检查

CT结果，但由于资料实在太多，家属只能将资料铺满了诊室，趴在地上逐一寻找。尽管另一侧的患者已经在等待着张晓东的诊治，但她依然耐心等待着家属寻找检查结果。一番查阅之后，张晓东告诉患者，目前癌细胞是否已经骨转移和胸转移还不能确定，所以正在实施的化疗应该停下。患者似乎有些不解，张晓东继续解释，新化疗方案实施之后，胸部结节已经扩大，说明症状并没有好转，所以现在的化疗应该停下。之后，她接着交代患者下一步的检查和治疗方案。

每一位患者都像一道大型的"阅读理解"题，张晓东不仅是解题人，还要将答案生动地解释给患者及家属听。不仅如此，这样的大型"阅读理解"题，一道接着一道，没有间隙，没有休息。张晓东在这些难题之间自如切换，她思维敏捷，反应迅速，总能在助手及患者的讲述中迅速抽丝剥茧，发现关键所在。一个下午，张晓东的嘴巴基本就没有停过，她不是在跟助手说话，就是在跟患者说话。"我这一下午说的话真的比你们1年说得都多，真的都靠这张嘴了"。张晓东苦笑着向记者感叹。

医患心心相印

一对老夫妻相互搀扶着在诊室落座。老夫妻老家在安徽，现在居住在西安。而无论从哪里来到北京，对这对儿老夫妻来说都不是容易的事

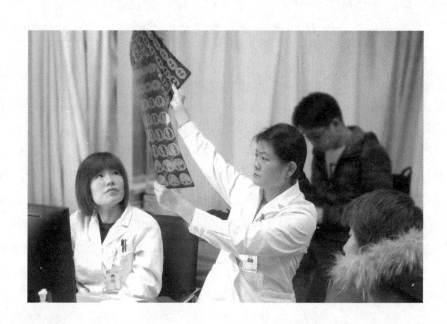

儿。老太太患有食管癌，此前由张晓东提供了治疗方案，这次前来是术后复诊。张晓东向她解释，病情恢复稳定，可以继续执行原治疗方案，之后在西安本地的医院进行复查即可，来北京前后奔波太辛苦。老太太却坚定地说："我们愿意来北京，我们相信您！"

患者的信任来自医生精准的诊断和有效的治疗。有些信任藏在话里，有的信任则写在纸上。一位来自山东青岛的年轻女士只身一人走进病房，她不仅带着一大堆检查结果，落座后，还从包里拿出一支笔和一个厚厚的笔记本。她的父亲2017年11月份查出直乙交界癌，12月便在当地医院进行了手术。手术后，中分化腺癌溃疡侵达浆膜下。当地医生无计可施，便推荐她到北京求医。张晓东详细了解了病情之后，建议行草酸铂和希罗达联合化疗，如果患者身体耐受性不足，就单药进行，如果实行化疗，要每3个月进行复查随诊。考虑到患者此前患有脑梗死3年，已经半身不遂，张晓东委婉地建议，患者目前应该以提高生存质量为主，平时注意饮食，注意经常活动。年轻女士听了突然开始哽咽，泪水像雨滴一样止不住地往下流。无疑她很希望父亲还可以继续安享晚年，但疾病无情。看到眼泪，张晓东也止不住的心疼，急忙向家属解释："这种病情，5年的生存率还有40%。回去之后，立刻要做肿瘤标志物检查和腹盆增强CT"。听完这些，家属情绪稍有缓解，她翻开带来的笔记本，一页纸竟写满了问题，张晓东盯着本子，逐一迅速地做了解释。

除了两位来自青岛、西安的患者，一个下午的跟诊，几乎全是病情类似的外地患者。北京大学肿瘤医院堪称中国肿瘤治疗的旗舰军，在这其中，消化内科的肿瘤治疗在全国尤其闻名。张晓东向记者提供了一组数据，来到北京大学肿瘤医院问诊的患者中，外地的占到60%~70%，而消化内科收治的患者中，90%都是外地患者。"所有病人都是慕名而来"。

坚持规范治疗

门诊中，有一位来自北京的老太太。老太太已经92岁，身体太过孱弱，她的两位女儿前来代替问诊，其中一位已经移民瑞典，并且也从事医生的工作。家属介绍，老太太目前能自己吃饭、上厕所，推着轮椅也可以自主行走，但经常出现恶心、头痛的症状。她们怀疑老人的癌细胞已经转移至肝脏，两位家属也非常希望继续对老人进行治疗。了解完患者的基本情况，张晓东非常诚恳地说："对老人来说，今天就是生命中最美好的一天"。家属仍不愿放弃，"还需要再做检查么？""再吃点激素可以吗？"张晓东接着说："对老太太来说，目前不用再做任何检查了，因为老太太的身体已经不允许继续使用其他治疗手段了，激素的使用也不利于病症的缓解。对老人来说，治疗可能只是延长痛苦时间"。两位家属面露难色，作为儿女，她们非常希望可以延长母亲的寿命，这种心情张晓东可以理解，但治疗不能仅仅考虑家属的心情，也要根据患者的实际情况做决断。

张晓东介绍，对类似的高龄老人来说，目前身体的各项功能都在衰减，这也会相应带来各种各样的症状，对这类老人的治疗，应该强调生活质量，正常饮食，加强营养，进行"缓解医疗""适可而止"。张晓东耐心地把这些讲给了两位患者家属，家属最终接受了她的建议。跟诊当天，还有许多患者家属为已经年届80岁的老人寻求治疗，考虑到老人的病史和身体状况，张晓东总会变着法子安慰家属不要因为自己心理的愧疚就增加老人的痛苦。

然而，并不是所有医生都像张晓东这样"因人而异""因病制宜"，张晓东向记者分享了自己对于"过度医疗"的痛恨以及对医疗分级制度的思考。在张晓东看来，并非各种疾病都适合分级治疗，像癌症这种复杂的疾病，就应该直接到大医院进行规范的治疗。目前地方医院将手术量、新技术的使用作为评价医生、医院的主要评估指标，这倒逼地方医院在不具备技术水平的情况下对癌症患者治疗，使治疗很不规范，既浪费患者的血汗钱，又会导致治疗走弯路。当然，也存在另一种情况，地方医院可能由于医疗知识的不足无法对患者病情做出有效、完整的评估，继而也可能出现过度医疗的情况。

跟诊当天，一位癌症患者竟然在地方医院接受了两次手术，做了两个造瘘。对于这样的患者，后续的医生无计可施，既无法做手术，也无法再做放疗。看到这些，张晓东痛心疾首："过度治疗，助纣为虐，害我患者"。

网络平台连接患者

"在网络上，在咨询平台上，对我帮助最大的就是东大夫"。这是一句张晓东微博下的评论。患者们时常亲切地称呼张晓东为"东大夫"，而就在这样一个称呼背后，记者发现了一个潜藏在网络上的暖心故事。

一位患者家属在自己的博客上写下了一封给张晓东的感谢信。2014年2月，笔者父亲检查出胃癌，一家人立刻遭受到了巨大打击，父亲操劳一生，还未曾享一天福分。由于对治疗信息知之甚少，笔者兄弟姐妹5人便在网上发起求助信息，然而抛向各个医院、专家的求助都如同石沉大海，杳无音讯。正当一家人绝望之时，"东大夫"出现了！这位笔者清晰地记得当时的情景。"那是2018年3月1日的晚上10点许，我信息上收到了东大夫的回复，当看到她的回复后，我眼泪情不自禁地流了下来，心想这次遇到贵人了，我爹有救了。从东大夫的回复中我明显地看到了希望，然后我就和东大夫深入地沟通，而东大夫也欣然为我分析着癌症的病因"。此后，"东大夫"给笔者的父亲安排医院，着手准备手术。临手术前，东大夫专门抽出时间见了患者及家属，彼时的细节现在读来依然令人感动。"中间东大夫问了我一些问题，我支支吾吾答不上来。她就催促我给老家的医生打电话，她来沟通"。患者术后恢复良好，1个月后去拜访张晓东，因为适合化疗，患者就采用了张晓东的化疗方案。笔者写道："唢呐是他（父亲）一生的独爱，现在演奏起来依旧那么的得心应手，如同天籁。总而言之，这都是她（东大夫）的功劳"。

网络平台，连接起了患者与张晓东，也让一位名医真正成了千家万户的守护神。张晓东笑着向记者解释，"看看微博也花不了我太多时间，我就是不想让病人走太多弯路，被网络上散布的各种医疗信息忽悠"。张晓东在百忙之中，总是愿意抽出时间，看一看微博的留言，普及医学常识，解答患者的疑问，秀一秀与患者的点滴故事与动人情谊。

"做肿瘤医生这么多年，我练就了'满嘴跑舌头'的功夫，今天一位肠癌术后的患者怯怯地问'还能活过1年吗？'我'斩钉截铁'地说'10年后把你存折给我！'想想不对，他是个农民存折没几个钱，就对他女儿说'把你的存折给我'。患者和女儿高高兴兴、信心满满地回家过年了！还别说，我现在和'大仙'差不多，我曾经对一位胰腺癌术后的患者就是这么说的，结果15年了他还没给我存折。一位胃癌患者的儿子要给我红包，我说'等你以后成为百万富翁再给我钱吧！'现在10

年了，节前他儿子来看我说'他现在是千万富翁了！'不过这红包还是没敢要，要了就不灵啦，这份情谊永恒"。

这不过是张晓东的一条普通微博，每一天，她都在与自己的患者互动，在张晓东这里，病患之间不仅没有冲突，反而更像亲人。她的患者也在时刻挂念着"东大夫"的健康，知道张晓东感冒发热，微博评论区全是对张晓东的嘱咐。"东大夫，祝您早日康复！"这样的场景总是令人动容。

一个下午的跟诊，这位女医生精力旺盛，大大咧咧，宛若邻家大姐般亲切，与患者毫不生分。一位患者写给张晓东的诗大概最能总结所有人的心声：德艺双馨信心足，悬壶济世妙手独，杏林春暖医患乐，最美医生东大夫。

（跟诊记者：李忠利）

中国肝移植的引领者——贺强

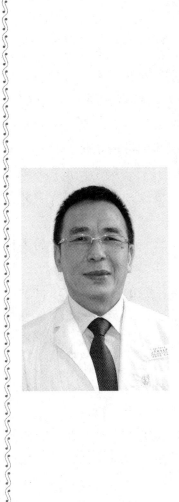

专家简介

贺强，首都医科大学附属北京朝阳医院肝胆胰脾外科主任，主任医师，医学博士，教授，博士生导师。担任中国医疗保健国际交流促进会肝脏移植分会主任委员、中华医学会器官移植分会全国委员、中华医学会器官移植学分会肝移植学组委员、中华医学会外科学分会手术学组委员、中国医师协会器官移植医师分会委员、中国医师协会器官移植医师分会肝移植专业委员会委员等学术职务。

专长： 长期从事肝移植及肝胆胰肿瘤的临床与基础研究。擅长肝移植、联合血管切除异体血管置换的复杂疑难肝胆胰手术以及体外肝切除自体肝移植手术。对肝移植，特别是重症肝病肝移植的围手术期管理具有丰富的临床经验。对肝胆胰肿瘤的综合诊治具有较深的造诣。

出诊时间： 周三上午。

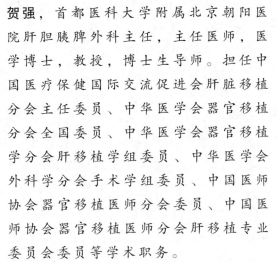

他是国际首个关于胰腺癌侵犯血管分型的主要提出者，他是北京地区首例肝移植手术的主刀者，他是北京市器官移植中心附属肝脏移植中心的领衔者，他是中国肝移植领域的引领者——他就是首都医科大学附属北京朝阳医院肝胆胰脾外科主任贺强。

作为中国肝胆胰脾外科领域的旗帜，贺强始终秉持着踏实肯干的精神，不断突破技术难题，不断攻坚全新领域。凭借着高超的外科技术和国际前沿的管理理念，北京朝阳医院胰腺癌切除率从20%提升至80%以上，肝移植手术成功率100%，术后存活率远高于全国平均水平。作为首家跟诊报道的媒体，记者走进北京朝阳医院肝胆胰脾外科病房及手术室，记录了这位实干者的低调严谨与高超技术。

攻破"癌中之王"

早上8点，肝胆胰脾外科所有的医护人员齐聚办公室，开始新一天的交班工作。办公室空间不小，但医护人员人数众多，加上天气燥热，有医生不断用纸巾擦拭额头和脖颈的汗珠。尽管如此，透过白大褂依然可以看到贺强以及所有男医生穿着笔挺的衬衣和标准的领带，这样的着装风格是北京朝阳医院的一道独特风景，在国内医学领域也是不多见的。在贺强看来，正式的衣装意味着对医学的尊重，显示着对患者和疾病的负责，也可以增加医患的互相信任。

两位年轻的值班医护人员完成报告，表情始终平静的贺强开始了提问和总结。声音虽然低沉，但威严与严谨呼之欲出。他敏锐发现了交班报告里的几处错误，不仅予以纠正，而且提醒年轻的医生们，珍惜学习机会，端正学习态度，不断提出问题；对于前一天的疑难患者，贺强与主治医生们探讨了最新的检查治疗方案；最后他提醒医护人员即将举行科室上半年工作总结会。

8点28分，紧张的交班工作结束。稍作休息，贺强就要为1例胰腺癌侵犯血管的患者主刀手术，该手术不仅需要行胰十二指肠根治术，还需要联合血管切除、异体血管置换手术，此类胰腺癌手术在北京朝阳医院肝胆胰脾外科已经十分常见，成为常规的操作。但对于国内外其他许多医院医生来说，可能依然望而生畏、束手无策。胰腺癌被称为"癌中之王"，手术难度高，治疗风险大，即使有手术机会的患者，5年生存率不到5%。

在朝阳医院肝胆胰脾外科，凭借着贺强及其所领衔团队的理论创新，胰腺癌切除率从20%提升到了80%以上。这一名为"胰腺癌侵犯血管分型"的理论创新是国际上第一个非常详细的关于胰腺癌侵犯血管分型，同时指导规范了血管切除和血管置换的标准，被命名为"朝阳分型"。在此分型基础上，不仅国内外发表多篇文章，更在科室内部规范了胰腺癌术后快速康复共识，建立了胰腺癌综合治疗体系。在这些理论创新基础上，不仅显著降低了胰腺癌手术切除风险，降低了术后的并发症率，快速促进患者恢复，更是极大地提高了局部进展期胰腺癌的切除率，使得局部进展的胰腺癌，几乎没有手术切不掉的病例，迅速把科室胰腺癌的治疗重点，从手术切除，转移到术后长期存活上来。

为保证手术切除的彻底性，贺强坚持使用开腹的方式完成胰腺癌的手术，因为侵犯血管的肿瘤比较多见，所以很多时候，贺强主刀的胰腺癌手术都会持续10多个小时，甚至达到20个小时左右。即便如此，胰腺癌术后的患者，平均10天可以出院，手术并发症率降低到20%以下，胰漏发生率在5%以下，淋巴结平均清除20个左右，达到国际先进水平。对于手术出院后的患者，首先通过免疫评估，结合制定靶向的免疫治疗技术，迅速恢复低下的免疫状态，同时特异靶向杀伤可能隐匿的肿瘤细胞，然后根据科室提出的绿色肿瘤治疗模式，选择性地进行其他辅助治疗方案。在此绿色肿瘤治疗模式下，有些患者已经彻底摆脱了放化疗的痛苦，长期高质量存活，这些理论创新后的临床实践数据，又是达到了国际领先的水平。

得益于朝阳医院强大的手术实力和术后管理，胰腺癌患者的术后生存率大大提高。肝胆胰脾外科副主任医师李先亮告诉记者，目前朝阳医院肝胆胰脾外科Ⅲ期胰腺癌患者术后1年生存率为70%以上，3年生存率达到50%左右。在贺强看来，胰腺癌治疗的难点，特别是手术的突破具有非常重要的意义，联合血管切除异体血管置换的胰十二指肠切除术，能给晚期局部进展的胰腺癌患者带来真正的治疗，自己当竭尽全力给患者提供更多生存的机会。

"突发"肝移植手术

结束查房工作不久，记者突然获知，跟诊当天可能马上要实施一台肝移植手术。这样的"突发状况"对于贺强来说已是工作常态，由于供体配型的时间不定，贺强习惯了随叫随到甚至半夜手术，有时候即便在外地出差，只要手术需求，他也会立刻买机票返回，甚至会有白天做胰十二指肠切除手术，晚上继续做肝脏移植手术的情况。

以肝移植为代表的器官移植堪称全球外科领域中的"皇冠"，肝移植手术既需要外科医生高超的技术，同时需要一个医院高水平综合学科的协同作战。即将实施肝移植的男患者才40岁，因乙型肝炎肝硬化、肝衰竭入院治疗，病情越来越严重，等待供体的时间已经有1周左右，刚刚匹配的供体可以说是他唯一的生存希望，而希望很大一部分维系在贺强团队的身上。

下午1点半，准备接受移植的患者被推进手术室，开始了术前的麻醉及准备工作。术中麻醉管理是肝移植术中非常重要的一环。手术室内，3位麻醉医生迅速完成了静脉通路和动脉通路的建立，术中药物全部要通过这些通路供给。令记者惊讶的是，在手术台旁，一排设置了8个供给药物的输液泵，其中包括阵痛药物、维持肌松药物、3个血管活性药物、调整凝血药物以及术中抗炎的药物等。术前麻醉准备和诱导工作持续了将近2个小时，这还是规范的麻醉过程，有了强大有力的麻醉护航，真正重头戏——更加漫长和复杂的移植手术过程开始了！

15点左右，小小的手术间里，4位手术护理配台全部堆满了术中可能用到的医疗器械，4位手术室护士待命，这样的配置远高于一般外科手术的要求。患者采用L形切口，最大程度确保显露，开腹工作完成后，贺强走进手术室。他戴着颜色十分鲜艳、吸汗效果更佳的布质手术帽，戴好了手术放大镜，做好无菌准备，站在了患者左手边，此后的几个小时里，他基本一动不动。

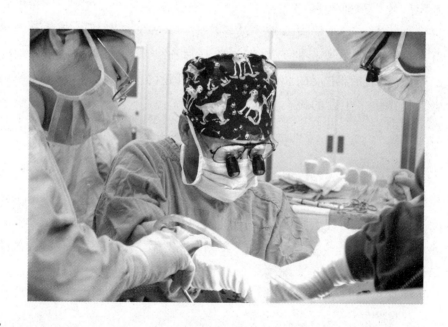

贺强娴熟地切断肝周韧带，依次解剖第一肝门和第二肝门的血管。与此同时，在另一间单独的手术间里，两位医生开始在低温环境下修整着刚刚到来的供体。17点27分，供肝修整完毕；17点55分，供肝拿入受体操作的手术室；18点，患者的病肝完整取出。随即，开始供肝植入手术。贺强迅速完成肝上下腔静脉吻合和门静脉吻合，18点55分，伴随着门静脉通血，植入的肝脏立刻呈现出充满生命力的鲜红色，金黄色的胆汁涌出，意味着患者新生命的开始。完成供肝开放，贺强又继续完成动脉吻合和胆道吻合。

整个手术过程，跟诊记者看得惊心动魄，感觉每一步都谨小慎微，危机重重。而贺强的手法成熟细致，操作有条不紊，整个团队配合密切，每一步都极尽精细，术中出血量极少，包括主动放出的初期肝脏灌注血量，一共不到400ml。19点10分，贺强走下手术台，此时，两层的手术服已经湿透。即便这样的节奏，贺强脸上看不到一丝疲惫。

2018年年初，贺强3天完成了6例肝移植手术，每一台手术的平均时间都在6小时以上。记者问及保持体力的秘诀，贺强微微一笑："我一般早晨喝杯咖啡，吃个鸡蛋，中午基本不太想吃，晚上稍微吃一点。好像跟一般的养生讲的不太一样"。一旁的李先亮医生则道出了贺强的饮食秘密："一杯红牛、一根香烟、一顿晚饭就是主任的能量来源"。

全流程护航肝移植

高超的外科技术来源于多年不断的摸索创新和经验积累。1999年，贺强为主的团队开展了北京市第1例肝脏移植手术。谈及这位患者，贺强依然记忆犹新。时年30多岁的男患者已进入终末期肝病状态，除了肝硬化还伴有消化道出血、大量腹水等症状，术后19年过去了，这位患者已经育有一双儿女，家庭美满幸福，成为中国单个肝移植存活时间最长的奇迹。

2003年2月，北京市器官移植中心在北京朝阳医院挂牌，其中肝脏移植中心由贺强领导，此后，肝胆胰脾外科团队在贺强的领导下，相继开展了背驮式肝移植、改良背驮式肝移植、联合脏器切除肝移植、减体积小儿肝移植、再次肝移植、肝肾联合移植等不同术式。对于许多曾经主刀的病例，贺强都如数家珍。2004年，贺强为一位来自内蒙古的肝癌患者进行了肝移植手术，该患者此前进行了射频治疗后消化道出血，病情危重，那场手术一直持续了 17 个小时，患者到现在依然存活，生存质量非常好。

2014 年年末，一位来自河北的 27 岁患者出现肝衰竭，多脏器功能不全，进入肝昏迷状态，随时可能出现生命危险。贺强紧急召开肝胆胰脾外科病例讨论，迅速达成一致意见，立刻行肝移植手术。时至年末，供体紧张，除了将患者的资料上传至国家器官移植分配网络，贺强更是身体力行积极联系配型相符的供体。2012 年 12 月 31 日下午 4 点，离 2015 年还有不到 8 小时，患者的手术按计划开始，8 个小时过去了，新的肝脏也顺利植入，患者伴随着新年的钟声，开始了幸福的新生活。像这样节假日的肝移植工作，是贺强团队的常规工作而已。

截至目前，贺强的团队已经完成肝移植 1500 余例，其中 2017 年完成 120 例，平均 2 天 1 例。高量也能兼顾高质，贺强团队持续多年肝移植术中死亡率为零，术后生存率也远高于国内外平均水平。根据国家卫生健康委员会最新公布的数据，我国肝移植患者术后 1 年、3 年、5 年的平均生存率分别为 84%、75%、71%，国际上患者术后 1 年、3 年、5 年生存率分别为 83%、76%、71%，而朝阳医院患者术后 1 年、3 年、5 年生存率分别为 95%、87%、78%。

这样的好成绩得益于贺强所搭建的全流程创新团队，尤其是将受体免疫状态监测、免疫力评估技术、免疫抑制剂基因检测和免疫药物浓度结合的术后精细化、个体化管理模式，带来移植术后免疫管理的开创性进步。受体免疫状态监测评估和免疫力评分技术体系，是由贺强团队首创、国内外最先进的肝移植术后管理模式，目前在朝阳医院肝胆胰脾外科进行临床观察，不久将会在全国进行推广。除此之外，面对罕见的体液排斥反应和移植物抗宿主的排斥反应以及罕见并发症等特殊病例，贺强的团队也有积极的应对方案和规范的诊断治疗流程。这些技术确保了多数患者可以单药维持正常肝脏功能，具有极佳的生存质量。

除此之外，在国家重点专科的重症监护室和麻醉科医生团队的配合下，朝阳医院的肝脏移植从术前评估、移植手术、术中麻醉管理、术后心肺复苏管理、术后腹部外科管理、免疫状态调整以及术后随访等多个方面，均处于国内先进水平，因此也从整个流程上给予患者最先进的整合的医疗服务。

在目前供体紧缺情况下，朝阳医院肝胆胰脾外科团队联合北京市红十字会总会，积极推进脑死亡概念，促进死后捐献的工作进展。贺强始终保持高屋建瓴的工作思路，积极承担社会工作，2017年当选中国医疗保健国际交流促进会肝脏移植分会首届主任委员，他汇集肝脏领域高水平外科专家、内科专家、麻醉介入专家及其他相关专家，链接起肝移植各个重要环节，系统汇集肝移植领域不同的意见和声音，推动中国肝移植领域高水平的学术交流，并逐渐推动形成中国重症肝病肝移植领域的专家共识。

尽管贡献卓著，但鲜少接受媒体采访的贺强，在面对镜头时，依然保持着十足的谦逊和低调："我很惭愧，并没有做太多的工作"。

在过去的30多年里，有多少次整夜奋战到天明的场景在不断上演，又有多少次困倦劳累身体透支交替出现，多少次感冒发热的情况下还需要完成手术，这些事迹贺强提及不多但始终在身体力行。术后坐在麻醉医生的办公室里，贺强额头上的汗迹还没有完全消除，尽管困倦，他却依然自得其乐："病人恢复好了对我来说就是最大的享受"。

（跟诊记者：罗　辉　李忠利）

在生死边缘奋战——唐子人

站在名医身边

医生』跟诊记

『2018人民好

专家简介

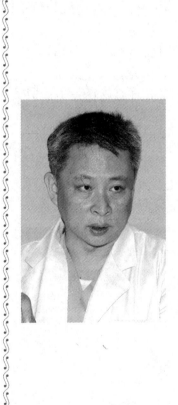

唐子人，首都医科大学附属北京朝阳医院急诊科副主任，心肺脑复苏北京市重点实验室副主任，主任医师，副教授，硕士生导师，北京市朝阳区政协委员。任中华医学会急诊分会心肺复苏学组副组长、中华医学会急诊分会第八届全国委员会青年委员、中国医师协会急诊医师分会全国委员等职务。曾获"北京市抗击非典优秀个人""北京市奥运会志愿者优秀个人""2015年度中国十大最美医生""2015首都十大杰出青年医生"称号，获颁"第十届中国医师奖"。

专长：心肺复苏、中毒和脓毒症、危重症诊断和治疗。在急危重症抢救方面积累了丰富的经验。

2015年2月22日，美国圣地亚哥海洋公园里，一名美国老太太突发疾病倒地。十米开外的一名中国医生恰好目睹此过程，立即走上前去。他发现老人意识丧失，呼吸停止，脸色发紫，无颈动脉搏动，在征得家属同意后，他即刻双膝跪地开始做单人徒手心肺复苏，持续了七八分钟后，公园急救人员拿着自动体外除颤仪（AED）赶来。配合急救人员实施心脏电除颤两次后，老人逐渐恢复自主心律和自主呼吸。

1个月后，这位医生的救人事迹传遍中国，鲜花与掌声纷至沓来。面对媒体报道热潮以及万千网民的点赞，他十分谦逊："我只是做了自己应该做的事情，一个医生应该做的事情。这个患者抢救成功了，我感到很欣慰"。如其所言，这位"最美医生"——首都医科大学附属北京朝阳医院急诊科副主任唐子人已经奋战在急诊科一线20余年，"救命"早已成为他的习惯。上午9点，记者如约走进了北京朝阳医院急诊科，见证了他奋战在生死边缘的点滴故事。

抢救生命，和患者一起战斗

急诊科位于北京朝阳医院地下一层，一走出电梯口，众多躺在移动病床上的患者便立刻映入记者眼帘。穿过"临时留观区"，记者跟随唐子人来到了急诊科的ICU病房，近10位危重症患者分布在病房两侧，中间的区域里，医护人员紧张忙碌，实时监控着患者们的病情变化。

一位32岁的孕妇因产后大出血被紧急转入朝阳医院急诊重症监护室。女患者入院前出现心脏骤停，持续高热，肝肾衰竭，经过紧张抢救之后，终于逃出了"鬼门关"，但由于脑损伤较为严重，尽管已经进行了3次高压氧治疗，但目前依然处于昏迷状态，后续的恢复情况有待继续观察。

对唐子人而言，在危急关头扭转乾坤，帮助患者转危为安已经成为常态。病房里，一位因垂体瘤、高热、昏迷入院的老人已经基本恢复，马上就要转出ICU。唐子人走到患者身边，轻声询问了他的近况，握手

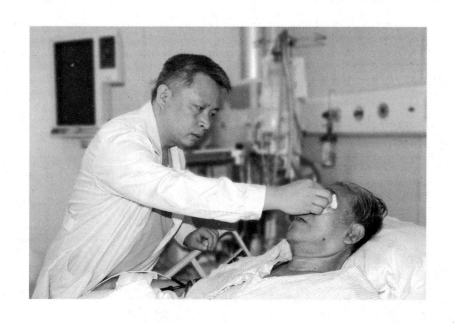

测试了患者的力量。留意到患者眼角的分泌物，他立即请护士拿来了一个医用棉球，轻轻帮患者擦拭了眼角。患者看起来病情恢复良好，嘴里还嚷嚷着："我现在想吃面包"。走出病房前，唐子人握着患者的手，与管床大夫、护士一起留下了一张珍贵的合影。其实，就在唐子人的微博里，记录着许多自己与即将出院的患者的合影，而藏在照片背后的，是他和他的同事们每天与死神"抗争"，与患者并肩战斗的故事。

一位来自北京的中年患者因糖尿病酮症酸中毒合并乳酸酸中毒被收进ICU病房。在进行了控制体温、呼吸支持、补液纠酸、营养支持的治疗措施之后，患者病情出现恶化。尿量逐渐减少，肾功能持续恶化，肌酸激酶持续上升，血中和尿中肌红蛋白明显增加。唐子人判断患者应为横纹肌溶解，但由于患者昏迷无法提供主诉难以获知病灶所在。稍做思考，唐子人果断决定对患者行双侧腰大肌和下肢CT、磁共振成像，显示髂腰肌、臀中肌、臀小肌异常信号，不除外肌肉脓肿。检查结果证实了唐子人的判断。

后续的治疗顺理成章，持续进行血滤1周，碱化尿液，全力抗感染营养支持。很快，患者肌酸激酶、肌红蛋白开始下降，尿量增加，肾功能好转，撤下呼吸支持后可以正常进食，最终顺利转出了ICU。在微博里，唐子人动情地写道："兄弟，你说这两周什么都不记得了，像是做了一场梦……其实，我们监护室的所有医护人员一直在你的梦里，和你一起在战斗！"

唐子人总能在复杂的病情变化中根据蛛丝马迹做出精准判断。另一位曾经收治的年轻男性连续4天出现高热及呕吐的症状，并且昏迷逐渐加重。在仔细询问家属后终于发现患者几周前曾回东北老家饮用了不少自酿的粮食酒。唐子人怀疑可能是粮食中的老鼠惹的祸，送检血样后，不出所料，流行性出血热抗体阳性。明确疾病，对症下药，患者很快好转恢复出院。

实际上，除了疾病之外，唐子人也深知，很多时候，击垮患者的最后一根稻草可能是经济困难。因而，他不仅在拯救生命时不遗余力，也总会尽可能帮助家庭苦难的患者。一位42岁的男性患者在入院时心脏骤停30分钟，陷入昏迷，血液循环、肝、肾衰竭，凝血功能及电解质紊乱，但由于家里收入微薄，家属几次准备放弃治疗。唐子人不仅积极带领科室大夫帮助患者进行众筹治疗，而且在患者临走之前召集全体医护人员为他捐了款。医者仁心，大约如是。

应用新技术，全力以赴创造奇迹

"4床和10床都要创造奇迹，拜托各位了"。结束查房，唐子人严肃而又真诚地嘱咐周围的医护人员。两床的患者病情都十分危重，查房当中，唐子人对她们的忧虑溢于言表，他甚至多次走进了10床所在的病房。

10床的患者在昨天晚上7点被紧急送到了急诊科。患者今年64岁，入院3天前突然出现四肢抽搐，入院前一天症状开始加重并伴有高热，体温最高达到42℃，并且出现了意识不清、大小便失禁等症状。入院后，给予了抗感染以及纠正电解质紊乱的治疗；收住ICU抢救室后，患者仍间断抽搐，血压降低，血氧饱和度进行性下降，呼吸困难加重，医护人员给予了气管插管应用呼吸机辅助治疗。听完管床大夫对患者现病史的基本介绍，唐子人站立在病床旁边，思虑良久。患者肝肾功能不良，凝血系统紊乱，最令人焦虑的是，"发热，持续昏迷"的病因仍不明确。唐子人一直在思考到底病灶在何处，病因为何。

尽管在查房前一天刚刚入院，但从交谈当中可以明显感受到，他已经对这位患者的既往病史了然于心，而这些都可能是患者当下病因的判断依据。患者30余年前因铁丝晾晒衣物遭受电击，伴颈椎损伤，甲状腺肿大20余年，发现肝血管瘤10余年，4个月前患上带状疱疹。唐子人经过反复思考怀疑患者是否为疱疹脑炎，在病房里与其他医师针对病因持续讨论了10多分钟。讨论尾声，唐子人再次嘱咐："患者大前天还能吃一碗面条，有希望，我们就不能放弃"。临出病房，唐子人掀开棉被一角，感受了一下患者的体温，随即交代护理人员确保患者体温稳定。记者留意到，病床旁边的一个仪器上显示，患者的体温为33℃。实际上，这一特殊的体温控制技术一直在对患者的颅脑及心脏起到保驾护航的作用。

唐子人告诉记者，目标温度管理（TTM）是在国际指南上目前唯一被临床证实能够改善患者远期预后和神经功能恢复的方法。在临床工作中，医生使用33℃对复苏患者进行目标温度管理。通过能量传递垫和循环冷水或温水实现精准降温和复温，以实现控制患者体温，精确达到目标温度，进而最大限度保存脑组织的活性，减轻脑损伤，为患者的存活及神经功能的恢复打下良好的基础。

对于目标温度管理这一前沿技术，唐子人一直在"颅脑损伤""神经功能保护""器官捐献脏器功能维持"等领域积极努力，目前已处于国内领先水平。除此之外，他也一直致力于开展心肺复苏知识的公众培训。努力背后，是他一直对中国心肺复苏现状的关注与担忧。唐子人向记者提供了一组数据，中国心脏骤停的发生率为每10万人81例，心脏骤停总人数高达54.4万例/年，位居全球各国之首。每100个在院外发生心脏骤停的患者中只有不到2个人能存活出院。首要原因在于，中国民众对于心肺复苏技术了解程度较低，而及时有效的心肺复苏是心脏骤停救治中的关键，每延误一分钟，生存率就会降低10%。早在2015年在成功抢救美国女士之后，唐子人便面向媒体呼吁，希望通过这件事唤起公众对心肺复苏（CPR）技术培训的重视，在这方面中国需要走的路还很长。在他的努力推动下，2018年5月6日，中国医学救援协会心肺复苏分会在成都成立，并由唐子人担任第一任会长。对于分会的未来工作，他已经构想出一幅蓝图，要加强心肺复苏区域协同救治体系的建设，开展全国性多中心的科学研究网络体系，建立行业标准制定评估体系，加强民众教育培训工程等。

对于心脏骤停的患者来说，在成功心肺复苏后，脑复苏成为主要问题。大多数患者均是在心肺复苏后的脑复苏环节出现了问题，大约50%短期生存者死于永久性的昏迷，而10%～30%的长期生存者也会出现永久性的脑损伤。而亚低温治疗目前唯一被临床证实能提高心脏骤停后昏迷患者的生存率，改善其神经功能预后。唐子人期待能有更多患者从这一新技术中受益。

公益救援，大爱服务社会

唐子人已经从事急诊医学工作将近30年，多年的急救经历并没有消磨他的热情与善意。相反，"干急诊的时间越来越长，心却越来越软"。他始终坚信，"有温度"是一个好医生的重要特征。他也在用踏踏实实的实际行动证明着自己的初心。

2003年，SARS疫情呼啸而至，急诊科成了风险的最前端。面对凶险而又令人恐惧的传染病疫情，唐子人选择迎难而上。4月中旬，原北京市朝阳区妇幼保健院改建为专门收治SARS的医院，他主动请缨去往抗击疫情一线。4月末，他又被派往任务更加艰巨的首都医科大学宣武医院 SARS 重症监护病房。由于患者病情重、工作量大、感染风险极高，唐子人不得不和所有的医务人员集中住在统一的宿舍，与家人分离。面对疫情，唐子人始终无所畏惧，直至疫情完全被控制。最终，他被授予"首都防治非典型肺炎先进个人"称号。

2008 年北京奥运会及残奥会期间，已经颇具名气的唐子人选择以一名普通医疗志愿者的身份承担奥运医疗保障任务。他每天下午 3 点到达沙滩排球场馆，负责球场所有观众、志愿者、媒体记者和工作人员的健康保障，工作量大，但他毫无怨言，经常凌晨两点返回家中。

2010 年玉树地震，唐子人再次主动请缨参加医疗队，在余震不断的震后第二天便奔赴灾区救援。刚下飞机，他便和医疗团队立即投入到了转运伤员的工作当中。抢救的本能选择让他忘记了玉树的高海拔，很快他便出现了头晕、胸闷的症状。尽管出现了严重的高原反应，他和首都医科大学附属北京朝阳医院的医疗队员依然坚持继续搬运医疗物资。"丢下物资可能意味着放弃了一些伤员生存的权利。'再困难也要坚持下去'成了我们唯一的信念"。唐子人如是说道。其后的抢险环境恶劣，环境艰苦，坚守了 14 个昼夜，最终圆满完成医疗救援任务。

……

无论是 ICU 病房里的忧心忡忡，还是公益救援前线的义无反顾，无不源自于唐子人对生命的敬畏，对急诊医学价值的坚守。尽管诸多名誉傍身，他始终将自己定义为一名普通的、善良的中国医生。他一直在用实际行动诠释一名急诊医生的德行与责任。他微博里的两句话完美诠释了他的人生信条和他对患者承诺。他写道："一步一个脚印，踏踏实实干好工作"。"你信，或者不信我，面对死神时，我的手就在你手里，不舍不弃"。

（跟诊记者：罗　辉　李忠利）

站在名医身边　医生｜跟诊记　『2018人民好

6. 首都医科大学附属北京儿童医院

血液病儿童的"定心丸"——王天有

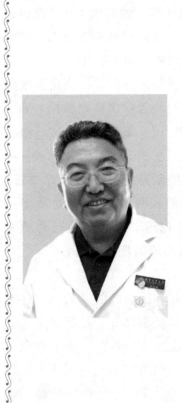

专家简介

王天有，首都医科大学附属北京儿童医院党委书记，主任医师，教授，博士生导师，国务院政府特殊津贴专家。现任中华医学会儿科分会候任主任委员，中华医学会儿科分会血液学组组长等职。发表有关儿科及小儿血液系统疾病方面的论文150余篇，培养研究生30余名。曾入选北京市十百千人才梯队百人梯队。

专长：擅长小儿内科疾病的诊治，特别是在儿科疑难杂症的诊疗方面有独到见解，尤其对儿童血液系统疾病及肿瘤等疾病的诊治方面有丰富的临床经验，如出血性疾病，朗格汉斯细胞组织细胞增生症，噬血细胞综合征等。

出诊时间：周三上午（特需门诊）、下午（知名专家门诊）。

下午1点半，在首都医科大学附属北京儿童医院门诊楼六层七诊室，刚刚结束半天门诊的王天有医生马上就要开始下午紧张的工作。

尽管已经身居北京儿童医院党委书记之职，行政工作繁忙，王天有依然坚持在每周三全天出诊，以期帮助更多患儿摆脱病痛煎熬，走向幸福之路。作为中国儿科领域的旗帜、攻坚儿童血液病治疗的标杆，王天有坚守临床一线35年，攻克了诸多儿科疑难杂症及血液肿瘤疾病。不仅如此，他在科研上不懈探索，在教学上桃李遍布，并且身兼多个儿科学会、杂志要职。虽然在外诸事繁多，名声斐然，但一走进诊室，王天有便又成了那个简单、纯粹的儿科医生。

亲和耐心，将心比心

第一位被抱进诊室的小男孩阳阳才1岁9个月大，出现血小板计数较低的症状已经1年有余，其间进行过各种治疗，但病情反复，血小板计数最低时仅有7×10^9个/L。王天有拿起听诊器，面带微笑跟阳阳打招呼："你好，我来跟你打个电话"。说着，将听诊器放在了阳阳胸前。面对陌生的设备，阳阳有些不安。王天有立即伸出大拇指，"看，你看这是什么？"阳阳似乎感受到了医生的善意，平静了许多，王天有连连夸赞："阳阳真棒！"检查的第二步是体格检查，王天有一边掀开阳阳的衣服，一边温和地说着，"我摸摸肚肚，看看阳阳中午吃什么了？"他还自然地学了一声猫叫，把孩子逗乐了。

记者留意到，前来就诊的患儿很多是襁褓之中的孩子，其中最小的仅有6个月。不过，王天有早已练就了与这些孩子们独特的交流方式。除了在检查时逗孩子开心，王天有还会与年龄稍大的患儿聊一聊日常的生活和学习，帮助他们在交流中减缓紧张感。一位3岁多的患儿在体检时发现心肌酶异常，在进行检查前，王天有随和地跟患儿聊起了一旁的

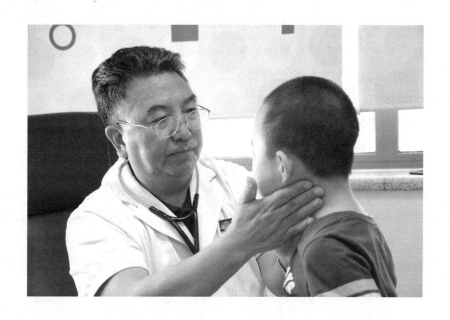

爸爸妈妈。"你觉得你们家里谁最帅呀？"小男孩转过身，看了看抱着自己的母亲，说了声"妈妈"。"那你们家谁最美呀？"小男孩儿丝毫没有犹豫，"妈妈"。谈笑间，王天有已经完成了检查。其实，在聊天背后，王天有有特别的考虑，小男孩的体检报告显示，他的心率过高，最高时可达到120次/分，通过聊天，可以减缓患儿面对陌生环境时的紧张感，检测到患儿真实的心率值。

在儿科诊室里，不仅有情绪不可控的孩子，还有焦虑不安的家长。面对医生给出的治疗建议，一些家长会反反复复地询问是否可行，而王天有总能通过一个个小妙招轻松化解。有一对来自黑龙江的夫妇带着儿子前来就诊，此前的检查发现患儿白细胞数增高，肝功能异常，这让年轻夫妇很紧张。原来，患儿的双胞胎哥哥因为患有白血病进行过干细胞移植。了解了患儿的基本情况后，王天有给年轻夫妇做了细致的分析：首先，哥哥的基因检测结果显示没有任何异常基因，因而可以排除这名患儿有异常基因的可能性；其次，从检查结果来看，可以排除患白血病的可能。但家长依然不放心，询问是不是应该给孩子服用一些保肝药物。王天有态度坚决："如果是我孩子，我不会让他吃"。只此一句话，年轻夫妇终于放心，果断说了句，"OK，我明白了"。实际上，许多家长都会根据自己的理解提出一些药物治疗或检查建议，王天有都会用这句话轻松打消他们的顾虑。

从毕业之后，王天有一直从事儿科临床工作，30余年的从医生涯没有消磨掉他的初心与信念，他依然保持着亲和耐心的问诊态度，总能迅速跟患儿亲近。对于紧张焦虑的家长，他也选择将心比心，最大程度地予以理解。门诊当中，王天有经常对家长说："你先带孩子去检查，我在这里等你"。一句简单的嘱咐，是对每一位患儿的体贴和关照，更是对每一对年轻父母焦灼情绪的宽慰。

诊断明确，声名斐然

北京儿童医院血液肿瘤中心是全国最大的儿童血液肿瘤中心，2007年被评为儿科学国家重点学科，2008年被评为儿科学教育部重点实验室。作为血液肿瘤中心的知名专家，王天有始终奋战在儿科疑难杂症、儿童血液系统疾病及肿瘤等疾病的治疗一线，积累了丰富的临床经验，尤其是朗格汉斯细胞组织细胞增生症、噬血细胞综合征、再生障碍性贫血等。

一位年轻男子带着2岁零20天的宝宝前来复诊。在2018年2月份，患儿被确诊为噬血细胞综合征，并且在另一家医院行一期化疗方案。当时，王天有根据患儿的病情变化及恢复情况建议家属继续坚持化疗。几个月过去了，患儿出现反复的发热，担心病情加重，患儿的父亲再次来征求王天有的意见。了解完患儿的近况，王天有明确给出治疗建议，如果患儿病情反复，就应该做干细胞移植。

王天有介绍，噬血细胞综合征属于危重疾病，死亡率较高，通过及时、有效的治疗，60%～70%可治愈。但在过去，噬血细胞综合征的死亡率高达90%～100%。他所在的血液肿瘤中心一直将噬血细胞综合征诊疗和异基因造血干细胞移植作为重点诊疗方向，采用干细胞移植技术之后，患儿生存率已经达到了60%。

一位来自青岛的家长走进诊室，为1岁3个月的女儿寻找进一步的诊治方案。家长带来了患儿先后3次的住院病历、CT检查结果以及保存在手机里的最新的化验结果。王天有有条不紊，一边听家长描述患儿的患病经历，一边逐一查看繁杂的病历。听完陈述、看完病历，王天有敏锐地发现缺3项检查，而这3项检查是确诊噬血综合征的重要依据。随即，他在病历本上清楚写下了这些检查的名称以及目前可行的治疗方案。

在儿童血液病当中，最为家长们所恐惧的，非白血病莫属。在我国，每年我国大约有15000名儿童发生急性白血病，其中75%是急性淋巴细胞白血病患儿。王天有告诉记者，在上午的门诊中，有两位家长在得知患儿为白血病时，直接泪洒诊室。但幸运的是，王天有所在的血液肿瘤中心早在2008年牵头制订了全国多中心儿童急性淋巴细胞白血病(CCLG-ALL08)治疗方案，被原卫生部列入临床路径在全国推广，为儿童白血病规范化诊断和治疗做出了重大贡献。目前急性淋巴细胞白血病治愈率已达80%以上，急性早幼粒细胞白血病治愈率达90%以上，急性髓细胞白血病治愈率达60%以上，与国际先进儿童白血病治疗中心接轨。

专业分析，家长踏实

王天有每周三的门诊量都在60～80人。面对诸多病情复杂的患儿，王天有总能在患儿家长冗长的描述中抓住重点，在复杂的检查结果中抽丝剥茧，快速做出判断，并给出治疗建议。门诊中有一位来自黑龙江的患儿，4岁8个月大，他身上出现的青色斑块让家长很担心。仔细查看过患儿下肢后，王天有迅速做出判断，患儿所得疾病为症状性紫癜。他向家属解释，这是一种儿童和绝经前女性易得的一种非过敏性疾病。这类患者因为血管疏松，在磕碰过程中容易出血，便会在皮肤表面出现青色的斑块。

一位9岁女孩由父母陪伴来到诊室，她在出生后就被诊断为willams综合征（一种因为基因排列失常而造成的先天性疾病），5岁的时候进行了肺动脉加宽术，4个月前又进行了二尖瓣置换术，术后一直食欲不佳，伴有中度贫血。王天有查阅了既往的病历，逐一解释患儿症状的原因："之所以饮食不佳，是心功能不全导致胃肠道淤血，解决这一问题要改善心功能，调节饮食……"详细的解释增加了患儿父母对病情的认知。

干脆利落的诊断背后，是王天有数十年的经验积累和对疑难儿科疾病的不懈探索。这样的诊断风格让王天有的门诊节奏显得很快，但是快节奏里融合着他细致的观察，谨慎的判断，当然还有细致入微的医嘱。比如，他嘱咐家长："查血不必太过频繁，半个月1次即可；要尽量在一个实验室进行化验；每次抽血不要因为担心孩子疼痛扎针深度过浅，因为挤压出血后，血小板数值会相对偏高"。"把水喝好，把药吃好，别劳累，别感冒，慢慢就恢复了"。家长感激地说："您这一说，我们心里就踏实了"。

"踏实"堪称这个诊室里出现最为频繁的关键词。王天有凭借着自己精湛的技艺、细致地观察、耐心地嘱咐，抚慰了无数焦虑的家长，成了诸多患儿家长名副其实的"定心丸"。

诊室之外，高瞻远瞩

在诊室之外，王天有不仅是北京儿童医院的领航者，而且还担任着中华医学会儿科学分会候任主任委员，北京医学会儿科学分会主任委员，中华医学会儿科分会血液学组组长等诸多社会职务。他不仅关注着诊室里的每位患儿，还惦记着所有儿童就医、儿科医院建设等大问题，在努力推动儿科医疗卫生事业整体向前发展。

在 2018 年北京市"两会"上，作为北京市人大代表，王天有分析了当前北京儿童医院存在设备陈旧、空间受限、儿童看病基础条件落后等问题，建议加快推进儿童医院、产科医院的建设，包括推动儿科传染病床位的建设。不只是北京，王天有还牵挂着基层的患儿。早在 2015 年，北京儿童医院便托管了河北省保定儿童医院，并计划通过 10 年托管使保定儿童医院达到三甲水平，辐射保定周围 300 万名儿童。

一下午的跟诊很快结束，在记者眼里，王天有思维敏捷，亲切随和，全身心投入到诊疗当中。他是血液病患儿口中的"爷爷"，更是焦虑的家长们心中的"定心丸"，守护着血液病患儿的成长。

（跟诊记者：李忠利）

陪血友病患儿茁壮成长——吴润晖

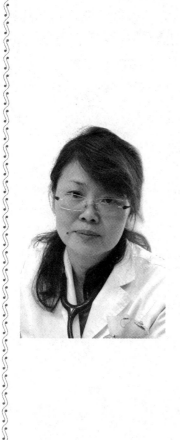

专家简介

吴润晖，首都医科大学附属北京儿童医院血液肿瘤中心副主任，主任医师，首都医科大学儿科系教授，博士生导师。曾于2000～2004年间两次到法国巴黎 Robert－Debert 儿童医院血液－生物实验室和 Necker 儿童医院 Josso 血友病中心进修学习。回国后建立了国内第一个儿童血友病综合治疗团队。2016年获得中国医师协会人文医学专业委员会授予的"人文医生荣誉称号"，2018年获得"北京市三八红旗手"称号。

专长：儿童先天性出血性疾病、儿童血友病、儿童先天性血小板疾病、免疫性血小板减少疾病、儿童先天及获得性血栓性疾病。

出诊时间：周二、周三上午，周四下午（特需门诊）。

"这个是血友病门诊卡，下次拿着它，来了都给加号。记住了吗？"首都医科大学附属北京儿童医院门诊楼三层30号诊室里，吴润晖医师正嘱咐一位血友病患儿的妈妈，下次就诊不用为挂不上号而担心，因为她的儿童血友病专业门诊"不限号"。

身为北京儿童医院血液肿瘤中心副主任、血友病综合治疗组组长，吴润晖建立了我国第一个儿童血友病综合治疗团队，率先提出适合中国国情的"凝血因子小剂量预防方案",让中国的儿童血友病治疗从无到有、从有到优。

为了让前来就诊的患儿都能看上病,吴润晖原定一上午的门诊往往要到下午才能结束,充分诠释了医者的毅力和仁心。

加班加点,综合治疗

站在吴润晖的诊室门口,记者很难想到这是一间用来接诊儿童血友病的诊室,因为前来就诊的患儿和家属如此之多。血友病作为一种罕见病,发病率非常低,按流行病学的说法,通常每5000~10000名男性中才有1位血友病患者。而如此多的患儿和家属集中在吴润晖这,原因有两个,一是因为她是国内儿童血友病治疗的"大咖";二是因为她的专病门诊"不限号"。

"只要你来,我保证你能看上病"。简单的一句承诺背后,是吴润晖和团队的辛勤付出:他们经常要忙到下午两三点甚至是四五点。他们的付出也被患儿家属看在眼里,有一位患儿的妈妈中午时分进诊室,也忍不住心疼吴润晖:"您可太累了,中午吃不上饭,也上不了厕所,可不能这么干活!"

中国血友病之家的志愿者刘政,经常会在专病门诊这天前来,寻找需要经济救助的患儿。虽然是一位男士,刘政也不得不佩服瘦弱的吴润晖:"吴主任确实有毅力,工作到四五点是常态,有时候我都熬不下去走了,走时还能看到她的桌上还有10多厘米高的病历本"。

实际上,吴润晖并不赞同这种过度加班加点的工作模式,她向记者坦言:"好医生不该这样干活!"但她却是团队中最有韧劲的一个。

在吴润晖看来,从优质医疗服务的角度来说,相比起"不限号"的加班加点,她更为希望的,是给血友病患儿提供更为专业、有效的综合诊治。

一位患儿妈妈特地从沈阳赶来为孩子问诊,她的儿子已经8岁,被确诊患血友病并开始治疗时才8个月大。2017年年初,孩子开始打凝血因子进行预防治疗,但上臂和腰部仍然出血严重。

"去年开始打凝血因子,一开始1周1次,现在基本3天打1次。"在讲述病情时,患儿妈妈不停地强调用了多少药,很显然是走入了血友病治疗的误区,对此,吴润晖明确地指了出来:"打凝血因子不一定能治病。需要做全面的评估，才能做出有针对性的治疗方案"。她告诉家属，药物对每位患儿的作用是不一样的，而且用药的周期也有讲究。

因为患儿妈妈没有带孩子过来，吴润晖只能通过她询问了患儿的一些情况，记录在数据库病例提纲上。而对于一些特殊症状，比如是否存在关节出血等，吴润晖无从得知，但经验告诉她，这很有可能——来看病的很多患儿，父母都说没有关节病变，到最后一查，绝大部分都有。她叮嘱家属，下次一定带上孩子过来做病情评估："治病不是光打药，大夫不是卖药的，我们也不是打针的。如果通过检查、理疗、放射等，发现没有问题，那目前这个方案就是可以的。我们需要看孩子具体的病情发展情况"。

全面评估，综合治疗，是吴润晖所坚持的血友病治疗理念。自2006年起，吴润晖组建了北京儿童医院的血友病综合治疗工作组，发展至今，已经形成包含心理、口腔、放射、理疗、外科、药剂科、护理、实验室等多学科在内的14人团队。跟诊当天，吴润晖和团队里的护士、药师、影像医师、理疗医师、检验人员等分工明确，让每一位前来就诊的患儿都能够得到综合有效的治疗和管理，而尽量减少患儿们的出血率，保证孩子的身心健康是治疗的最终目标。

匠心打造家属信任

在吴润晖的桌上，摆着一大盒糖果，一些常来复诊的患儿也"轻车熟路"，习惯性地从盒里掏糖果。在吴润晖的治疗下，他们和正常孩子一样，洋溢着烂漫童真。而大多数患儿家长，也充满了对吴润晖及其团队的信任。

一位4岁的小男孩身着迷彩服，在妈妈陪同下走进诊室，这是他第9次前来就诊。在吴润晖的治疗方案下，2017年11月底开始治疗的他，抑制物指标从最早的28.9单位到5.4单位，再到现在的0.8单位，一步步得到控制和降低，不再出血，治疗效果良好。

"目前已经达到部分成功了，坚持就是胜利！"见患儿病情又进一步好转，吴润晖也掩不住心里的高兴，摸了摸患儿的脸蛋，给他继续开了当天的检测和治疗单，并嘱咐患儿妈妈由于目前治疗效果稳定、满意，下次复查可以间隔加长，过1个半月再来。

患儿的妈妈全程都很轻松，得知孩子病情好转，她表示完全信任吴润晖的方案："您给安排就是了！"

在跟诊当天，复诊的家长都和这位妈妈一样，在他们的脸上，记者找不到因孩子患罕见病的焦虑与紧张，他们的神情里满是对吴润晖的信任，因为她的专业治疗让孩子有了正常生活的希望。而一些新患儿的家属，也因为吴润晖的专业水准而安心。

2岁的小锐前几天被检查出患有血友病A（第Ⅷ因子缺乏症），凝血因子低于1%（正常水平应是50%以上），属于重型血友病A。虽然小锐还没有产生关键性病变，但是关节出血，而且已经2岁了，吴润晖认为可以开始预防性治疗。

小锐的父母也是因为孩子患病才听说血友病，对血友病的治疗并没有太多概念，他们困惑于这一治疗方案。吴润晖耐心地向他们解释道："这个就像糖尿病，血糖高，得打胰岛素，胰岛素就是降血糖用的，因为你血糖特别高，眼睛、肾都被血糖破坏了。而血友病就是凝血因子特别低，容易出血，需要定期给药，把凝血因子维持在一定的水平"。

"还有就是，这么小的孩子，打凝血因子可以防止出血，但需要频繁接受静脉穿刺，孩子小，就很困难。身体可能会对凝血因子产生排

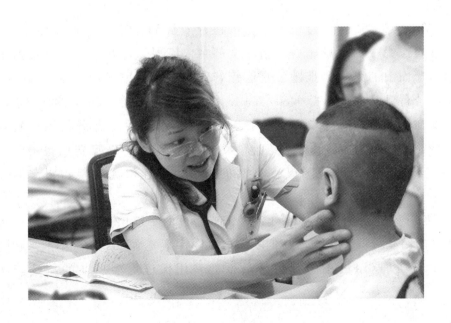

斥"。吴润晖希望能多给小锐父母补充一些相关专业知识，"因此，我们先从1周1次开始尝试，根据临床表现调整，让身体逐渐产生耐受。推荐孩子先用人血因子，待度过抗体出现高峰期，可以换为重组凝血因子"。

血友病的治疗是一个漫长的过程，吴润晖让小锐父母做好长期治疗的准备，参加静脉注射培训，还交代他们平时需要注意的事项。

随后，在接受记者采访时，小锐的奶奶不无感慨：之前从来没听说过血友病，得知孙子患病后，她从心理上接受不了，这几天总忍不住掉眼泪。但是进到吴润晖的诊室后，老人家表示自己不再过度担忧："我就觉着，见到吴教授就是遇到救命恩人了，孩子有救了"。

系列"小剂量"策略造福中国患儿

目前，针对血友病，医学界最提倡的是预防治疗：在未出血时就定期补充缺乏的凝血因子，预防出血。这种治疗方法对血友病患儿尤为重要，因为只要在骨骼发育成熟之前能够及时补充凝血因子，同时接受健康的教育与综合护理，绝大多数患儿都能在成年后拥有健康的关节。但高昂的医疗费用将不少血友病患儿"拒之门外"。吴润晖和她的团队刻苦钻研，探索出了适合中国国情的凝血因子"小剂量预防方案"，大幅地降低了医疗费用，让更多的中国患儿能够得到预防治疗。

在欧美国家，因为相对丰富的医疗资源和完善的医疗保障体系，血友病作为一种罕见病，其治疗全部纳入医保。而在我国，摆在血友病治疗面前的第一大难题就是医疗费用问题。研究显示，一位血友病患者若得到良好的治疗效果，每公斤体重每年需要1500~2000个单位的凝血因子，以一名20千克的孩子计算，每年仅这部分的治疗费用至少需要8万元人民币，且随着每年体重的增加，医疗费用也不断增加。若终身用药，我国仅有3.7%的患者家庭能够完全负担得起医疗费用。

医疗费是中国血友病患儿家庭需要迈过的一道坎。2006年，吴润晖和她的团队进行了预防治疗的实验，试图探索凝血因子的"小剂量预防方案"，以期用最小的剂量、最低的费用保证更多患儿的持续药物供给。

国际公认的预防治疗的标准剂量是 $25\sim40U/$（kg·次），每周3次或者隔日1次。根据我国目前的经济状况和治疗条件，吴润晖和她的团队尽可能地将这个剂量降低。至于具体降低到多少，她进行了仔细的考量——凝血Ⅷ因子200个单位1支，以一名3岁的20千克患儿为例，使用1支的药量，就相当于 $10U/$（kg·次），每周 $2\sim3$ 次，这也恰好是国际标准的1/4量。

对于血友病重型患者，凝血因子含量控制在1%以上，患者就很少会出血。所以这个浓度比例也是预防治疗的硬目标。不足百天的时间里，吴润晖带领团队一起，对30名患儿的用药情况进行仔细监控，详细记录着每位孩子用药、出血的情况。由于没有任何的经验可供借鉴，吴润晖和她的团队只能摸着石头过河。幸运的是，试验获得了满意的结果——"小剂量预防方案"令患儿的关节出血减少了80%以上。

2016年，世界血友病联盟正式在大会上承认了小剂量预防方案治疗的优势，并作为优选方式向不同国家或地区进行推广。为了尽量缩小小剂量预防治疗的短板，吴润晖的团队历时10年不断探索如何既经济又有效地开展符合中国国情、具有最优成本效益比的"个体化预防治疗策略"。

同样，参照国外的治疗抑制物的治疗方案，我国伴有抑制物的患儿更加无法开展治疗。因此，目前吴润晖的团队还在探索的一个课题就是在中国血友病孩子出现抑制物后如何应用"小剂量免疫耐受诱导治疗策略"开展符合中国国情的抑制物消除治疗方法，已经获得了初步的成功。

吴润晖团队希望让中国的血友病患儿在有限的药物和费用条件下得到最大程度地优化治疗，让他们身心健康地成长。

科普答疑，心系患儿

血友病是一种长期疾病，它的治疗不仅在诊室，也在家庭，不仅在出现情况的紧急救护，更在平时的预防治疗，做好患儿和家长的科普宣教工作必不可少。而吴润晖努力开展宣传教育的方向只有一个：让血友病患儿得到全方位呵护。

因为血友病是一种罕见病，许多患儿家属甚至一些医务工作者也不熟悉该疾病的治疗、护理及报销政策，让孩子没有得到更好、更及时的呵护。患儿小武就是这样一个例子。

2岁时，小武就发生了首次出血，但医生和父母都没意识到是血友病，将伤口缝合作罢。4岁时，小武因牙出血最终确诊为血友病A，但之后因为没出血也就一直没有用药。直到2017年12月，小武左腿关节出血才输了两次凝血因子，但是并没有治好。

"11岁了，才打了两次针？有的患儿7岁都已经打了两百次针"。吴润晖的问话带着近乎责备的语气。她一边询问，一边弯下腰检查小武的腿，发现左膝关节已经肿大，表面凹凸不平，透着大块的淤青，这是淤积的关节出血。"现在很少见到这种情况，这都不止一次出血了。关节要赶紧保护起来，打绷带，开展康复治疗，平时运动注意不许上坡、爬楼，推荐游泳"。吴润晖表示，现在需要对小武进行全面评估以做出治疗方案，而且要开始预防治疗。

小武的妈妈从河北邯郸慕名而来找吴润晖，也做好了治疗的准备，但同时也在言语间流露出家庭的经济困难。她似乎并不知道，中国目前的血友病治疗虽然费用高，但国家医保基本都能覆盖。吴润晖认识到这是宣传教育工作的不到位："凝血因子的钱国家都是给报销的，这是罕见病，我可以给你写诊断证明。我这边给您出治疗方案，你那边就去找钱找药，问清楚当地的报销政策，办相关手续"。

吴润晖把小武妈妈引荐给旁边的中国血友病之家的志愿者刘政，他比较熟悉各地治疗的报销政策和手续，据他介绍，河北的血友病治疗，医保基本能够报销80%以上。但小武的妈妈并没有好好利用这一政策。

因为需要较频繁的静脉注射药物，血友病患者一般都要做家庭治疗，这就需要家长和患儿学会自我管理。吴润晖在问诊快结束时总不忘提醒父母各种注意事项："平时保护孩子别出血""打针只能打手背""出血了就赶紧打凝血因子，心疼药物治疗最终就是耽误了孩子"。

为了普及血友病的规范治疗和相关知识，吴润晖所做的远不止这些。她还多次举办全国范围的儿童血友病专业会议，筹备儿童血友病的夏令营、冬令营及家长教育活动；对于10岁以上的患儿，她组织团队里的护士每季度进行1次集中培训，教他们静脉注射，那样他们就可以带药出游，在必要的时候也可以自救；从2003年起，吴润晖还和团队的护士甄英姿以及张纪水医师、于国霞医师、王岩医师共同担任中国血友病之家的顾问，在其官方网站"专家坐堂"的栏目上义务回答患儿家属提出的各种问题。

吴润晖还为血友病患儿和家属建立了好几个微信群，家长们有问题可以及时沟通求助。在其中一个微信群里，有位患儿的母亲感慨道："要出诊还要做学术，还要每天为孩子们群里解答各种问题，甚至还有好多事情都是亲力亲为，如果当初没有遇到吴主任和血友病之家，我想我儿子就不会像现在这么健康茁壮，真心感谢这些儿子生命中的贵人"。而有的家长，则直接称赞她为"孩子们的再生妈妈"。

对此，吴润晖认为，这些都是团队应该做的，"我们的努力可以帮助这些孩子和家庭，最重要的是改变他们的人生，这也是团队工作的意义所在"。

（跟诊记者：吴海侠）

站在名医身边

医生」跟诊记
「2018人民好

守护儿童呼吸健康——杨海明

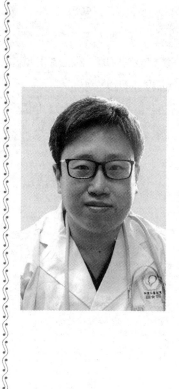
专家简介

杨海明，首都医科大学附属北京儿童医院呼吸二科副主任医师，西藏自治区拉萨市人民医院儿科副主任，首都医科大学博士。2015年8月至2016年8月援藏1年，被授予援藏干部最高奖——"西藏自治区优秀援藏干部"称号，以及"拉萨市卫生局优秀援藏干部和拉萨市人民医院优秀援藏干部""优秀公务员"等称号。2017年被授予北京市五四劳动奖章。

专长： 儿科呼吸和结核专业；擅长儿童呼吸系统常见疾病（如肺炎、哮喘、慢性咳嗽等）的诊治，尤其是对支气管扩张诊治和气道疾病介入治疗有较为丰富的临床经验。

出诊时间： 周二、周四下午。

下午2点左右，首都医科大学附属北京儿童医院六层的8号诊室前，已经有不少父母带着孩子在等候。顺着孩子们的喧闹声，呼吸二科副主任医师杨海明从拐角处走来，脚步虽然不紧不慢，却还是被前来看病的孩子和父母围住了。

门诊从加号开始，短短一分钟的工夫，四五个来就诊的疑难肺部疾病患儿已经在杨海明这加了号。今天是他的特需门诊，患儿还相对少一些。如果是在平时的专业门诊，一下午的接诊量会在40人以上。

作为获得北京市五四劳动奖章、"优秀援藏干部"称号等多项奖励的获得者，憨厚沉稳、发夹银丝的杨海明显然是一位脚踏实地的医务工作者，用丰富的临床经验与仁爱之心解除患儿的呼吸道病痛。

看病细致的贴心叔叔

一下午的跟诊中，杨海明没说太多话，但是少言的他却是一个非常懂孩子同时也会"照顾"父母的医生。他对患儿与家属的用心，显露在举手投足间。

"终于见着您了！"患儿扬扬的妈妈带着他从河北邯郸赶过来，见到杨海明显得很是开心，因为前几次挂号预约都因为各种原因没能成功。2018 年年初，2 岁的扬扬因为咳嗽变异性哮喘住进北京儿童医院，由杨海明主治，之后回到家中进行药物治疗，如今病情已经显著好转。

"这半年基本就没什么事了，有也是小毛病，隔三岔五就过去了。要是以前，根本就不行"。扬扬妈妈的脸上堆满了对孩子病情恢复的满意。

杨海明也感到很欣慰，他低头看着吃棒棒糖的扬扬，拍了拍他圆润的小脸蛋："咦，吃的什么呀？来，咱们听一下"。他拿出听诊器，在自己的手臂上捂热，把扬扬的衣服轻轻撩起，从胸前和后背听了扬扬的肺部。整个过程中，扬扬也一直开心地对着杨海明微笑。

经过检查和进一步的问询，杨海明发现扬扬确实没什么大问题了。他调整了一些用药，让扬扬妈妈下个月再带孩子来复查。

儿科门诊中，总会有一些"小调皮"，对医生的要求有各种不情愿。而简单的几句话、几个动作，杨海明就能让孩子配合起来。门诊开始没多久，有一位 3 岁的重症肺炎患儿前来复查。小家伙进诊室时戴着口罩，当杨海明需要检查他的肺部时，他却不愿摘掉口罩，父母便帮忙强摘了下来，结果他又用手紧紧捂着嘴巴，父母怎么说都不愿松开手。杨海明见状，从桌上拿了张长纸条，放在孩子眼前，引导着他吹，小家伙立马就张大嘴巴去吹纸条。而与此同时，杨海明也趁机仔细进行了肺部的听诊。

临床治疗上，每位患儿的个体情况不一样，存在的问题也各有差异，这时候，如何"照顾"孩子父母，正确指导他们，是一件非常重要的事。心细的杨海明同样也懂得天下父母心。

8 个月大的小文是一名早产儿，有心脏畸形。2018 年 1 月患上百日咳，春节时在杨海明这做了支气管炎手术，今天过来复查。据父母介绍，现在小文不咳嗽了，只是偶尔会咳嗽一天半天，痰也不多。隔着小文里层的衣服，杨海明做了肺部听诊，认为咳嗽确实是有所好转。

"您看了没事我们也就踏实了"。小文的爸爸站在一旁，得知病情好转后松了一口气。

杨海明并不急于给孩子进一步的治疗方案，看着还有些咳嗽的小文，他继续询问，让小文父母继续介绍小文的其他情况。因为小文的生长发育严重滞后，而且每次喝奶只要超过100ml就会呕吐，小文的妈妈比较担心。

了解到小文的情况后，杨海明建议小文父母："孩子体重总是增长慢的话，可以做一个血尿筛查"。小文的妈妈好奇地问道："主要是筛查什么呢？"杨海明只是简单地说了一句："主要是看看有没有先天性遗传代谢的问题"。

小文的父母走后，杨海明对跟诊记者介绍道："对于心脏畸形、生长发育迟缓的孩子，很可能是遗传代谢的问题，需要检查。但这一般都是慢性的，不是那么急。而且家长们一般都希望自己的孩子好，所以不能直说，只能委婉地提醒一下他们"。这样细腻的用心，如若不说，很难察觉出来。

而除了这种并不明显的"照顾"，杨海明给予父母们的还有很多：

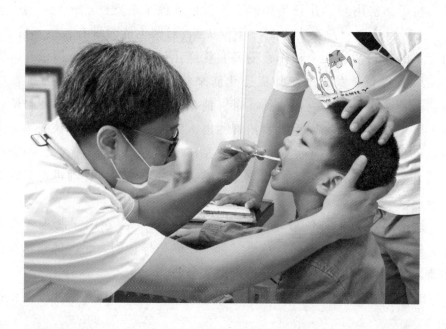

有的患儿CT等检查结果不能当天出来，他会让父母第二天上午到病房找他，那样他就可以趁着空当为他们仔细查看检查结果。杨海明说，很多患儿家长都是带着孩子千里迢迢来求医，自己多付出一些，能给患者一个最合理的诊治方案是最重要的。对于一些费用较高的检查，他会提前告知家长：特需门诊做检查走不了医保，如果不着急的话可以挂一个普通号做检查。

打开呼吸道治疗的新大门

杨海明所在的呼吸二科是一个高风险科室，重病人多、疑难患儿多、病情变化快。自进入北京儿童医院以来，杨海明除了完成自己的医疗任务，还主动要求兼顾科室的气管镜手术任务。而通过这一途径，他打开了呼吸道治疗的新大门。通过气管镜手术的临床治疗与观察，他发现很多重症肺炎患儿的气道会在被感染后闭塞，形成后期遗留闭塞性支气管炎，这一并发症既影响患儿肺功能，也容易造成肺部反复感染，严重影响孩子的生活质量，这也是目前医学治疗的难题。

在科室刘玺诚教授和赵顺英主任的指导下，杨海明反复钻研，最终设计出球囊扩张术和局部注射药物的治疗方案，为患儿闭塞性支气管炎的解决提供了一条可行之道；之前，因为医学界对闭塞性支气管炎一直认识不足，往往是在重症肺炎治疗后期才通过气管镜做介入治疗，而杨海明与同事们一道，不断摸索早期介入治疗方法。

除此之外，杨海明还利用气管镜发现很多反复咳嗽喘息的婴幼儿，存在胃食管反流相关肺部疾病，为准确诊断探索了新方法。

正是这种业务上的不断进步，让杨海明成了许多患儿解除病痛的依靠。

跟诊当天，有不少患重症肺病的孩子前来复查，他们在杨海明大夫的跟踪治疗下都恢复得非常好。有一位10岁的小男孩前来复查，3周前，他因为严重的支原体肺炎住院治疗，杨海明通过几次支气管镜手术，加上后期的雾化和药物治疗等，最终他的病情好转。从肺部CT的检查以及临床特点看，这位小男孩恢复得不错，已经不用再复查。

另一位记者印象比较深刻的是患儿小琪。7岁的小琪戴着鸭舌帽坐在轮椅上，被妈妈推进了诊室，她看上去非常瘦弱，眼神有些呆滞，嘴巴歪着，不停地吐出舌头流口水。从电子病历上可以看到，她是一位脑瘫患儿。而除此之外，她还患有重症肺炎（吸入合并感染）、胃食管反流以及重度营养不良。小琪的妈妈不停地拿手帕给小琪擦拭流出来的口水，坐下来聊了几句后，她对杨海明说："我们院里也有儿科医生，但肯定没有您这么专业，所以我来找您。如果我今天见不到主任您，我想我会哭的"。

原来，小琪现在这个状态已经算是她生病以来最好的状态。在过去的1年里，小琪得了好几次肺炎，一次比一次严重，先前治疗的大夫已经给小琪的妈妈发过七八次病危通知。当家人把小琪送到杨海明这里治疗的时候，她还患有严重的呼吸衰竭以及持续高热。了解到小琪的病情后，杨海明根据经验及时调整了抗生素的使用，并决定给她做支气管镜手术。进行气道清理的时候，发现小琪的两个肺全都积满了痰液。手术过后，小琪"一下子就过来了"，并在后续跟进的治疗下，最终脱离了生命危险。

"那个时候孩子的精神状态非常差"。杨海明回想起小琪刚出院的时候不禁说道。而小琪妈妈的介绍也证实了这一点：小琪刚出院回家时极其瘦弱，而如今小琪的饮食已经恢复正常，咳嗽和喘也明显好多了，有时候还能跟妹妹一起玩耍。

看着小琪妈妈的脸上堆满欣慰，杨海明笑着说道："已经很好了，现在基本没事。这一关都过了，可以说是一个奇迹了"。随之而来的是小琪妈妈道不尽的感谢。

支气管镜技术造福西藏患儿

2015年8月，杨海明跟随北京市医院管理局"组团式"援藏医疗队赴西藏自治区拉萨市进行了为期1年的医疗援助。在此期间，他不仅带动建立了西藏自治区第一家儿童气管镜中心，还建立了学习班，把先进的医疗技术带到了西藏，造福一方患儿。

西藏那边的医疗，不管是理论还是技术水平都很差。这一点杨海明深有体会，2015年8月刚到拉萨市人民医院时，他问当地医院的医生："你们这里有儿童异物吸入患儿吗？"回答是"没有"。这引起了杨海明的极大困惑：气管异物是儿童3岁内咳喘原因不明的常见疾病，活泼、好动的西藏儿童发生率应该会更高。

于是，他又问："那你们有气管镜吗？"答案同样是"没有"。这让杨海明感到很困惑。

很快，过去才不到 2 周，医院就转来一个前来就诊的 2 岁女孩，咳喘得特别厉害，几乎只能半躺着。在先前的医院，因为对气管异物吸入不了解，医生把女孩的病症当肺炎进行治疗，结果半个月过去仍然没有好转。

杨海明拿着胸部 CT 检查的片子，结合临床特点判断，很可能是异物吸入。再仔细追问病史，家属回忆在咳喘发作前曾看见孩子手中握有瓜子，于是立即给孩子查胸部 CT 及气道重建，发现左侧气管异物堵塞，位置较深，硬支镜无法取出，需经支气管镜取出。但了解后发现，拉萨市人民医院仅有的一台气管镜是成人型的，只能完成简单的探查术，而且已有 22 年历史，根本无法再用于临床。

和孩子家属交代病情及目前治疗的困难时，魁梧的藏族父亲紧握着杨海明的手，低头放在他的额头上，久久不愿意放手，抬头时脸上已流满泪水，那一刻杨海明决心一定要用自己所长为孩子解除病痛。经多方协调，他与其他两位援藏队友合作，克服简陋的条件，仅用 10 分钟即成功取出堵塞气管近 1 个月的异物，孩子呼吸立即顺畅了。藏族一家高兴地热泪盈眶，将杨海明围成一团，孩子父亲两次跪谢，在被使劲扶起后抱住杨海明激动地痛哭。

异物取出后的当晚，深受触动的杨海明写了建立西藏自治区儿童气管镜中心的申请书，详细陈述了在高原建立儿童气管镜室的必要性与急迫性。申请书得到广泛重视，在拉萨市各级领导和拉萨市人民医院院领导大力支持下，2016 年 5 月 12 日，西藏自治区第一家儿童气管镜中心正式成立，并为藏族儿童开展了第一台气管镜术。之后的时间里，中心为西藏患儿进行了经肺透壁肺活检、气道狭窄球囊扩张术及多例重症肺炎诊治及异物取出术等复杂手术，受到当地群众的广泛好评。

在西藏拉萨的援助经历，让那边的很多人认识了杨海明。跟诊当天，就有一对来自拉萨的夫妇，他们的孩子现在才 6 个月大，患有肺炎、胃食管反流，在拉萨当地医院查血发现孩子身体有炎症，目前只是通过服用头孢菌素治疗。为了让孩子得到更好的治疗，他们带着孩子从拉萨坐飞机赶来，专程找到杨海明。

面对这对父母的加号请求，杨海明没有任何犹豫地答应了。曾经医疗援藏的他，非常能理解那边的人们前来北京就诊的困难。同时，他也感慨道："如果能把技术带过去，那对他们会是一件很有帮助的事。"

正是这种愿景让杨海明援藏的脚步一直没有停止。如今的杨海明每年都会去一次西藏，他在那里举办了一个儿童气管镜技术学习班，会邀请北京儿童医院各个科室和专业的医生前去讲课，以提升当地的医疗水平。令人欣慰的是，经过严格培训，当地藏族医护团队已可独立完成气管镜灌洗术及异物取出术。杨海明为当地留下了一支带不走的气管镜医护团队，也为西藏患儿送去了福音。

（跟诊记者：吴海侠　庞书丽）

让艾滋病患者拥有幸福生活——孙丽君

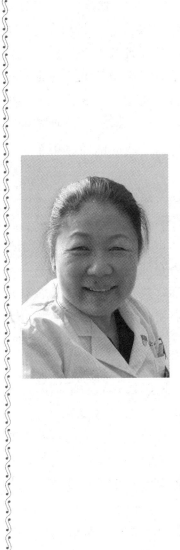

专家简介

孙丽君，首都医科大学附属北京佑安医院性病艾滋病门诊主任，主任医师。任国家卫生计生委艾滋病医疗专家组成员，中华医学会感染病学分会艾滋病学组成员中华医学会热带病与寄生虫病学会艾滋病学组委员，中国性病艾滋病防治协会母婴阻断及女性关爱学组副组长，中国性病艾滋病防治协会性病学组委员等学术职务。2016年她与其团队荣获北京市"三八集体"奖；2017年荣获首都劳动奖章；多次荣获创新标兵、健康卫士、好大夫、京城优秀好医生等称号。

专长：梅毒及下生殖道感染性疾病（尖锐湿疣、HPV病毒感染、宫颈病变）；艾滋病的临床诊疗；预防性病、艾滋病的母婴传播临床诊疗；目前亲自成功阻断艾滋病及梅毒孕产妇数百例，同时指导艾滋病单阳家庭健康受孕，给数百个家庭送来数百个健康孩子。

出诊时间：周一、周三上午。

站在名医身边 『2018人民好医生』跟诊记

截至2017年9月底，我国报告存活艾滋病病毒感染者和患者74.7万例。在很长一段时间里，大众将艾滋病与死亡画上了等号，也是因此，大众及医护人员谈"艾"色变成为常态，对艾滋病的认知缺乏和极度恐慌现象始终存在。但在首都医科大学附属北京佑安医院性病艾滋病门诊主任孙丽君的诊室里，记者看到的却是一番和谐、温馨的景象。

"我跟很多艾滋病患者都是好朋友"

上午9点，门诊室里走进一位来自山东济宁的小伙子。一走进诊室，孙丽君便热情地打招呼："来，小帅哥，请坐"。一边说着，一边把患者要坐的凳子往自己的身边拉了一下。小伙子此前在济宁疾病预防与控制中心检测确认了HIV阳性。一般来说，HIV感染后分为三期，即急性期、无症状期、艾滋病期。如果不进行抗病毒治疗，无症状期一般5～8年，然后进入艾滋病期。艾滋病的抗病毒治疗需要3～4种药物联合（俗称"鸡尾酒治疗"），需终身用药。小伙子此前已经在山东济宁疾病预防与控制中心开始进行了抗病毒治疗。

了解完基本情况，孙丽君转过头，一脸笑意地面向患者，问道："小帅哥，有什么需要孙老师帮你的"。由于拉了拉凳子，小伙子与孙丽君的距离很近。小伙子希望将自己的治疗从山东转到孙丽君这里，为了能在孙丽君这里获得治疗，小伙子已经准备在北京长住，也开始在着手办理北京市丰台区的暂住证。孙丽君接着问，接下来的治疗是否有意向更改抗病毒药物。见患者有些疑惑，孙丽君耐心解释，治疗药物分为国产免费药和自费的进口药，两者抗病毒效果差别不大，但就像国产车和进口车一样，在"性能"上总会略有差异，你可以自己选择。

确认完病情以及治疗方案，孙丽君开始了闲聊模式。简单询问过家庭情况、婚育状况、夫妻关系后，孙丽君忽然云淡风轻地来了一句："小伙子，我知道你是gay"。见到孙丽君满脸慈爱，小伙子也丝毫没有掩饰，"对，我是"。"很多人都说，没有缺点的男人是gay，我跟很多（患有艾滋病的）gay都是好朋友"。听到这里，小伙子大笑着说："您真的太会说话了"。孙丽君接着问："你对自己的病情了解多少"。小伙子咧了一下嘴角，回应道："刚检查出来的时候觉得可能会影响日常生活，但我脸皮比较厚，现在不觉得有什么了"。"那我问你一个问题，在跟另一个阳性健康的性伴侣进行性生活时，要不要戴安全套？是不是觉得反正都已经感染了，就无所谓了？"实际上，阳性人群进行无套性行为，梅毒感染率可以达到40%。

其实不仅仅是性病，艾滋病当前的主要传播途径也是性传播。在这其中，男男同性恋传播感染占比最高。据不完全统计，截止到2017年6月底，北京市高校学生（18～22岁）艾滋病病毒感染者及患者总数722例，分布在北京市59所高校（2017年新增50例，分布在49所高校）；男生占98.48%；传播途径以男男同性传播为主，比例为86.70%。

门诊的另一位男生也是因为同性性行为感染了艾滋病病毒。巧合的是，这位来自内蒙古的大学生是和那位山东济宁的小伙子一同前来问诊的，两位通过QQ群认识并提前约好了门诊的日子。更巧的是，之所以找到孙丽君，是因为这位大学生同一学校、同一专业的师哥此前找到了孙丽君治疗，觉得"孙老师特别好"，便将她推荐给了自己的师弟。男生拿着刚刚填完的艾滋病流行病学调查表走进了诊室，嘴里说着："我把能填的都填好了，有些还不太清楚怎么填"。"没事儿，有我"。孙丽君教授说道。

检查完流行病学调查表，"闲聊模式"再次开启。孙丽君早已敏锐辨别出面前这位秀气的男生也是gay，便跟他聊起了未来的婚姻及家庭生活。孙丽君很清楚gay这一亚文化群体所面临的情感、家庭、社会压力，他们不仅会被社会歧视、误解，有些甚至无法得到亲人们的理解。孙丽君介绍，自己曾经治疗过一位清华大学的艾滋病患者，患者父母都是知识分子，但他们可以接受儿子患病，却不能接受孩子是个gay。孙丽君宛如一位贴心的母亲向患者嘱咐未来的生活："怎么办呢，你只能多赚钱，以后找一个代孕妈妈生个宝宝，但是你也要清楚，没有妈妈的孩子，心理健康可能存在问题"。除了家庭，孙丽君更关注患者的内心，他嘱咐这位来自内蒙古的大学生："你最好能找到一位固定的性伴侣，不然以后你的精神会孤单"。

一个上午的门诊，超过三分之一都是艾滋病患者。每一位，孙丽君都会亲切地叫出他们的名字，真诚地与他们进行面对面交流，耐心地与他们探讨生活中的苦恼与焦虑。

"孩子可以生，绝对没问题"

除了性传播（包括异性和同性传播）、血液传播（包括输血、应用血制品、共用注射器静脉吸毒等）之外，艾滋病的传播途径还包括母婴传播。有研究表明，在不干预的情况下，艾滋病母婴传播的发生率高达

50%～60%，这使得无数家庭失去了拥有美满家庭的机会和权利。

来自天津的孙姓女患者正在为此事烦恼。她现年36岁，于2017年8月发现感染了艾滋病病毒。刚落座，患者便开门见山，她想要一个宝宝。1年前，她怀上了1对双胞胎，但由于胎位不正，两个孩子都没有保住。听到患者的诉求，孙丽君直截了当："孩子可以生，绝对没问题！"随后，孙丽君告诉患者，作为高龄产妇，首先需要确认夫妻双方的生育能力是否都处于正常状态。女方需要做血常规、肝肾功能检查，同时也要监测排卵，检查激素分泌是否正常；男方则要检查精子质量、精子数量；"基础工作"准备完毕后，便可以开始服用阻断药物，并且进行定期随访。这位高龄产妇最终获得了生育的机会，而还有一位28岁的甄姓女患者早已经在孙丽君的帮助下产下了一个健康宝宝。

说起患病经历，甄姓患者记忆犹新，2014年4月，她与自己的非洲男友一起从美国归来。彼时，她已怀有3个月的身孕。产检后的一天，负责的医生私密告知她已经感染艾滋病病毒。最初听到这个消息，宛如晴天霹雳。在她看来，艾滋病等于死亡，等于身体溃烂，她当时几乎处于崩溃边缘。但想到孩子，想到"要留下一个生命的联系"，她开始辗转于社区疾病预防与控制中心等治疗机构，最终找到了孙丽君。当时胎儿已经4个月了，孙丽君坚定地告诉患者："可以用药"。在孙丽君的指导下，患者开始服用HIV抗病毒药物进行母婴阻断，定期检查，并在孙丽君的帮忙协调下，在佑安医院妇产科产下了一个健康的中非混血宝宝。

近10年来，孙丽君已经帮助200余名艾滋病阳性孕产妇分娩了健康宝宝，同时，还帮助2000余名单阳家庭拥有了健康的宝宝，阴性配偶没有造成感染。她的努力和医术让无数HIV感染者家庭梦想成真。

孙丽君的办公桌上摆着一个镜框，照片是一位母亲抱着一个婴儿在会心地微笑，这是一个艾滋病患者送给孙丽君留存的，她也是在孙丽君的帮助下，顺利阻断病毒生下了孩子。患者的激动与感谢可想而知，孩子的姥姥当时在孩子出生时还不住地念叨，不知用什么来报答北京佑安医院，报答孙主任，她就是菩萨转世。

孙丽君不仅帮助无数个家庭梦想成真，也用实际行动温暖着艾滋妈妈。甄姓患者告诉记者，艾滋病患者背负着巨大的生活压力，他们不敢让自己的病情被人知道，甚至包括自己的父母。她更不能忍受的是，有些医护人员听闻自己患有艾滋病都不愿意与自己接触，帮助做检查治疗。"生病不是罪恶，艾滋病不是很脏的病。这些孙主任都清楚，她很理解我们"。患者回忆，她刚生完第一个宝宝的时候，当时还没有确认孩子的检查结果，但她每次来孙主任都会抱抱他，一点儿都不排斥。

孙丽君拿出手机，她的手机相册里还留着当时与这位混血宝宝的合影，翻找的过程中，一张张照片似乎勾起了孙丽君的回忆，每一张照片她都与孩子那么亲近，每一个孩子她都记得父母的基本信息，每一张合影她都留下了最真挚的笑容。

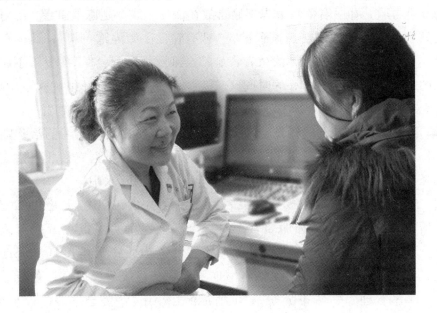

"局麻针头扎到手，我腿都软了"

北京佑安医院感染中心门诊是承担我国特别是北京市的性病艾滋病的临床诊疗、疾病防控及检测的重要科室，孙丽君作为这一重要科室的领头人，带领着自己的医疗团队进行艾滋病、性传播疾病（如各期梅毒、尖锐湿疣、生殖器疱疹、淋病、生殖道衣原体支原体感染等）及生殖泌尿系统感染性疾病的检测、研究、诊断及治疗。

奋战在传染性疾病门诊的第一线，孙丽君时常处于危险之中。由于在职业工作中与HIV感染者的血液、组织或其他体液等接触具有感染HIV的危险，孙丽君在发生HIV暴露后也必须在最短的时间内（尽可能在2小时内）进行预防性用药。除了艾滋病外，梅毒、湿疣患者在孙丽君门诊也是较为常见的。跟诊当天，孙丽君在门诊间隙连续进行了多个尖锐湿疣的治疗。孙丽君使用的光动力治疗肛管内及宫颈尖锐湿疣疗效确切，除了清除显性疣体，还可以彻底清除HPV亚临床和潜伏感染，从而大大降低复发。孙丽君把健康送给了患者，却把风险留给了自己，她清楚地记得，自己曾经误把局麻针扎在了自己手上，那一瞬间，腿都吓软了。

孙丽君等传染科医生面临的不仅仅是风险，还有歧视。很多人都问过孙丽君同一个问题："你老公怎么会让你干这个？"尽管面临着风险及歧视的双重考验，孙丽君依然矢志不渝奋战在治疗一线。她尊重患者，面对折返签字的患者，她都会真诚致歉，"对不起，让您再跑一趟"；她体贴患者，面对复诊开药、打针的患者，她都会细致地叮嘱，"下次复诊不用挂我的号了，价格又贵，等的时间又长，我们所有的医生都很优秀"；她也会无奈地"教训"患者，"你想找点刺激的，但刺激就会出问题"。

孙丽君带领自己的团队管理着北京市54%的艾滋病患者的治疗随访工作，用优质的诊疗服务和爱心，使艾滋病患者的死亡率在北京佑安医院降低至0.13%，病毒抑制率达到98.6%，远超国际水平。

截至目前，北京佑安医院艾滋病免费治疗的患者累计近10000人，在治患者8000余人，孙丽君常会督导个案及医师对重点患者的随访工作，并常常亲自打电话动员患者来院检测，为此每天她接打电话近百次。为满足患者方便就诊，科室增加了多项特色服务，如"绿色通道转介、个案管理、一站式服务""抗病毒治疗小组""爱心家园门诊小组""患者分类管理"等模式。其中门诊的"个案管理、绿色转介通道、一站式服务"是北京市及全国艾滋病免费治疗的典范，奠定了在全国性病艾滋病诊疗中的领先地位。

随着科学进步与医药研发，艾滋病的感染率和致死率都在不断下降。联合国艾滋病规划署发布的核心报告显示，2001年至2014年间，全球范围内艾滋病病毒携带者预期寿命已从36岁提升至55岁。统计数据也显示，过去5年来，全球艾滋病新发感染数下降了15%。艾滋病的有效防治离不开诸多像孙丽君一样与艾滋病抗战的一线医护人员。

在这间小小的诊室里，孙丽君用自己的行动垂身示范了一名医者的技术与仁心，也用自己的责任与关照、大爱与担当诠释了何为当代的"人民好医生"！

（跟诊记者：李忠利）

坚守无影灯，植入新生命——林栋栋

专家简介

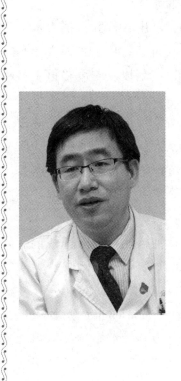

林栋栋，首都医科大学附属北京佑安医院普通外科中心常务副主任，医学博士，主任医师，副教授，硕士研究生导师。任中华医学会器官移植学分会青年委员会委员，中华医学会肝病学分会终末期肝病学组委员，中国医师协会器官移植医师分会活体器官移植专业委员会委员，获 2012 年度"北京优秀中青年医师"称号，获 2013 年北京市卫生系统高层次卫生技术人才培养计划－学科骨干资助。

专长： 在肝脏移植、肝硬化门静脉高压症、肝癌、胰腺肿瘤、胆道疾病的诊治方面积累了较丰富的经验。

出诊时间： 周一、周四上午。

站在名医身边

医生『跟诊记』

『2018 人民好

中国是一个肝病大国，慢性肝病患者人数众多。随着外科技术的进步，肝脏移植已成为治疗终末期肝病的首选方法。首都医科大学附属北京佑安医院近年来已经先后完成了 1070 例肝移植手术。在这其中，佑安医院普通外科中心常务副主任林栋栋累计参与肝癌及重症肝病患者肝移植 600 余例，供肝修整 200 余例，主刀肝移植 120 余例。上午 8 点半，记者来到了佑安医院 A 楼 5 层林栋栋的诊室进行跟诊。

门诊如课堂，详解肝移植标准

一位年轻小伙儿最先走进诊室，他是代替自己的父亲前来问诊。根据小伙儿的介绍，患者饮酒史达30年，两年前因身体不适入院检查，确诊酒精性肝硬化，随后进行了住院治疗。近日，患者出现便血症状，随后便被送往首都医科大学附属北京友谊医院急诊，目前在解放军第302医院酒精性肝病科接受住院治疗。林栋栋在一张白纸上详细记录下了家属的口述。接着他又详细询问并记录了患者的年龄、身高、体重等基本信息以及既往病史，明确了该患者是有乙肝、丙肝、脾大、腹水等。

逐一查阅过患者的检查指标后，林栋栋建议患者行肝移植手术进行治疗，随即，他开始了详细、全面而又通俗的讲解，用了将近半个小时的时间为患者家属阐明了采用肝移植手术的适应证以及与肝移植手术相关的诸多问题。

林栋栋首先介绍了成人肝移植的评估指南及指征。对于良性终末期肝病患者来说，美国肝脏疾病研究学会（AASLD）和美国移植学研究学会（ATS）曾经共同发布过一个成人肝移植评估指南，这一指南为潜在的肝移植候选成人患者的移植评估提供了全面的循证医学证据。依照此标准对终末期肝病患者进行（Child-Turcorto-Pugh，CTP）评分计算，超过7分的患者即可列入肝移植等待名单。林栋栋在白纸上逐一记录并计算了患者白蛋白、胆红素、凝血酶原时间（PT）等指标以及腹水等症状所对应的分数，相加之后可以得出患者的CTP得分为11分。林栋栋介绍，在我们国家，一般10分以上，也就是Child-Pugh C级的患者建议尽早进行肝移植手术，延误治疗可能出现并发症、严重感染。担心家属不太明白，林栋栋举了个例子进行论证，此前解放军第302医院的一位慢性肝衰竭患者被转到了佑安医院进行治疗，来到佑安医院前，患者一直进行保肝治疗，但最终还是出现了诸多并发症，黄疸达到了五六百微摩尔。评估过该患者有腹水、低白蛋白血症、脾功能亢进等诸多肝移植指征后，进行了肝移植手术治疗，效果良好。

接着，林栋栋分析了患者可能有的禁忌证，即消化道出血，林栋栋判断，这位患者上消化道出血可能性不大，而应该是下消化道出血，只需要进行结肠镜检查一下是否为肿瘤，如果为肝硬化导致的出血则不必担心。

最后，林栋栋向家属明确了进行肝移植需要进行全面评估，具体包括肺功能、心脏功能（心电图、心脏彩超）、肾功能、病毒学指标、胸部X线检查等。该患者已有的检查结果林栋栋也先进行了逐一查阅并记录下了关键指标。

听完详细的介绍，患者家属仍有疑问，除了肝移植之外，还有无其他的治疗方法。林栋栋随即又详细介绍了目前常见的三种治疗方法即内科保肝护肝的治疗、肝移植以及肝干细胞移植。最后一种方法仍在临床试验，效果不够明确。看到患者家属依然对肝移植风险有所疑虑，林栋栋最终用一组数据打消了患者的疑虑。目前佑安医院成人肝移植1年存活率90%，5年存活率70%，10年存活率50%。在佑安医院进行的1070例肝移植手术当中，术后出现问题的患者低于10%，术后早期患者死亡原因主要有：原发性移植物无功能、移植物抗宿主病和严重感染。原发性移植物无功能发生率极低，本院1070例患者中不超过3例，移植物抗宿主病死亡率非常高，但发生率也很低，仅在1%左右，另有数例术后严重感染。听完这些，患者家属最终决定排队等候肝移植。

术后效果佳，患者赞医术高超

跟诊当天，除了首次就诊的患者，还有多位接受过林栋栋主刀的肝移植手术的患者前来复诊。对于肝移植患者来说，术后不仅要做定期的常规检查，而且要终身服药。

一位中年男性患者刚一走进诊室，林栋栋就热情地跟他打起了招呼："老昝是吧，您恢复得这么好！"这位患者2017年11月3日接受了肝移植手术。落座之后，林栋栋笑着说："您这出院之后，我就一直没

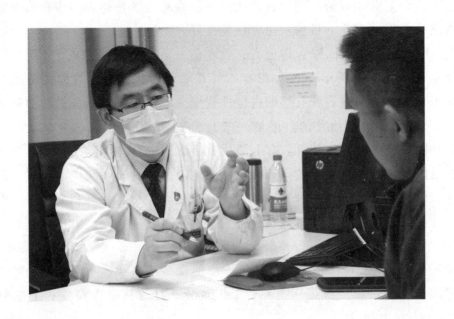

见着您"。"我复查了7次，一直没赶上您坐诊。这次终于赶上了"。患者自诉近期食欲尚可，偶有腹胀，无发热和腹痛。林栋栋看过最近一次的化验单，不禁感叹："您这化验结果这么好"。B超结果显示，肝血流未见明显异常，患者肝肾功能、白蛋白、血小板等指标均正常。

另一位席姓男患者随后走进诊室。男患者现年49岁，2017年11月20日进行了肝移植手术。一落座，男患者兴奋地说，自己在肝移植术后带着媳妇儿爬过两次长城，都没怎么喘；不仅恢复良好，患者还照顾着家里80多岁的老父亲。林栋栋拿过化验单，逐一告知各项指标均没有问题，随后为患者开出了新一阶段的药物。开完药，看到下一位预约的患者还未赶到，林栋栋继续跟患者闲谈起来。"看您哪像做过大手术的人啊"。"我就说我遇见好大夫了。您看我这恢复得行吗？"患者挺挺胸，笑着指了指自己，最后还感谢林栋栋："我应该感谢您，您这么高超的医术，才让我的生活变得这么精彩！"

实际上，肝移植处于器官移植技术的前沿和尖端，技术含量高，手术风险大，对于手术人员和医疗人员的要求极高。与国外相比，我国的肝移植起步较晚，1995年1月，我国成功完成了首例活体肝移植手术。就在7年之后，林栋栋在首都医科大学宣武医院作为助手首次参与了肝移植手术，2012年，他首次成为肝移植手术主刀医生。林栋栋至今还清晰地记得那位女患者的基本信息。女患者当时不到30岁，家庭幸福，已有两个宝宝，因为乙肝后肝硬化出现肝衰竭、肝昏迷，随即在佑安医院进行了手术治疗，目前女患者恢复良好。

出诊间隙，林栋栋告诉记者，就在前一天，他刚刚完成了1例肝移植手术。男患者现年28岁，患有乙肝基础肝硬化，有食管曲张静脉破裂出血病史，同时右肝有小的占位性病变。原来患者是准备做脾切除断流+肝癌射频消融治疗的。但是，在手术前，医疗团队仔细评估了患者肝功能CTP评分9分B级。有上消化道出血病史合并小肝癌，肝移植是首选的最佳治疗方案，随即林栋栋详细地向患者及家属交代了病情，最终，患者及家属选择了肝移植治疗。在此之前他已经等候肝源2周，出诊前两天去青岛出差的林栋栋获知青岛有1例合适肝源。周日早上五点半，林栋栋就起床了，等待肝源的信息，5点45分，取肝组传来信息，肝源质量良好；6点45分，他在细雨中的青岛站拿到了刚刚取出的肝脏以及器官携带和分配证明材料；7点04分，林栋栋赶上高铁；上午11

点，佑安医院手术室将患者接入手术室，开始麻醉；12点整助手开腹，游离病肝；12点03分，林栋栋抵达北京南站；13点整，他走上手术台；14点49分，病肝切除；15点50分，下腔静脉、门静脉吻合完毕，血流开放，止血；17点30分动脉吻合、胆道吻合完毕，仔细止血；18点01分，林栋栋走下手术台。助手开始检查，放置引流，关腹；晚上7点多，手术完成。林栋栋云淡风轻地分享了前一天的手术经历，但在记者看来，却是争分夺秒，惊心动魄。

随后，在北京佑安医院ICU病房里，记者见到了这位刚刚完成手术的患者。林栋栋走到他身边，告知他一切恢复良好，下午就能拔掉呼吸机。回忆起昨天的手术，重症监护病房里的护士长感叹："不只是这一个病人，林主任真的是随叫随到，为了能随时来到医院手术，他把家都搬到了医院附近"。实际上，从医24年来，林栋栋经常加班加点，即使在周末及节假日，只要不出差开会，都会到医院查房看病人，指导下级医生工作。

护卫传染病患者，常处危险边缘

除了肝移植之外，林栋栋在肝硬化门静脉高压症、肝癌、胰腺肿瘤、胆道疾病的诊治方面也积累了较丰富的经验。他每年完成肝移植、肝癌切除术、脾切除断流术、胰十二指肠切除术等肝胆胰脾外科大型手术逾100例。

北京佑安医院作为中国传染感染病防治领域的急先锋，承接着诸多传染病患者的治疗，林栋栋始终站在临床一线与传染病抗争。在2003年的抗击"非典"的斗争中，他进入非典病房工作40天，救治非典重症患者10余例。2009年在甲型H1N1流感的救治中，多次参加危重患者的会诊，亲自施行气管切开，抢救重症患者。2003年开始至今，林栋栋积极带领科室医生完成HIV感染者外科手术超过300例。2018年3月2日，林栋栋带领团队顺利完成佑安医院第1例HIV患者肝移植手术。2017～2018年，为HIV合并胰头癌的4例患者实施胰十二指肠切除术。

胰十二指肠切除术本身十分复杂，是普外科除了肝移植外最复杂且风险较大的手术。HIV病毒感染无疑又让手术难上加难。林栋栋依旧清晰地记得，2017年自己做第2例HIV患者胰十二指肠切除术时候的惊险。术后患者T管不通，在通T管的过程当中，患者的胆汁流进了他示指上的一个小裂口。"当时我就很紧张，随即吃了1个月抗艾滋病毒的药"。

不曾想，药物还没吃完，风险再次加剧。不久之后，林栋栋又主刀了1例HIV病毒感染者胰十二指肠切除术。由于前一天的腹膜后巨大肿瘤切除术一直持续到凌晨2点多，第二天上午，又开始HIV胰十二指肠切除术，连续作战，太过疲惫，在胰肠吻合完成后，刚要开始胆肠吻合时，一不小心给自己扎了一针。林栋栋告诉记者，当时，李宁院长就在手术台旁边，他看到之后，立刻说："你别做了，赶紧去门诊找药吃去吧"。后来的手术，由院长主刀完成，就这样，林栋栋连续吃了两个月抗HIV感染的药物。2018年年初复查，一切正常，终于松了一口气。

自己的高危经历让林栋栋忧虑起其他外科医生、护士的职业暴露。随后，他请医院感染管理处老师为全院所有的外科医生讲解了职业暴露的预防以及职业暴露后的局部处理和预防用药。在2014~2016年，医院共有23例HIV职业暴露，但未发生职业暴露相关的感染病例。林栋栋与医院感染管理处黄晶主任、供应消毒中心牛新影护士长一起合作，完成佑安医院3年职业暴露的调查分析，论文发表在2017年12月的《北京医学》杂志上。谈及此篇文章，林栋栋自豪地说，"关于职业暴露的处理，看我们这一篇论文就够了：各种职业暴露后的处理，包括HBV、HCV、梅毒、HIV等，在我们这篇论文中都有详细、全面的介绍，而且有最新进展，可供同行参考"。

日常门诊、手术之外，林栋栋也始终心系社会，积极承担公共责任。自2014年开始，他参加救助包虫病藏族同胞活动，为青海省玉树州赛康寺僧人索昂吉松行肝包虫病手术治疗。2016年参加国家卫生计生委及中央统战部"光彩行动"，为藏族小朋友阿牛行手术治疗。2017年参加"共铸中国心我们在行动"活动，深入西藏林芝地区，参加筛查包虫病义诊活动，并组织将筛查出的包虫病患者，接回北京接受手术，目前完成手术两例。

一个上午的跟诊很快结束，林栋栋始终和颜悦色。问及他的好脾气，他告诉记者，曾经有人说，没见过林主任发脾气。实际上，他也有过扔东西，把下级医生说哭的时候。"做医生是一个痛苦、迷茫与满足感交织在一起的职业，自己要不断地学习、开会、看文献"。尽管压力巨大，并且始终与风险相伴，但林栋栋始终坚守在自己的那片无影灯下，护佑患者平安。

（跟诊记者：李忠利）

8. 首都医科大学附属北京地坛医院

共情同心，抵御肝病——王笑梅

专家简介

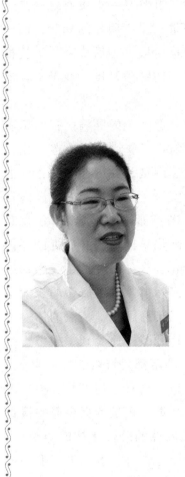

王笑梅，首都医科大学附属北京地坛医院肝病三科主任医师，九三学社社员。中华医学会肝病学分会第七届委员会终末期肝病学组专业学组成员，北京医学会肝病学分会丙肝学组委员，北京亚太肝病诊疗技术联盟北京联盟常务理事，中国医疗保健国际交流促进会肝脏移植学分会委员。致力于肝脏营养代谢紊乱的研究，能量代谢紊乱所致的营养不良，糖代谢紊乱相关的肝性糖尿病，脂肪代谢紊乱相关的脂肪肝。

专长： 各种原因导致的肝病，肝功异常，各种病毒性肝炎，肝衰竭，肝硬化，肝癌，肝移植术后肝功能异常的治疗、抗排异药物的调整、药物毒副作用的防治以及乙肝丙肝复发的抗病毒治疗。

出诊时间： 周二下午，周四上午。

　　5月的北京，春和景明。刚到上午8点，坐落在京城一隅的首都医科大学附属北京地坛医院绿意葱茏、人潮涌动，肝病三科主任医师王笑梅已经开始了今天的门诊。

　　北京地坛医院的肝病内科治疗在全国居于领先地位，作为肝病中心的知名专家，王笑梅不仅擅长肝硬化、乙肝、丙肝等各种肝病的治疗，而且接触了大量来自国内多个移植中心的肝移植患者，积累了较丰富的肝移植术后康复的治疗经验。

抽丝剥茧探查蛛丝马迹

俗话说"胃是喇叭，肝是哑巴"，多数肝脏疾病都有隐匿性，而且病程较长。由于肝细胞有很强的代偿功能，且肝脏是一个没有疼痛神经的器官，故在肝硬化的早期甚至更长的时间里，没有明显的症状，而等到失代偿以后症状才明朗化，但此时已到严重阶段，预后极差。王笑梅则十分擅长通过全方位的检查结果探查出肝病的蛛丝马迹，及早干预治疗，最大程度确保患者早日恢复健康。

刚刚拿到化验结果的刘姓男患者正在被"隐匿"的肝病困扰。患者现年56岁，在两位年轻家属的陪同下走进诊室。拿到"一小摞"化验结果，王笑梅手拿黑色签字笔，一张一张快速浏览，在一些异常指标上做上标记，很快便发现了患者身体里隐藏的疾患。她拿出一张乙肝病毒载量的化验单，一张乙肝的超声检查报告，肯定地告诉患者："仅仅对照这两张检查结果，便可以肯定你已经是肝硬化早期，乙肝病毒已经损伤你的肝脏，必须立刻进行抗病毒治疗"。年轻的女家属稍显疑惑，为什么我们每次体检都没有发现这些问题呢？实际上，患者所做的"大生化"化验结果确实显示患者的肝功能正常，王笑梅解释，一般的体检项目中仅能通过转氨酶等指标预测肝脏有炎症，肝脏即使受到了损害，但不一定会伴有转氨酶升高，转氨酶升高也不一定都是肝炎，除了肝炎，其他疾病及非病理因素也都能引起转氨酶增高。只有通过乙肝五项、丙肝抗体、腹部超声等检查才能确诊是否患有肝炎。正是依据全面的检查结果和王笑梅精准的判别分析，这位患者隐匿性的肝硬化被成功探查。发现了肝硬化，王笑梅的诊治并未结束。她接着告诉患者，为了下一步能够更加精准地治疗，需要进行肝脏弹性测定来区分肝脏硬度，通过更加具体的检测数值来指导治疗，同时需要做一个增强CT来确认超声发现的结节为肝硬化结节。

另一位患者同样没有弄明白"复杂"的检查结果，在王笑梅看来，患者的病情要比他自身的估计轻许多。患者现年51岁，像上一位患者一样，也是刚刚拿到化验结果前来复诊。接过彩色超声结果和一系列临床化验结果后，王笑梅"勾勾画画"，接着迅速做出判断：乙肝病毒载量稍微有点高，但结合血液检查和超声检查来看，肝功能正常，不用吃太多药。不过，患者的癌胚抗原指标略高，且每年都略有增高，最终她为患者开出了腹部增强 CT 的检查单子用以确诊是否癌变，同时给患者开具了一些防癌药物，她也叮嘱患者，目前肝功能正常，无需服用抗病毒药物。

实际上，王笑梅通过癌胚抗原指标判断原发性肝癌的可能性得益于自身丰富的临床诊疗经验。一般来说，甲胎蛋白（AFP）是诊断原发性肝癌的一个特异性临床指标，正常人血清中 AFP 的含量尚不到 20μg/L，在大约 80% 的原发性肝癌患者中 AFP 都会升高，而且在症状出现前的 6～12 个月就会出现升高。但大量的临床发现，约 20% 的肝癌患者，直至发现肝癌时，AFP 却一直是正常的，而癌胚抗原 CEA 或血清 CA19-9 却是升高的。

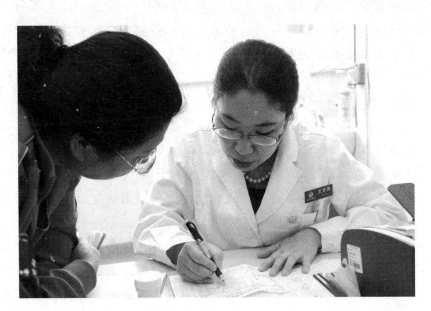

胆大心细清扫病痛顽疾

自身免疫性肝病是一组由异常的自身免疫反应所介导的肝胆系炎症疾病，包括以肝细胞损伤为主的自身免疫性肝炎以及以胆系损害、胆汁淤积为主的原发性胆汁性肝硬化、原发性硬化性胆管炎及 IgG4 相关硬化性胆管炎等。其中自身免疫性肝炎是一种特殊类型的"慢性肝炎"，早期诊断并给予恰当的治疗是改善预后的重要手段。王笑梅则凭借大胆用药帮助患者摆脱了自身免疫性肝炎的困扰，

跟诊当天，恰巧有3位住院期间就彼此熟悉的女患者前来复诊，她们3人都曾经患有自身免疫性肝炎，而且曾经的肝损伤都非常重。其中一个患者甚至因为同时出现肝衰竭、肾衰竭和心功能衰竭，而住进了重症监护病房。按照王笑梅的话说，她们最初都是因为"吃错药"患上了该疾病。第一位走进诊室的刘姓女患者气色恢复很好，化验结果也显示她的各项指标都已经明显好转。而在良好的治疗效果背后，是一场"激进派"和"保守派"的争论。

王笑梅告诉记者，这位患者在首次入院时，黄疸严重，确诊为胆汁淤积性肝炎，免疫反应明显。免疫细胞会伤害人体自身肝细胞，所以在王笑梅看来治疗该疾病的首选就是免疫抑制剂——激素。激素作为一种特殊的药物，一般不轻易启用，不过它可以抑制免疫细胞继而拯救肝细胞。由于激素有明显的副作用，该患者首先使用了"保守派"的药物治疗方案，但住院良久，病情不见好转，"激进派"王笑梅的激素治疗方案开始施用，患者的病情最终步入了正轨，入院两个月后终于出院。"治疗其实是一个时机的问题，用药越早，病程越短，该患者的病情其实可以结束地更快"。王笑梅的大胆治疗也帮助另一位患者逐渐走出疾病折磨的阴影，这位患者由于自身免疫性肝炎反复发作曾发热1个半月，还出了一场"热热闹闹"的皮疹，在使用激素治疗后，病情也开始出现好转。

相反，52岁的汤姓女患者情况要糟糕许多，她曾与上述两位患者住在相邻的病房，最初的入院原因是药物性肝衰竭。由于病情严重，曾经被下过两次病危通知书。听到其他患者病情步入正轨，她看着手里的化验单，一脸委屈，"我这个指标又高了"。实际上，不只是指标增高，直到现在她的免疫反应都没有停下来。王笑梅告诉记者，这位患者从一开始就对激素极度抗拒，这次问诊，王笑梅再次建议她用激素治疗，但她仍然坚持，"我还是（吃保肝药）再撑1个月吧"。好在这位患者肝脏基础比较好，"拖得起"，但"不用激素，她的病情还是无法恢复，她的肝脏已经有明显的损伤"。

其实更多时候，王笑梅凭借的是细致入微的问诊和嘱咐，与患者一

道与病魔抗争。王笑梅习惯于用手里的笔在化验结果上勾勾画画，也时常在处方的底方上为患者标注上用药、检查或其他注意事项。年届60岁的朱姓女患者患"病毒性肝炎，乙型慢性轻度"，即俗称的大三阳，王笑梅在开出药方后，首先解释了保肝药物与抗病毒药物组合使用的原因及不同药物发挥的不同功效，接着，考虑到患者记忆力衰退，王笑梅贴心地在处方上写上了服药提示。患者同时患有乳腺癌病史8年，一直进行药物治疗，最近的一次检查又发现子宫内膜增厚，医生建议进行手术治疗，了解完病史，王笑梅也不忘安慰患者，肝病治疗可以为其他妇科疾病"保驾护航"。

关爱患者让人感动于心

异于诸多专家门诊，王笑梅的诊室里没有助手、没有学生，查阅病历、观察指标变化、开药、预约挂号全都由她一人承担。尽管各种程序繁琐，患者繁多，但每一步问诊在王笑梅这里都井然有序，面对患者，她始终面带微笑，从容不迫。大约没有患者知道，其实在出诊前的7个小时，她还在医院病房值夜班。

5月3日凌晨，王笑梅发了一条朋友圈："深夜1点2分，病房静悄悄……病房满床带加床整整57个病人！病房相对平安，1个出血后胃镜的、2个肝昏迷的、只有4个发热的患者，这样的夜班已经是很好的了……一共19个病重的患者，电脑上一个个的红色方块，是病重的标识；希望一夜平安"。

一条简单的朋友圈，字里行间流露的尽是对患者的关爱和对生命的敬畏。这种关爱也体现在门诊的诸多细节之中。69岁的段姓男患者刚一走进诊室，王笑梅便热情地打招呼："您自己来的？儿子呢？"显然，对于老患者，王笑梅都已经将其问诊习惯牢记在心；不仅如此，当记者询问病例时，诸多老患者的姓名以及基本信息她都了然于心。

更令人感动的是，当看到病情好转，王笑梅甚至比患者还兴奋。59岁的纪姓患者带着这一次的检查结果走进诊室，浏览之后，王笑梅的脸上立刻写满笑意。"非常好！这就是我期待的结果，你看这些指标都不像肝硬化了"。另一位44岁的陶姓男患者带着自己和妻子的化验结果前来复诊，他的妻子曾有抑郁病史，尽管已经康复，但依然精神脆弱、睡眠不佳；染上乙肝之后，又增加了她的焦虑。幸运的是，经过治疗，她现在已经完全康复。王笑梅告诉患者，他的妻子恢复得特别好，体内的乙肝抗体数量甚至超过1000。得知这一消息，患者兴奋地说："您直接跟她说，她应该就能好好睡觉了"。面对这一要求，王笑梅没有迟疑，拿出一张白纸，工整写下了一行字："假如给你输乙肝病人的血，都不会被感染。恢复得特别好"。看到王笑梅工整的字迹，患者招呼跟诊的摄影记者，"来，这个应该好好拍一张，这要是我爱人来了，应该会特别高兴"。

一个上午的跟诊很快结束，记者见到了诸多恢复良好的患者幸福的笑容，听到了诸多患者发自肺腑的感激和夸奖，也真切感受到了王笑梅与患者共情同心抵御肝病的温情与暖意。

（跟诊记者：李忠利）

为"心"奋斗的人——张健

专家简介

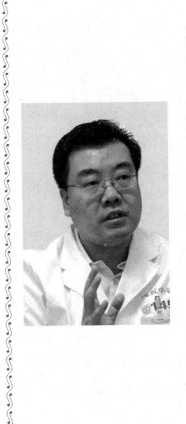

张健，首都医科大学附属北京胸科医院心脏中心主任、心内科主任，主任医师，医学博士、心血管博士后，副教授，硕士研究生导师。从事心血管内科临床诊疗工作20余年，先后师从王士雯院士、胡大一教授。个人累计冠心病介入治疗（PCI）量逾8000例，擅长急危重症、心衰等疾病的救治与管理。帮扶北京、山东、河北、山西、河南、安徽、内蒙古、辽宁、新疆等地的70多家医院开展心脏介入手术，累计5000余例。2012年获北京军区总医院"十佳医生"荣誉称号。

专长：复杂冠心病介入治疗，心衰的综合评估与治疗。

出诊时间：周一全天，周三下午。

上午8点半，当记者走进首都医科大学附属北京胸科医院心脏中心二层会议室，一场全英文的分享会正在进行，投影上放映的是美国心脏学会（AHA）于2018年发布的《右心衰竭的评估和管理》的科学声明。主讲的年轻男医生讲解完毕后，端坐在他对面的心脏中心主任张健用流畅的英文做了凝练的总结，随即组织大家就文章内容展开了讨论。

医院宣传中心主任李云告诉记者，自心脏中心成立以来，张健便将学习最新的研究成果变成了每天早上的"规定动作"，而这种"紧跟前沿"的学习意识是张健全身心服务患者的一个缩影。连续20余年扎根在心血管内科临床诊疗工作一线的他，已累计完成了8000余例冠心病介入治疗手术和各种急危重症、心衰患者的抢救和管理。

临近9点，张健不得不暂时中止讨论热烈的分享会，因为紧张的门诊工作马上就要开始了。

精准科学的诊断

第一位就诊的是一位高龄的女患者。她在两个女儿的陪护下走进诊室，落座之后，张健首先明确了她的既往病史：老太太患有冠心病近30年，糖尿病20余年，同时胸部有结节。

其后，张健开始详细询问老太太目前的症状。根据家属和患者的介绍，从去年开始，老太太的背部和胸部出现了片状疼痛，最近十几天痛感开始加剧，出现疼痛多发生在遛弯的过程中，休息大约半个小时能获得缓解，而走到诊室的一段路程已经让她感觉到有些不适。

明确症状后，张健从门诊台一侧拿出一瓶硝酸甘油，一边取药，一边问道："您吃过硝酸甘油吗？""没有。""行，那您含一粒放在舌头下面，不要吞咽，感受一下。"约莫两分钟过后，张健第一次询问："您感觉怎么样？"老太太回答暂时还没什么感觉；大约5分钟后，他再次询问，老太太应声道："感觉嗖嗖的。"觉得答案过于抽象，张健继续追问，一旁的家属解释称："就是感觉血液通畅，疼痛缓解了，舒服了。"

详细问诊之后，张健已经成竹在胸："基本可以断定老太太所患疾病为劳力性心绞痛。"继而又细致分析了明确诊断的依据：根据老太太所描述的症状，左侧肩胛骨部位是主要的疼痛区域，这可以初步断定与心脏有关；硝酸甘油试验的阳性结果进一步验证了老太太为心绞痛；再根据老太太劳力诱发、休息缓解的症状便可以明确最终的诊断结果。

通过对患者病史和症状的详细了解及分析，再加上当场进行的临床试验（治疗性试验），张健已经形成了系统、完善的诊断方法论。这样的方法论在门诊当中屡试不爽，颇为有效。

现年35岁的贾姓女子在每年的夏秋之交都会出现后背疼痛的症状，休息之后便有所缓解，她便没有把这事儿放在心上，不过3天前的1次发作吓坏了患者和家人。当时，正在厨房包饺子的她突然感觉头晕，并且前胸后背有穿刺性的疼痛，本想着洗把脸精神一下，没想到走出厨房

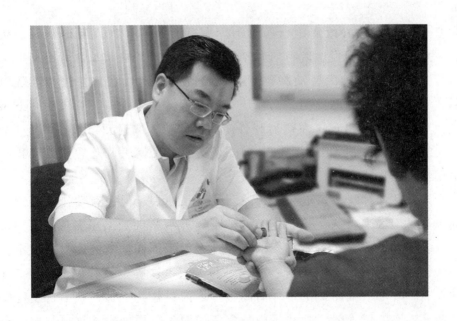

便直接瘫倒在地，并且开始呕吐红色物质。

明确症状后，张健同样对女患者进行了硝酸甘油的临床试验。几分钟后，女患者胸闷症状减轻了一大半，由此可以断定女患者是心脏疾病导致上述症状，但更加明确的诊断还需要行心电图和B超（心脏超声）检查。

其实，张健对病情的诊断不仅精准科学，而且快速及时。来心脏中心就诊的许多患者都是危急重症，有些甚至会在就诊过程中出现急性反应，分秒毫厘之间，张健总是能快速做出判断并制订治疗措施。

1个月前，有位康姓大爷在就诊的过程中，突然表情痛苦，手捂胸口，又出现了胸痛、胸闷的症状。张健判断患者极有可能是突发心肌梗死，立即为他做床旁心电图。心电图显示 Ⅱ、Ⅲ、aVF 导联 ST 段抬高，诊断为急性 ST 段抬高型心肌梗死。张健立即为他安排了手术，患者最终转危为安。

清晰透彻的讲解

张健出诊时极为耐心细致，每一位患者的平均就诊时间都在半个小时以上。面对患者，他不仅会用通俗的语言讲清楚诊断依据的来龙去脉，也会说明白治疗方案的科学依据。

慕名而来的戴姓男患者现年77岁，1989年还在大学任教时被确诊为心前区劳力性心绞痛，行药物治疗后有所缓解；2001 年退休后，疾病复发，在北京安贞医院行冠状动脉造影后进行了冠状动脉旁路移植术治疗；2008 年前后因肾动脉狭窄引发高血压，随后在北京协和医院先后放置了左右肾动脉支架，高血压有所缓解。最近几日，患者晚间下床或快步行走时又出现了左侧肩胛骨疼痛的症状，同时双下肢在最近 3 个月也开始出现水肿。"看到您来胸科医院了，我就想着有您坐镇，我就不用再去市内折腾了。"

听完患者对既往病史和症状的回顾，张健判断他患有发作性心绞痛的可能性有 80%。为了论证这 80%，张健不厌其细地给患者提供了 5 条论据。他首先排除了颈椎病变的可能性，因为颈椎病变的疼痛一般不会消失，这与患者的症状不符；其次，患者每一次疼痛发作的时间为 5 分钟左右，在心绞痛常见的发作时间范围之内；除此之外，晚上自发疼痛说明病因在心脏血管，快步走引发疼痛说明为劳力诱发，这也是血管有狭窄的患者常见的特点。

最重要的是，患者原来是心前区疼痛，现在却是肩胛骨疼痛，许多经验不足的医生会误以为这已经不是心脏引发的问题，但其实，由血管引发的某一处疼痛固定不变，新的疼痛部位意味着是另一根心脏血管引发了疼痛，由于是自发性的，说明血管只是轻度变化，还没有出现（重度）狭窄，这也是绝大多数经验不足的医生误诊的原因。严谨的张健最后告诉患者，剩下的 20% 的可能性需要下一次疼痛时含一片硝酸甘油进行核实。

解释完病因，张健问："您听明白了吗？""我听明白了，我从来没见过讲这么清楚的医生，跟讲课似的。"患者在就诊结束后，除了感叹张健医技过人以外，也被他的耐心深深折服。

类似的夸赞其实并不鲜见。其中有一位患者家属如此感叹："我第一次遇见像您医德这么高尚的医生，真的太有耐心了。"其实张健的耐心问诊早已经声名远播，心脏中心刚开始试运行时，有一位患者，专程从内蒙古赶来，找张健看病。问其原因，他说："我也认识北京其他大医院的专家，为什么要来找张主任呢？因为张主任是一个特别有爱心的人。"

还有一次，一位家属的父亲由于右冠状动脉完全堵塞，其他医院告知已无法手术，家属来北京胸科医院找到张健。看过他带来的冠脉造影光盘后，张健一边画图一边用通俗易懂的比喻，不厌其烦地反复讲解，直到家属完全听懂。"您讲的真是太清楚了，我都可以给我的家人讲了！"家属感激地说。几天后，这位患者转入北京胸科医院心脏中心，张健为他成功进行了支架介入治疗。

对于耐心待患，张健有自己的理解和考虑："当医生的，不能只是自己明白，最重要的是让患者也明白，这不仅会增加医患信任，也会让患者更加理解自己给出的治疗建议并且配合治疗。"

全天候的治疗与服务

当最后一位患者走进诊室，时针已经划过了12点，张健依然不急不躁，认真地对待患者。

这位曹姓女患者今年45岁，此前因为胸部持续疼痛，在心脏中心进行了动态心电图检查，今天带着检查结果来复诊。对比患者自主记下的心脏不适的关键时间点，张健逐一比照心电图对应时间的曲线变化。他很快发现，一些关键时间点的心电图曲线并未完整打印，而心电室的工作人员因为其他工作已经下班了。张健二话不说，立即交代护士："跟她打电话让她现在回来。"不到一分钟，张健身边的电话便响了，心电图室的工作人员直接向他解释了缺失部分的曲线状况。张健因此很快明确了患者的病情——左室心尖部室性早搏，24小时内发生了774次，数量不多，QRS不算太宽，不算严重，不过是功能性早搏还是器质性病变有待继续明确，后续的治疗措施也要根据症状的影响来决定。

其实，从北京胸科医院心脏中心成立以来，无论是白天还是凌晨，为了挽救患者的生命，心脏中心的医生、护士、技师始终都是随叫随到。心脏中心开辟的急诊绿色通道24小时开放，也极大缩短北京东部地区以及周边地区急性心肌梗死患者的就诊距离，节省就医时间，保障心血管疾病患者及时得到优质高效的救治。就在记者跟诊的前1天，刚刚结束西部义诊的张健一回到医院便立即投入到了抢救工作中，星期日一天时间，他便在手术室抢救了4例急重症患者。

张健告诉记者，对于心脏病患者而言，时间就是生命，所以心脏中心在设计规划时，便将各个诊疗功能的部门整合在一起。心电图室、心脏超声室、采血室、急诊抢救室均在诊室5米半径范围内，从急诊到导管室更是只有11米，在全国也算是最短的距离，CCU病房与导管室门对门，只隔一条楼道，这些都给抢救患者争取了宝贵的时间。

　　全流程的硬件水准和全天候的服务态度让患者受益。上个月紧急接受手术的康大爷正是其中一位受益者。门诊发现症状，立刻进行心电图检查，确认心肌梗死后，随即被推进导管室，冠脉造影显示右冠状动脉99%狭窄，张健与家属交代后行冠脉支架植入术，手术很顺利，患者被成功救治，整个过程紧密衔接。当患者被安全推出导管室时，家属一颗悬着的心，终于落了下来，康大爷的儿子激动地说："幸亏救治及时，不然后果不堪设想啊！"

　　结束最后一位患者的门诊，已经接近下午1点钟。吃一份外卖，小憩一会儿，张健很快又要开始下午的工作。半天的跟诊，记者看到张健对待患者始终关爱在左，安慰在右，这种关爱与张健的微信昵称遥相呼应——"为心奋斗的人"。

（跟诊记者：李忠利）

站在名医身边

医生 跟诊记
『2018人民好

病人至上的纯粹医者——于春江

站在名医身边 『2018人民好医生』跟诊记

专家简介

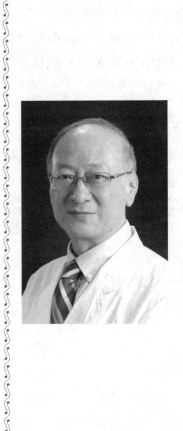

于春江，首都医科大学三博脑科医院神经外科首席专家，主任医师，首都医科大学教授，博士生导师，享受国务院特殊津贴专家。首都医科大学第十一临床医学院首任院长，首都医科大学神经外科学院首任三系主任，中国医师协会微侵袭神经外科专家委员会第三届、第四届主任委员，中国抗癌协会神经肿瘤专业委员会第一届、第二届副主任委员，并被誉为"专业委员会元勋"，中国医师协会神经肿瘤专家委员会现任委员。获部、市、局级科技进步奖13项。培养博士后、博士、硕士研究生40余名。

专长：垂体瘤、听神经瘤、岩斜区肿瘤及各种复杂疑难颅内肿瘤的治疗。

出诊时间：周二、周四上午。

在我国颅底外科领域，首都医科大学三博脑科医院神经外科首席专家于春江教授是一位里程碑式的人物。他组建了我国第一个颅底显微外科实验室，完成了十余种颅底手术入路的显微解剖学研究，手术水平全国领先，培养了一批又一批的专业人才。尤为重要的是，他对非公立体制医院的成功探索，为中国的医师在现行的医疗体制内提供了一种新的发展模式。

于春江曾担任北京天坛医院神经外科副主任、神经外科六病区主任，在目睹许多患者为了得到最好的医疗不惜在北京等上一两个月后，深感老百姓看病实在是太难了。"病人太多了怎么办？再建一个医院。"为了让更多的患者享受更好的医疗服务，2004年，于春江毅然辞去了天坛医院的职务，与石祥恩、栾国明两位教授一起创办了北京三博脑科医院。以"博医、博教、博研"为宗旨，有着独特经营理念的三博脑科医院在于春江的领航下，成立6年后就挂牌成为首都医科大学第十一临床医学院，为首家纳入重点高等院校科研教学体系的非公立医院。

作为我国最权威的颅底专家，于春江是许多患者最后的希望。记者在跟诊中，就感受到了这位老教授的专业以及他"永远把病人的利益放在第一位"的从医理念。

好口碑让患者慕名

三博脑科医院坐落于香山脚下，位于北京的西北郊外，距北京市中心40多公里。建院14年来，医院总手术量达3万多例，80%以上为难度最高级，围手术期死亡率连续3年平均值低于0.5%，达世界领先水平。因此，即使位置偏僻、路途遥远，仍有许多患者慕名来此求医。于春江的患者就来自于全国各地，而且几乎都是因为他的良好口碑而来。

患者小伟是一个14岁的小男孩，刚上初二，头痛了1个多月，小伟的父母不太放心，带他到河北威县当地的医院进行检查，得不到诊断后，特地来到三脑科博医院找于春江。

听完小伟父母介绍病况，于春江把目光转向了小伟："左边的耳朵响吗？面部有没有麻木的感觉？"小伟都表示没有。

对小伟进行详细的询问与简单的检查后，于春江转过身，目光在片子上游走，并不时用笔在脑桥、脑室等处圈画，分析其异常之处，指出确实有点问题，但问题不大，也不是特别急。因为小伟的脑部片子拍得不全且没有不同时段的作比较，于春江并没即时下定论，而是向小伟父母解释："是一种良性病变，我们不能完全确定有没有问题，不过即便有问题也是囊肿一类，发展得很慢。这肯定不是瘤，而且在脑子外边，没大事儿。"

关于治疗方案，于春江认为小伟的头痛症状较轻，且睡眠、肢体活动等方面正常，还是以观察为主："观察其实也是一种方法，咱们做个影像回访，一年后复查片子拿过来，如果（脑部）本身这样，不用管，如果有变化我们再考虑处理。不要让孩子有负担，该怎么生活就怎么生活。"他特意叮嘱小伟的父母，病历上记录了几个问题，要保存好以便今后对照。

小伟的父母得知孩子没有大问题，便心情放松地走出诊室。据他们介绍，小伟的伯母在三博脑科医院成立的第一年就在这里看过病，是于春江做的手术，如今恢复得很好，所以他们也带着孩子过来求诊。

从陕西榆林来的朱姓患者也是因为听闻于春江的医术好。41岁的他从2017年起出现头懵的症状，原先只是偶尔发作，近4个月，发病却变得更加频繁，看东西的视野也开始变小。在当地医院，患者做了脑部磁共振成像检查，发现脑部存在鞍区占位，医生给出的诊断是囊肿。

在询问和检查患者的一些详细症状后，于春江把患者的2张片子仔细看了一遍，向他解释："存在鞍区占位，不过拍的片子还是太少，在鞍区的这个东西是囊肿还是颅咽管瘤目前不能确定。治疗的方法都需要考虑手术。您是准备好治疗了还是需要再考虑？"

"我来找您就是考虑治疗，就是看用哪种方案。"患者早就做好了让于春江治疗的准备。

于春江给患者提出了两种手术方案，一是鼻腔镜经蝶手术，二是开颅手术。他用笔在患者的片子上比画，解释到两种方案的优缺点：经蝶手术的好处在于不需开颅，可以把囊内瘤物去除掉，不过囊壁这一块还留在颅内，复发概率比较大；开颅手术，其实也不可怕，从额前这进入到鞍区，可以把囊壁切除掉，复发概率小。

患者的妻子关心手术的风险，于春江表示，手术风险不是特别大，因为肿瘤在鞍区，而且看上去边界还算清楚。

因为对于春江的信任，患者和妻子并没有太多犹豫，当即就表示接受手术。在随后的交谈中，于春江才知道，他是其他患者介绍过来的。他的一位朋友也是于春江主刀做的颅内肿瘤切除，效果很好，所以推荐他找于春江就诊。

于春江曾说："一两个病例说明不了什么，一两年也说明不了什么，只有在很长的时间里，甚至终其一生为病人着想，才能建立真正良好的口碑和信誉。"他的行动为这一句话做了最好的诠释。

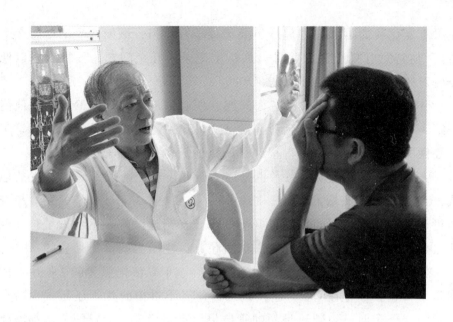

脑科疑难病患者最后的希望

作为医院的首席专家，于春江的患者大多把他当作治疗的最后希望。在手术上，于春江至今已完成各种颅内肿瘤11000例，显微外科手术切除斜坡肿瘤200余例，肿瘤全切除率达90%，大型听神经瘤手术2000余例，肿瘤全切除率达96%，面神经保留率达95%，手术水平全国领先。而且，面对各种脑科疑难病症，于春江总能清晰明了地做出诊断，给出合适的治疗方案。

王女士的父亲十几天前刚在医院过了69岁的生日，因为颅底的软骨肉瘤，从2017年12月底到现在，他已经做了3次开颅手术、1期化疗、31次放疗，最近一次手术就在不久前的4月底。

据王女士介绍，最近这次手术后刚出院，父亲的状况还好，但没三两天就开始头痛，从一开始的头前部痛到后脑勺也痛，而且因为颅底和鼻腔被打通，颅底的软骨肉瘤似乎往鼻腔方向生长，致使鼻子流血水、呼吸困难，目前父亲只能靠镇痛药和安眠药维持睡眠，一个多星期也就睡了一个来小时。看着父亲饱受痛苦折磨，正在住院治疗的当地医院却没有更好的办法，她特地来三博脑科医院找于春江咨询。

"才八九个月就已经做了三次手术？它会长这么快吗？"患者的病情让于春江感到有些吃惊，他转过身去，仔细地观察着片子。这时，学生把王女士带来的一张化验单递给于春江，上面显示，肉瘤的细胞活跃度指标已经到了50%，而对于这种细胞来说，超过3%就已经算是比较活跃了。

"那边医生说相对来说还切的比较干净，但是切不干净了。放疗做了31次，大夫说不能再做，因为已经到边界了。现在它长这么快，我们都很害怕。"王女士对父亲的病情忧心忡忡。

放疗用过了，化疗也用过了，肉瘤还是发展得如此之快，这让于春江思忖了好一会儿。最后他还是建议给患者做化疗："像这种瘤长得比较快的病人，要是碰上合适的药物，反应会比较好一点。我们医院神经化疗科有个张俊平主任，你找她看一下，她在国内神经瘤的化疗领域水平很高。"

王女士担心父亲身体虚弱，受不了化疗带来的反应。

于春江解释，化疗用的不一定是细胞毒性药物，有对患者反应不强烈的药物。"最关键的是，我觉得这么短的时间内再做一次手术，真的是对病人不太好。目前肿瘤占位的情况不是特别明显，但细胞代谢快，我们先看有没有药物能抑制一下，如果还是长，那再找我做最后一次手术。"

考虑患者实际情况的治疗方案正合王女士的心意，她连连称是，对于春江的方案表示赞同。

王女士走后，于春江向跟诊记者介绍，来科室的很多患者都是这么一个特点，在其他地方做过2次、3次手术，最后还是复发。而面对各种疑难病症，于春江总是会给患者想办法，尽力给出合适的治疗方案。

曾经有一位在奥地利经商的华裔患者，因为脑肿瘤找到于春江医治。检查发现，患者的脑肿瘤在颅底区，这个位置毗邻脑部重要结构，一度被认为是手术禁区，肿瘤全切除颇为困难。更麻烦的是，患者的肿瘤不仅大，而且形状不规则，稍有不慎就会损伤脑内重要组织和视神经，导致失明甚至生命危险。也正因如此，奥地利的医生不愿为患者治疗，他们只能跟患者一家表示很"Sorry"。

这位几近绝望的患者最后经人介绍来北京找到于春江。于春江没有推脱，在仔细考察患者的病情后，他制订了一个周密的手术治疗方案，并于几天后成功地为患者切除了脑肿瘤，切下来的瘤子最大直径差不多有8厘米了。患者恢复一段时间后在奥地利医院复查，头部影像片出来后，奥地利医生拿着术前、术后两张片子一对照，不可置信地瞪大了眼睛说："中国医生，太神奇了！太神奇了！"

把患者的利益放在第一位

"所谓纯粹的医生，就是完全为病人的利益着想，把病人疾病的治疗放在第一位。"多年的外科生涯，并没有让于春江的从医理念受专业所限。在他看来，外科医生也只是比内科医生多了一种治病的手段，而无论是哪一专业的医生，都必须去掌握一个病的自然状态，在此基础上给患者合理的治疗方案。

年轻的白姓女患者右耳耳鸣近一个月，听力下降，在石家庄当地医院做的 MR 检查结果为：右侧桥小脑角区占位，突向内听道内，考虑脑膜瘤可能性大，不排除外听神经瘤。

于春江看完患者的片子和检查结果，告诉她："这个诊断很明确，我们叫神经鞘瘤，简单来说叫听神经瘤。这个瘤子已经长到了 1.5 厘米，你这么年轻，这个瘤还会长，长大了以后你的小脑半球就会受压迫。更重要的是，这关系到面神经的保留，所以要早点做手术切掉。"

"这就要手术吗？伽马刀做行吗？"患者对开刀的手术还是比较害怕，她更愿意接受当地外科医生向她推荐的伽马刀手术，因为听起来无创伤、更安全。

"我建议本病例不采用伽马刀治疗。"听说患者想通过伽马刀治疗，于春江当即表示反对，"对于面神经保护来说，照射剂量小了瘤子除不干净，照射剂量大了会损伤面神经，而迟发的面神经损伤不可逆。你这么年轻，面瘫、嘴巴歪了以后将不太好治疗。"

患者并不知道伽马刀也会损伤面神经，于春江给她进行了科普：伽马刀是一种射线，从不同方位选择性地集中到病灶上，使肿瘤组织受放射线照射变性坏死，从而达到治疗目的。如果面神经损伤，它将是迟发性损伤，短期没有问题，但之后会出现问题，比如放射性反应。"而通过做手术可以直接切掉瘤子，万一留了一小片，它也不会再长，我们有很多类似的既往病例在观察随访中无明显增长及复发。"

"于教授您可以亲自给我做手术吗？我是专程慕名而来。"患者比较关心手术的安全，她希望于春江能为自己的手术保驾护航。

"没问题！"于春江爽快地答应了，淡定利落的谈吐里透露着高度自信："实际上同一科室的主任也做得不比我差，但你如果非要我做，我也没问题！"

在之后的采访中，于春江也谈到了他对这位患者治疗的考量：伽马刀其实是岁数大了才用，比如说是60岁的老太太，那可以考虑。但对于一个30岁的年轻姑娘，一定要考虑她的长期治疗效果。用伽马刀后很可能导致姑娘以后面瘫，对她今后的生活工作有很大影响。

于春江总是这样为患者考虑，获得了许多患者的赞誉。其中一位巨大型垂体瘤腺患者，起先辗转多家医院，寄希望于手术切除。来到三博脑科医院后，于春江认为最理想的治疗方案是药物治疗，于是反复向患者解释与劝导，使得患者接受药疗后不仅两个月就痊愈了，并且节省了一大笔钱。患者后来在寄过来的感谢信里写道："很多人认为民营医院的医师唯利是图，只知道赚钱！其实这是一种偏见，民营医院也有很多像于春江教授这样病人至上、丹心仁术的好医生。"

"一个好医生一定是从病人的利益出发，不能搞放射的就只顾着给病人放疗，这就错了。要永远把病人的利益放在第一位，而不是看你医生自己会什么。"于春江说。

授衣钵，建学科

"嘀——嘀——嘀——"。随着心电监护仪发出持续的、有规律的提示音，一台肿瘤切除手术正在三博脑科医院7号手术室中进行。出完门诊的于春江此刻正坐在手术台边，左手拿着显微尖镊，右手拿着显微吸引器，透过高清手术显微镜，探入患者脑部，靠近三脑室后的肿瘤所在处。

躺在手术台上的是一位16岁的男孩，检查发现，他的第三脑室后部出现占位性病变，很有可能是生殖细胞肿瘤，但不排除为其他疾病。从颅脑MRI片子来看，无论是前后、上下还是左右看，肿瘤都处在脑部的正中间，手术难度可想而知。主治医生制订的手术方案是通过右额角开颅探到侧脑室，再到三脑室，从而切除三脑室后面的肿瘤。

通过显示器画面，记者可以看到于春江正一步步向着肿瘤所在处进发。很快，他就通过脉络裂缝通到肿瘤位置，完成了手术中的关键一步——显露肿瘤。手术的余下部分将由医师曲彦明继续完成，他是于春江在三博脑科医院的第一位博士生，如今已是医院的副主任医师。

在十几分钟前，于春江还刚刚指导完他另一位学生的经蝶窦入路肿瘤切除手术：患者也是颅内占位性病变，肿瘤位于鞍内、鞍上并侵袭海绵窦，部位深，与垂体、下丘脑、视神经、颈内动脉及双侧海绵窦关系密切，具有非常高的难度和危险性。

"放手不放眼。"这是于春江带学生的一大理念。他不仅会在手术中进行观察和指导，还会进行术前会诊与术后查房。通过这样的方式，对学生的治疗全程跟踪，帮助学生发现问题、总结经验。

"脑外科是一个精而专的领域，作为学生，首先要真真正正地喜欢这个专业，扎扎实实做研究，在临床中积累经验；另外就是需要有一个好老师，有的年轻医生放手他去做手术时，往往心里没底，但后面站着一个好的老师，他就踏实了。所以说有好的老师才能有好的医生。"如今的于春江已经培养博士后、博士、硕士研究生40多名，现任医院院长闫长祥就是他一手培养的学生。

这几年，除了教学，于春江还注重医院的学科建设与研究。一方面，他着力于把三博脑科医院重点学科——神经学科打造完整，譬如，目前有针对脑肿瘤疾病治疗的颅底神经外科、幕上肿瘤外科和颅咽管瘤专业组，有针对脑血管疾病的脑血管外科和血管介入科，有针对功能神经疾病的癫痫中心、功能型神经外科、神经内科；另一方面，他还通过积极与权威基础科研单位的合作，结合自己几十年临床治疗的难题和感兴趣的科研课题，为患者寻求新的治疗方法。

"这一切的关键是什么？是人。"于春江清楚地知道，非公立医院想要生存发展，只能靠医疗服务质量，而人才培养是重要一环，这就需要把人才培养体系建立起来。

2010年，凭着过硬的医疗质量和临床研究水平，三博脑科医院被正式纳入重点高等院校科研教学体系，正式挂牌成为首都医科大学第十一临床医学院。科研立项、研究生带教、医疗人员职称这些问题也得到更为妥善的解决。

"下一步，我们还有很长很长的路要走，还有很多很多的事要做。"创立之初，三博脑科医院的目标就是打造学院型医院，成为中国的梅奥，至今为止，于春江的这一目标也没有改变过。

（跟诊记者：吴海侠 庞书丽）

老年医学的践行者和求索者——刘幼硕

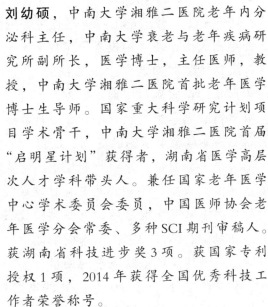

专家简介

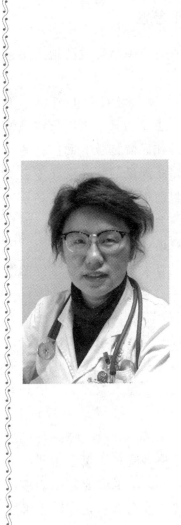

刘幼硕，中南大学湘雅二医院老年内分泌科主任，中南大学衰老与老年疾病研究所副所长，医学博士，主任医师，教授，中南大学湘雅二医院首批老年医学博士生导师。国家重大科学研究计划项目学术骨干，中南大学湘雅二医院首届"启明星计划"获得者，湖南省医学高层次人才学科带头人。兼任国家老年医学中心学术委员会委员，中国医师协会老年医学分会常委、多种SCI期刊审稿人。获湖南省科技进步奖3项。获国家专利授权1项，2014年获得全国优秀科技工作者荣誉称号。

专长： 对中老年糖尿病及并发症、甲状腺疾病、痛风、高脂血症、内分泌性高血压、骨质疏松、危重症相关代谢内分泌紊乱和老年综合征的诊治有较丰富临床经验，对中老年糖尿病、骨质疏松和危重症代谢营养支持有较深造诣，熟悉中老年内科其他常见病、疑难病的诊治。

出诊时间： 周一上午、下午；周四上午。

中午1点半，坐落于湖南长沙市中心的中南大学湘雅二医院已经人潮涌动。医院门前的大理石壁上，"建于1958年"几个大字异常夺目，作为全国顶级医院之一，湘雅二医院即将迎来六十华诞。

这座历史悠久的医院里，有一个被称为面向夕阳人群的朝阳学科——老年病科。2014年，老年病科才首次被定位为内科学下属三级学科，而湘雅二医院老年病专科已建科32年，在全国老年病专科声誉排行榜中（复旦版）名列第六至第七。而这一优秀团队的带头人之一正是湘雅二医院老年内分泌科主任、老年病科副主任刘幼硕。

"全人医疗" 诊治老年患者

不到下午2点半，先在病房巡查了一遍的刘幼硕笑意盈盈地走进诊室，换上白大褂，便立刻投入了工作。

一位身体羸弱的老先生被搀扶着走进了诊室。患者今年61岁，患有较为严重的糖尿病和尿毒症。据家属介绍，患者当日上午因低血糖晕倒，家属留意到了患者状况不佳便立即将他送往医院抢救。此前，患者一直每日注射4个单位的胰岛素，实际上，如此剂量的胰岛素并不会引起第二天早上低血糖。家属补充说道，老人目前饭量减少，但胰岛素的注射量却一直未变，此外，老人有时候在饭前会忘记注射胰岛素，而在饭后补打。了解完病况之后，刘幼硕建议家属迅速让老人住院治疗，因为老人在晕倒之前已经失去了求助的能力，具有发生心脑血管事件的潜在危险，应该住院调整胰岛素的用量。

除了病况之外，刘幼硕对患者的家庭照护与社会支持情况也很关注。她向家属逐一确认了患者是否为长沙医保，是否是退休职工，住在何处。了解清楚之后，刘幼硕告诉家属，既然条件允许，可以尽快办理住院手续。随即，刘幼硕拿出手机，拨通了医院一位王教授的电话。电话中，她介绍了患者的基本情况，并着重交代了一句，老人病况危急，一定要优先安排住院。患者这边，刘幼硕也心细如发，她拿出小纸条，清楚地标记了几句话：(老年病科)一楼办理住院手续，三楼五病区找王教授。贴心的嘱咐并没有到此为止，患者未住院之前的病况刘幼硕显然也放在心上。她交代家属：在住院之前，要停止注射胰岛素，防止再次出现低血糖；老人如果出现头晕、饥饿的情况可以吃糖或者直接喝糖水。

整个问诊过程，刘幼硕全方位考虑患者的病情因素以及家庭因素，尽可能帮助患者减少手续、流程，尽快进入治疗正轨。刘幼硕告诉记者，对于重症患者尤其是外地重症患者，他们会尽可能地安排尽快住院，前面等候入院的患者可能会有所不满，这时候就需要医生自己来做工作，有时候还要给延后的患者额外给予一些照顾作为补偿。"实际上，医生的目的是为了更好地服务所有病人，有些误解和委屈就只能自己承受。""当然，从事临床医生这个职业本来就需要特别擅长做人的工作，包括老年患者及家属。沟通和关怀能力是老年医学的核心技能之一"，刘幼硕补充道。

一位年逾70岁的老太太从外地赶来，她患有糖尿病酮症，这一病症已经开始影响肾脏，导致了血糖高、血管狭窄等并发症。患者家属介绍，"虽然在家里医院检查出了糖尿病，但那里的医生搞不定，不知道怎么办。"了解到患者从外地赶来，而且又是老年糖尿病急症，刘幼硕指导家属：你们主要家属需要先商量好在哪里住院更合适，需要兼顾医院的水平与照顾老人是否方便。家属坚定地说："可以毫无疑问地说，我们肯定想在您这里住院。"听到这里，刘幼硕再次拨通了王教授的电话，电话里她详细交代患者的情况，嘱咐务必尽快安排住院。稍后，刘幼硕又拿出一张纸条，详细标明了住院流程。

实际上，刘幼硕始终在带领自己的团队努力使老年患者享有"以人为本"的整合临床思维指导下的诊疗和全人医疗模式。无论是疾病预防、看病用药还是手术康复她都事无巨细，对患者的诉求予以充分的理解和支持，尽可能帮助老年患者免受辗转于各个专科就诊之苦，免受过

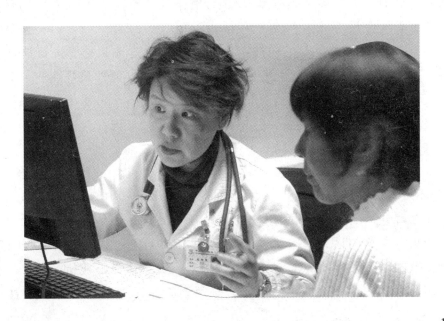

度治疗、重复检查、多重用药等医源性伤害的风险。

"真善美"治愈内分泌疾病

已在老年医学和代谢内分泌领域奋战 30 年整的刘幼硕，在糖尿病、甲状腺疾病、内分泌性高血压、代谢性骨病等的诊断和治疗上颇具经验。在跟诊的一个下午，记者见证了刘幼硕的"硬技术"，也见证了她技术之外的亲切与随和，责任与担当。

坐在轮椅上的何姓女患者被推进了诊室。患者已有 82 岁高龄，后凸畸形严重。她患有严重的胸腰椎骨质疏松，此前在刘幼硕处接受过药物治疗，症状已经稍有缓解，此次问诊是因为胸椎出现骨折。开过药后，刘幼硕显然并不放心，她细致地交代家属：患者除了继续按时吃药外，一定要睡硬板床，并且千万不能再摔倒。卫生间里要装扶手，家里的地板上不能有水。跟家属交代完之后，刘幼硕突然切换语言，笑着用长沙话说了一句，"您要搞个木板垫在床上"。交代完毕，患者想自己起身离开病房，刘幼硕见状，立即伸手扶着她的胳膊，并提醒还在整理检查结果的家属，"你扶着她"。"交接"完毕后，刘幼硕才松开了手。

除了内分泌性骨质疏松的患者之外，当天的门诊还有大量甲状腺功能亢进症的患者。甲状腺功能亢进症简称甲亢，是一种自身免疫性疾病。由于甲状腺分泌过多的甲状腺素，患者会产生怕热、心慌、出汗、消瘦等症状，伴有甲状腺肿大。刘幼硕介绍，甲亢最常出现在 20 ~ 40 岁的育龄女性。

年仅 21 岁的王女士正在被甲亢困扰。此次前来，是要进行药量调整。对于甲亢患者来说，一般通过药物进行控制，此外最好能一个星期复查一次血常规，一个月复查一次甲状腺，根据各个激素指标的变化来调整药量，最终逐渐治愈疾病。留意到王女士的丈夫在身边陪同，刘幼硕询问患者："你怀孕了吗？"王女士回应，之前怀过一次但流产了。"你还这么年轻，不必着急，是他着急吗？"刘幼硕的眼神转向家属。"我不着急，是我妈着急。"王女士的丈夫道出了其中的秘密。"原来是你婆婆着急！不要紧，很可能你婆婆不了解情况，如果她知道你的甲亢病情后还着急的话，下次让她来找我。"刘幼硕笑着说。这种貌似"唠家常"的医患交流，其实源自于刘幼硕对患者身体、心理和家庭及社会等多方位的考量。"如果有充分的时间，临床医师应该全方位关注患者。只是繁忙的临床、科研和教学工作，使医患沟通往往不够充分，这是种遗憾！"刘幼硕向记者补充道。

甲亢不仅会造成甲状腺肿大，还会导致眼球突出等症状。一位年轻的女患者走进病房，刚一落座，刘幼硕便凭借上述两个症状判断出她患有甲亢。刘幼硕让患者双臂向前方伸直，手掌向下，患者的手颤抖明显，这也印证了刘幼硕的判断。这位患者现年26岁，持续的药物治疗并未让她满意，据她介绍，因为吃药后昏昏沉沉，所以已经自行停药，不仅如此，她已经持续4个月未进行血常规检查和甲状腺激素指标的检查。患者希望使用快速治疗甲亢的药物——碘-131。

面对这样一个对自身病情过于焦虑并且不配合治疗的患者，刘幼硕首先介绍了治疗甲亢的不同方法以及其利弊。一番兼具科学常识和生活气息的安慰终于说服了这位年轻的患者，她最终选择了先接受药物治疗，并答应今后一定遵从医嘱按时复查。

刘幼硕似乎有一种神奇的能力，每一个走进诊室的患者的一言一行，她都能记在眼里，看在心里，问诊的过程中，既有疾病的诊断与治疗，也有生活化的闲谈。对于所有患者，她都能够给予爱、信任与心理支撑，能够从感同身受中帮助去除患者负面的想法，以支持患者改善病情与信念。

在刘幼硕看来，对患者的关注，可以称之为"真"，真诚是交流的基础，而与患者的交流则是一个用语言释放善意的过程，有了"真"和"善"，当然就会有最终的结果——"美"，也就是医患能够真正成为共同战胜疾病的战友与朋友。

"齐头并进"推动老年病学发展

我国人口正日益老龄化，但老年医学依然太过年轻。我国老年病科大多脱胎于保健医疗，现有的老年病科医师处置老年综合征、老年共病、老年失能与衰弱和长期照护管理经验不足。根据《"十三五"国家老龄事业发展和养老体系建设规划》，未来我国将有35%以上的综合医院设立老年病科，如何使这个学科能够直面中国庞大的老年人群，承担起服务中国老年大众健康的重任，在相当程度上，老年病科主任正面临挑战。面对这些挑战，作为湘雅二院老年病科副主任的刘幼硕做到了担当意识、业务素质和管理水平三方面高水平地齐头并进。

在临床技术上，近年来，湘雅二医院老年病科以国家临床重点专科建设为契机，不断加强老年医学核心技术培训。目前已在本学科率先实施，并在国内成功推广老年人糖尿病等共病管理技术、老年危重症的血糖管理和营养支持等老年病临床适宜技术。在培育老年医学领域科学研究和新技术成果的同时，对我国老年医学的不断发展也起到良好的推动作用。

在科研上，刘幼硕依据国家对老年病科的顶层设计，通过基础研究助推老年病科迈向更高水平。刘幼硕先后主持国家级、省部级纵向课题10项（含国家自然科学基金4项，卫生部行业基金1项），承担国家重大科学研究计划1项，获省部级科技进步奖4项，并且荣膺"全国优秀科技工作者"。除此之外，刘幼硕发表高质量论文100余篇。

在社会服务上，大学附属医院的老年病科一般是老年病学教研室，刘幼硕作为副主编或参与编撰了《老年医学》《内分泌代谢疾病手册》《中国大百科全书（第三版）现代医学·老年医学卷》等多部老年病学教材及相关专著，极大地推动了一个新兴学科的繁荣发展进步；其作为主要成员的中华医学会老年医学分会传播团队也荣获了2017年"顶级科普宣传团队"的称号。

当银发浪潮席卷中国的时候，刘幼硕与全国老年医学的先行者、守望者和实践者们一道，以对长者的关爱和浓浓的家国情怀，勾画着老年医学的未来。她让医院成为温馨的家，也让自己成了新时代最独特靓丽的色彩。

（跟诊记者：李忠利）

小牙齿，大手术——苗莉

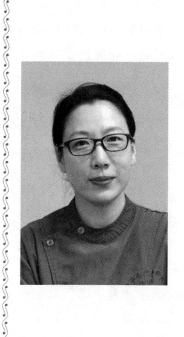

专家简介

苗莉，中国人民解放军陆军总医院口腔科支部书记，副主任医师。刊发SCI 4 篇，国内核心期刊 6 篇，著作第一主编 1 部，申请专利 4 项，承担全军科技青年课题 1 项，参与国家自然科学基金及全军重点课题 2 项。担任中华口腔医学会牙体牙髓分委会青年委员，中国整形美容协会牙颌颜面分会理事。2010 年率先在院内开展新型镍钛根管治疗和热牙胶充填等新业务。

专长：牙体牙髓病学。

出诊时间：周一至周五。

站在名医身边

医生『跟诊记』

『2018人民好

牙齿是人体中最坚硬的器官，如若保护不当，它又会显得颇为脆弱。周五上午 8 点半，记者走进中国人民解放军陆军总医院口腔科，记录牙医苗莉日常出诊的一天。

如果说拳头般大小的口腔是牙医的阵地，那么高速涡轮手机便是牙医们的武器。一天的门诊，苗莉的大部分时间都是低头工作，涡轮手机与其他各式精密的操作仪器来回切换，在方寸毫厘之间翻转腾挪。而面对妇孺老幼等各式患者，年轻知性的苗莉又显得亲切温和、干练稳健。

根管治疗细致精密

走进诊室，面戴口罩及面罩的苗莉正在为一位老年女患者进行治疗。2 周前，女患者因左上牙咀嚼不适前来就诊，经过检查发现，女患者颊侧颈部牙体缺损并且颊侧牙龈发现瘘管且有脓液溢出，这些都是慢性根尖周炎的典型症状。首次就诊时，苗莉对其根管进行了清理、疏通、预备成型及填充根管消毒药物；此次复诊，是在去净先前的消毒药物后再对其根管进行根管填充。

苗莉为这位女患者所做的"根管治疗"正是治疗牙髓病、牙髓外露感染及根尖周病最有效、最彻底的一种临床治疗方法。根管治疗是通过清除根管内的坏死物质，进行适当的消毒，充填根管，以去除根管内容物对根尖周围组织的不良刺激，防止发生根尖周病变或促进根尖周病变愈合的一种治疗方法。

作为一种先进的治疗技术，根管治疗操作复杂，使用器械种类繁多而精细。另一位52岁的张姓男患者也接受了根管治疗，记者便得以见证这样一个琐碎繁杂而又极尽精致的操作过程。患者在口腔椅位躺下之后，苗莉首先对其进行了热情翔实的问诊，而后一边检查一边与患者交流，并为其拍摄了X线片，以帮助诊断，了解髓室的位置和根管数目及形态；结合主诉、检查，做出诊断后，她向患者交代了治疗计划及相关问题。整个过程轻松顺畅。随即她开始做根管预备工作，在与助手的密切配合下，她娴熟地在患牙上上了一个深绿色橡皮障，揭开髓顶，进入髓腔，清理坏死组织，扩大根管，超声冲洗及测量牙齿长度等。苗莉告诉记者，橡皮障可以起到防止口水及口腔其他细菌的入侵，保证根管治疗操作环境相对无菌的效果。接着苗莉应用根管工作长度测量仪精准测量出了根管工作长度，随后开始对根管进行机械预备与化学冲洗、消毒、填充。在一颗小小的牙齿上，需要动用一系列操作仪器，不停切换，不断测试。许多器械直径精确至毫米，长度精确至厘米，比如在冲洗根管后，需要用针尖大小的纸尖把牙髓内的水吸干，细致程度可见一斑。

补牙材料填充完毕，患者测试牙齿咬合度。一句"非常好"宣告了手术的圆满落幕。后续治疗患者可以进行暂时或永久牙体修复，戴上牙冠，保护患牙。几次复诊之后，患牙便会不再发炎继而重新恢复正常的咀嚼功能。

实际上，在过去，如果碰上牙髓发生炎症，引发疼痛，通常会采用将牙齿钻开，使用药物将牙齿内部发炎的牙髓"杀死"，从而缓解疼痛，也就是俗称的"杀神经"。2010年，苗莉率先在陆军总医院开展新型镍钛根管治疗和热牙胶充填等新业务，推动了根管治疗技术更进一步，为更多患者带来了希望。同单纯的"杀神经"相比，"根管治疗"不仅仅是要将"根管"中的问题牙髓"杀死"，还要将发炎的牙髓或坏死的牙髓从"根管"中清除出来，治疗效果更为显著、彻底。

苗莉告诉记者，做根管治疗是挽救牙齿的最后措施，但是也要注意的是，不能用患牙咀嚼过硬食物，因为没有神经血管营养的牙会相对脆弱，如果不小心咬劈裂了，那么这颗牙的功能可能就彻底丧失了。

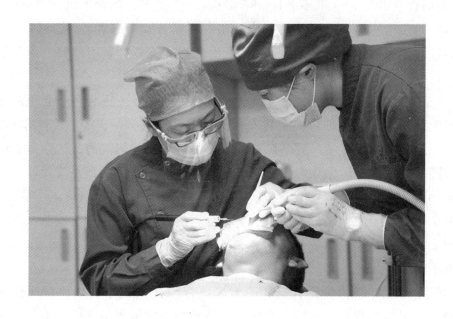

个体化治疗注重细节

一般来说，苗莉诊疗一个患者的时间平均都在1个小时，动用仪器繁多，操作过程繁杂。门诊当天，除了短短的吃饭时间，她连续诊治了9位患者。漫长的治疗时间里，融合着苗莉的耐心细致，对细节的关注以及个体化的治疗特色。

年轻的王姓女患者正在备孕，她的一颗下后牙出现疼痛症状。初步检查发现，疼痛的牙齿损伤非常大，牙髓很可能已经感染，但因为备孕期，苗莉放弃了做X线检查的方式，向患者交代了原因和风险，并通过牙髓活力检查的方式确认了牙髓的活力情况。患者确认未妊娠后苗莉告诉她，牙髓被感染是一个不可逆的过程，没有办法自行修复，完全坏死需要一段较长的时间，在这期间可能会持续性地引起疼痛，她建议通过一次性根管治疗的方法治疗患牙，一来控制患牙的感染继续发展，缓解症状，二来减少患者就诊次数，让患者安心备孕。

治疗方案取得家属及患者本人同意，苗莉开始边交流边准备。患者开始稍稍有些紧张，口腔显得不够放松，苗莉轻声提示："你需要做的只是深吸气，嘴巴慢慢长大，放松，我操作尽量慢一点，我会配合一些药物让你整个治疗尽可能舒服一些。"做好准备工作，她继续提醒："我们现在开始，这里不会痛，不用担心。"说完，涡轮手机的"呲呲"声开始在诊室弥漫。操作过程中，苗莉不断告知女患者："有疼痛或者不适的话您就用左手示意我。"整个治疗都显得颇为紧凑顺畅，她与助手在不间断的传递更换着各种器械工具和材料药物。

苗莉的治疗最大程度上帮助了这位备孕的患者。因为怀孕会引起许多生理变化，会增加口腔疾病发生的可能性，且怀孕前3个月和后3个月一旦出现牙齿疼痛，对孕妇和胎儿都是有影响和风险的，治疗也有诸多限制禁忌，多是保守为主。很多药物和治疗这个时期都是禁用的，容易导致牙痛难忍，对胎儿造成一定影响，同时也会使孕妇情绪不稳定。由于孕妇的牙齿疼痛，往往无法确保食物的摄入量，容易造成胎儿和孕妇无法得到足够的营养。同时，由于牙痛引起的孕妇心情压抑或烦躁，也不利于胎儿的发育。

另一位年轻的徐姓男患者因为之前智齿作祟，一颗功能牙受到影响，被龋坏伤及到了牙髓，就诊当天是已经做完根管治疗后，来做冠方治疗。考虑这位患者临床牙冠较短，殆面破坏小，且牙体组织支持力够。因而苗莉对填充所需的树脂做了较为个性化的选择，最终选择了分层树脂充填治疗。

一颗小小的牙齿上，苗莉一共选择了3种树脂进行充填。最下层的垫底材料是流体树脂，它的流动性很好，能很好地贴合在牙齿各壁上，颜色白色，中间层选择了最接近牙齿牙本质硬度的树脂，最外层选择了耐磨的接近牙釉质质地的树脂。3层树脂不仅有利于后续的治疗，而且可以更好地防止牙齿洞壁四周缝隙的出现。

如果仅仅填充一种树脂，整个操作过程可能也就几分钟的时间，但苗莉选择的个性化治疗方案则使用了将近1个小时的时间。面对每一位患者，苗莉都会在治疗前详细解释治疗方案的依据和效果，治疗过程中时刻关注患者的舒适程度，不断安慰提醒患者，治疗之后也会耐心叮嘱复诊之前的注意事项。除了普通患者之外，苗莉每天还会遇到许多不挂号，只是来"看一下"的患者。这些患者只是简单看一眼、简单问一句，基本什么治疗也不做，但看他们大老远跑来，苗莉不忍心拒绝患者的请求。

关切牙齿保健宣教

结束治疗，苗莉会稍稍活动一下颈椎，工作性质决定了她必须保持长时间低头的工作习惯。一位同是医生的男患者不无担心地问道："苗主任，您长时间低头，颈椎一定不太好吧。"这一问似乎戳到了苗莉的痛处，虽然年纪轻轻，但白天紧张工作，晚上照顾孩子，没有时间休息锻炼的她胸椎已经膨出，颈椎也早已出现问题。最严重的时候，她的上半身没法动弹，下不来床。男患者建议："您可以枕黄豆枕试一下。""各种方法都试了，我还戴过 1 个月的颈托，外加牵引，甚至枕过啤酒瓶。"男患者感叹："您真是太辛苦了！"

相比于一身的职业病，更让苗莉担忧的是当下公众的牙齿保健意识。"较 10 年前，中国公众口腔保健意识有所提升但还是不够，二三线城市更加堪忧。"苗莉的担忧不无道理。由于当下公众牙齿保健意识的不足，龋病发生率极为普遍，世界卫生组织已将其与肿瘤和心血管疾病并列为人类三大重点防治疾病。据世界卫生组织发布的报告，全球有 60%～90% 的在校儿童已患有龋齿，成人群体患龋情况甚至接近 100%，而龋病可以继发牙髓炎和根尖周炎，甚至能引起牙槽骨和颌骨炎症，如不及时治疗，病变继续发展，形成龋洞，终至牙冠完全破坏消失，其发展的最终结果是牙齿缺损，功能丧失。跟诊当天，基本所有患者的牙齿已经发展到"严重疼痛"的阶段。其实，牙齿从发病到感到疼痛有一定时间，等感觉到痛时，牙齿的疾病基本上已到"晚期"。

苗莉介绍，口腔领域最重要的基础工作是宣教，不一定是医生去基层做治疗。口腔的一级预防要阻断龋病的发生，只有公众具有足够的口腔保健意识，口腔疾病才能得到根本控制。"我最希望看到的是更多患者能常规地来口腔科进行检查，治疗牙齿应该从预防开始。"

对于口腔保健，苗莉的第一建议是每天 2 次正确方式的刷牙，这样可以有效预防龋坏和牙龈炎甚至牙周炎的发生。每年 1～2 次的洗牙可以有效防止牙龈炎和牙周炎。牙齿上每天附着的细菌必须通过刷牙的方式去除，脸可以一天不洗，但牙齿不能一天不刷。门诊当天的一位小男孩儿便是因为较少刷牙，又习惯饮用高糖高酸饮料，日积月累，牙釉质逐渐不再坚硬，有些细菌逐渐形成了结石，刷牙也难以去除。这时便需要至少每年1次的洗牙来帮助预防，洗牙不仅可以去掉洗不掉的细菌，还可以防止牙周炎。

"牙齿疾病是看不完的，最重要的是要从小养成牙齿保健的意识。"这是苗莉对于口腔保健的第二个建议，预防必须要从娃娃抓起。苗莉介绍，许多家长觉得反正小孩儿的乳牙会脱掉，所以忽略日常的保健习惯。其实习惯的养成在于儿时，研究普遍发现，小时候不好好刷牙的孩子长大牙齿普遍不太好。口腔的护理工作从宝宝出生就要开始，不同的年龄、不同的发展阶段儿童会存在不同的护牙方法。在整个童年，适当和有效的家庭口腔保健措施也是不断变化的。对于每一个年龄段，采取适当的口腔护理措施是非常必要的。

口腔健康早已经不是几颗牙齿的问题，而已经与人体其他的脏器产生关联。既有的研究显示，如果牙齿上的区域性炎症不加控制，那么这些细菌可能对人体的心肌产生影响；此外糖尿病和牙周病是有相关性的，肾脏某些疾病与口腔细菌也有密切关系；许多中老年人胃肠功能紊乱，也都与牙齿功能损失有关。正因如此，牙齿保健治疗无小事，已经关系到每一位患者的整体健康。

一天的门诊在涡轮手机"呲呲"的转动声中开始，又在"呲呲"的转动声中结束。对于许多患者来说，高速转动的涡轮机难免让人紧张，但对于苗莉来说，那是恢复健康的声音。她凭借着方寸之间的精准操作拂去患者疼痛，用贴心细致的嘱咐缓解患者焦虑。苗莉笑称："人们常常以为牙医高端大气，实际非常细致琐碎。"

（跟诊记者：李忠利）

站在名医身边 | 医生』跟诊记 『2018人民好

122

中医妙手"针落痛止"——薛立功

专家简介

薛立功，原中国中医科学院针灸研究所经筋病研究室主任，中国中医科学院针灸医院教授，中国针灸学会经筋诊治专业委员会创会主任委员，主任医师。现任中国针灸学会经筋诊治专业委员会名誉主任委员、中国针灸学会第五届理事会理事、国家中医药管理局微创类技术专家等。2001年9月"新铍针"获国家专利（专利号为ZL00248738.1）；2006年12月"长圆针"获国家专利（专利号为ZL200520081772.9）。

专长：擅长治疗各种关节顽痛，如颈椎痛、腰椎间盘脱出、肩、肘、腕、指、膝、髋、踝、足跟等病痛有卓著疗效。

出诊时间：周三下午。

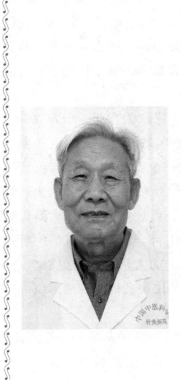

站在名医身边

医生『跟诊记』

『2018人民好

　　随着现代医学的发展，疼痛已经成为继呼吸、脉搏、血压、体温之后的第五大生命体征，疼痛不再仅仅是一种症状，而是一种疾病。最常见的疼痛部位是脖子、肩膀、腰部和膝盖。疼痛不仅会让人身体不适，还会导致精神烦躁。

　　大多数患者倍受疼痛折磨却无计可施，但在中国中医科学院针灸医院，记者见证了薛立功教授着针止痛的奇效，而这些都源自于他对中医经筋理论的敬畏与传承，对长圆针这一特殊针灸方法开创性的挖掘。

"长圆针"止痛立竿见影

第一次走进中国中医研究院针灸医院骨伤科，会觉得这里的"诊室"有些特殊。异于常规诊室"桌椅、板凳加计算机"的配置，骨伤科诊室内四张整洁的病床一字排开，基本铺满了整个房间。

记者走进"诊室"时，四张病床已被占满，患者或趴着，或躺着。诊室里侧，薛立功刚刚开始为一位中年女性诊治，身上可谓全副武装，医生帽、口罩、橡胶手套一应俱全。正在病床上趴着的患者主诉症状是头痛，同时伴有肩痛、胸闷等症状。在了解完患者的基本情况之后，薛立功开始了治疗。

首先是确定疼痛部位。薛立功用手指轻按患者的背部，患者立即因疼痛叫出了声。"对，就这里痛。"确定一处疼痛部位后，薛立功便会用医疗专用笔在疼痛部位标记出一条线或者一个点。薛立功告诉记者，治疗疼痛，要找到病痛所处的经筋，沿其循行分布的点线规律找出"结筋病灶点"，再检查左右相邻经筋上的"结筋病灶点"，肢体对侧相对应经筋上的"结筋病灶点"，从整体上进行治疗。确定完所有的疼痛部位之后，薛立功的助手便会依照标记的部位为患者消毒、注射麻醉药。在麻醉药发挥作用的间隙，薛立功开始为下一位患者确定疼痛部位，标记完毕后也就到了上一位患者行针的时间。

马上要开始行针，护士拿出了薛立功治疗疼痛的利器——长圆针。长圆针长5厘米左右，针末有斜行刀锋，另一端则磨成微钝。薛立功右手握针，左手持无菌纱布，按照标记的部位将针头轻轻刺入，找到层次，探查到痛性结节处便进行锐性切割和分离，整个过程既快又准，每一针都能找到关键的疼痛部位和结节。薛立功一边行针，一边按压止血，整个过程，患者完全无痛。行针之后，助手立即对患者治疗部位进行了无菌包扎。

长圆针治疗疼痛的奇效在多位患者身上都得到了印证。一位年逾古稀的老太太已经患有三叉神经痛30余年，这位老太太第一次找到薛立功时，下颌、上唇、额头只要轻轻触动便疼痛难忍。不过，这次就诊，老太太看起来已经轻松了许多。看到薛立功，她高兴地说："薛大夫，您上次扎得特别好。"记者了解到，数次行针后，老太太额头部位（一支）的疼痛已经缓解良多，嘴唇及其下颌的疼痛已经基本治愈（二支、三支）。

受启于《内经》九针，薛立功自主发展创造出了长圆针。长圆针的独特设计既能锐行分离结筋病灶，又可防止施术病灶周围可能出现的损害。薛立功也充分借鉴了现代医学的无菌操作方法及麻醉方法，使长圆针这一古老的针具在现时的应用中不仅增加了操作的安全性，也减少了术中患者的痛苦。"长圆针治疗法"为顽痛痼痹提供了新的疗法，也因此被列为"中医百项技术推广项目第38项"（项目编号：国中医药通【2006】1号）。临床研究表明，长圆针治疗颈肩、腰腿、膝、踝、肘、跟等顽痛证12115例，总有效率平均为93.95%以上。

经筋理论指导科学治痛

伴随着医学影像技术的进步，患有各种关节肌肉疾病的患者会选择西医就诊，而西医一般会根据关节骨性损伤程度采取药物、手术的方法进行治疗。在从事10余年骨外科、普外科中西医结合工作，尤其是开展盲视手术的过程中，薛立功逐渐发现了现行医学观念的某些误区，对关节肌肉疾病的治疗也形成了自身的独到见解。

一位满头白发的老太太在孙女的陪同下前来问诊。老太太膝盖疼痛已有两三年，此前在西医骨科已经进行过检查治疗。看到老太太手里的检查结果，薛立功笑着说："我不看也知道是什么情况，膝关节内窄外宽，软骨损伤。"对于膝关节疼痛，许多西医会通过药物治疗软骨或者通过手术治疗换软骨，但是，常忽略其他疼痛因素。

在薛立功看来，无论是"换软骨"还是"换膝盖"其实都包含着一个治疗膝关节疼痛的"迷思"。人的软骨经过长期磨损，在三四十岁的时候便可能已经出现损伤，但在相当长时间内并没有出现疼痛。这是因为人的软骨上并没有神经，也不会引发疼痛。治愈软骨并不一定能够缓解疼痛，换膝盖亦然。

薛立功介绍，人体的软骨不会有痛感，但骨骼周围的经筋（肌肉、韧性和附属的保护组织，如腱鞘、脂肪垫、滑液囊、韧带等）相对敏感，而且更容易造成损伤而疼痛。这也就意味着，很多人认为的骨关节疼痛，实际上多数并非骨关节本身的问题。找出了疼痛的根本原因，才能从根本上治痛。从经筋理论角度看，长期反复的经筋损伤会形成瘢痕，瘢痕一旦形成，用一般毫针、理疗、按摩等方法难以解除。采用能针对"病根"的"长圆针疗法"，在基本无痛或微痛的情况下，挑开瘢痕（"横络"），使瘀滞的气血通畅，就可以在很短的疗程内治好久治不愈的疼痛。屡有奇效的长圆针实际上正是在经筋理论的指导下得以施行的。

一位中年女患者膝盖疼痛异常，屈伸、下蹲都存在困难。到某医院就诊，医生建议做膝关节软骨置换。患者担心风险，便被推荐到了薛立功这里来治疗。接受过薛立功的治疗之后，自己轻松地下了床，而在诊治之前，她在护士的协助下才能艰难地爬上床。下了床之后，她在病房里一边踱步，一边感叹，"今天治疗的这个膝盖已经不痛了"。

另一位受益于经筋理论的患者是一位来自广州的老太太。老太太虽然已经73岁，但依然精神矍铄，这得益于她篮球运动员的身份。但是，过量的运动也给她带来了烦恼。2年前，她的左腿开始出现严重疼痛，剧烈疼痛导致上下楼都困难。经西医检查同样是软骨出现损伤。了解到薛立功治疗疼痛的奇效，她不远千里来到北京。在进行了几次治疗后，老太太的左腿疼痛已经基本治愈。这次来就诊是因为薛立功的"神预测"，当时治疗左腿的过程中，薛立功告诉患者，你的右腿如果不注意经筋保护的话，一定也会出现同样症状。面对薛立功，老太太笑着"抱怨"："薛教授，都怪你，右腿开始痛了。"

经筋理论全面阐释了顽固性疼痛、筋性内脏病的发病机制、诊断依据、定位和治疗思路，弥补了中西医对疼痛机制认识的局部。实际上，无论是经筋理论还是长圆针疗法都来自于薛立功对中医经典——《黄帝内经》的传承和发扬。除了在实践中，用中医智慧为患者排忧解难，薛立功同样也期望通过著书立说、教授学生让中医的精华发扬光大。薛立功整理了《黄帝内经》中关于经筋概念、分布、生理、病理、转归、病灶分布规律、治疗原则、实用针灸法、特殊针具、操作方法和康复训练等一系列内容，最终形成了著作《中国经筋学》。在门诊的过程中，记者也留意到，薛立功的学生们都非常认真地聆听他对病情的分析，或直接用手机拍摄他行针的过程。

平易近人让患者如沐春风

薛立功在中医针灸学界具有响当当的知名度，尽管名声在外，但薛立功始终专注诊室，全身心投入到患者的治疗当中。记者跟诊前1天，

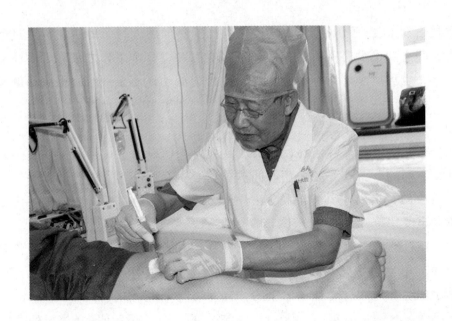

薛立功共计接诊了 65 位患者，直到晚上 8 点才离开诊室，如果以平均每位患者需要行 10 针计算，薛立功一天之内便进行了 650 次行针的操作。

由于针灸治疗的特殊性，薛立功始终需要站着工作。跟诊当天，在循环往复、连续诊治了 10 余位患者之后，薛立功才在助手的劝说中坐下休息。如此高强度工作，疲惫在所难免，但记者看到的始终是一个慈祥、温和、不急不躁、平易近人的薛立功。

有些女患者惧怕麻醉药注射，薛立功便会交代助手："注射时针距近一些，每一针可以多打一点。"末了，他还会幽默地调侃男助手，"你要哄哄她。"也有些患者由于长期疼痛导致精神焦虑，心情不好，经常与家人发生摩擦和争吵，薛立功便会安慰她："这么大岁数了，就别那么较真了，向好处想。"

跟诊当天，记者还见到了一些要求"特殊"的患者。一位女患者走进病房后，跟大家热情地打了招呼之后，便躺在了病床上。看到这位患者，薛立功笑着告诉记者："来了个特殊的，她必须找我给她打麻醉药。"女患者还很年轻，30 多岁，但从懂事起就头痛，患者的母亲从小就带着她求医无数，但无论是神经类药物还是针灸，都基本没有疗效。在薛立功这里经过几次治疗后，头痛消失了，只剩下紧束感。治疗完上一位患者后，薛立功来到了女患者身边，患者自诉头已经不痛了，但耳朵后面偶尔会发紧，喝点白酒的时候会清醒舒服一些，所以希望再找薛教授治疗1次。薛立功先为这位患者打了麻醉药，行了针。在行针过程中，薛立功也没有闲着，他温和地嘱咐患者，日常工作之余除了多注意休息，也可以多看看书，多参加一些社交活动，不要纠结过去头痛的经历，放松了一切都会好起来。行针之后，女患者安静地躺在病床上，宛如一个熟睡的孩子。

薛立功后来告诉记者，其实这位女患者已经治愈，耳后发紧并不是什么大问题，主要是她患病时间过长，心里有些焦虑。一旁的助手倒是一语中的，道出了其中的秘密："您就是她的良药，她需要的是一份依赖和享受。"

行胜于言，薛立功就是隐匿于喧嚣之中的智者，用传承与创新治愈疾痛，用平静与温和面对患者。他从中医经典中汲取营养，着手治痛，妙手回春，他同样专注于诊室的"方寸之间"，淡泊名利，兢兢业业。

（跟诊记者：李忠利）

关节病患者的贴心人——付立新

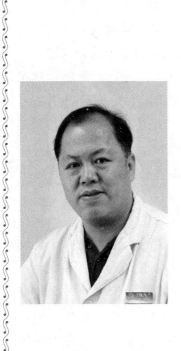

专家简介

付立新，中国中医科学院广安门医院（南区）骨一科主任，主任医师。中国医教协会老年创伤学组常委，北京冲击波协会委员，北京骨伤学会委员。主持和参与研究的北京市大兴区科技项目各级课题2项；在《北京医学》等核心期刊发表论文5篇。

专长：关节外科疾病的诊治，中西医结合治疗腰腿痛类疾病。对治疗类风湿关节炎、股骨头坏死等疑难病有较好疗效。

出诊时间：周一上午、周三上午、周日全天。

上午8点半，记者如约来到中国中医科学院广安门医院（南区）门诊楼。尽管是周日，门诊楼内依然熙熙攘攘，挂号窗口前排起了两条长龙。一层的一间诊室里，骨一科主任付立新已经开始了今天的门诊，与门诊大楼里"热闹"的景象相似，放弃周日休息时间全天出诊的付立新已经问诊了10余位患者。

"您一管药就好了"

周某在家属的陪同下走进了诊室。落座之后，患者自诉，近些天左腿又开始出现疼痛症状。付立新招呼患者在床上躺下，一边按压，一边询问疼痛的准确部位。确认过患者屈伸活动较为正常，付立新判断患者的关节并没有太大问题。下床之后，患者高兴地说："前年就是您给我查的，说是鹅足炎。用了您一管药就好了。"

鹅足炎是重度骨性关节炎的一种，此类骨科疾病常发生在运动爱好者身上，因为在长跑等运动过程中，膝关节会反复屈伸，这常常导致缝匠肌、股薄肌、半腱肌肌腱充血、水肿，或因之反复摩擦、挤压鹅足滑囊而导致滑囊的无菌性炎症；另外，长时间保持下蹲等日常生活中的不正确姿势也会增加鹅足张力导致鹅足炎或鹅足滑囊炎。付立新向患者解释，目前再次出现疼痛可能跟最近负重太大有关系，如果活动量太大对膝盖的损伤就会增大，当然这也可能跟原来患有的疾病有关。付立新的话勾起了患者的回忆，"我记得您说过我就是像鹅腿似的发炎"。"您这记性倒是真好。"付立新玩笑道。"我就是来看看您在不在，不在我就不看了。"患者的一句补充道出了十足的信任。这种信任，不仅来自于医生高超的治疗技术，也来自于医生问诊时的严谨和选择治疗方案时的谨慎。

57岁的周姓女患者一个人来到了诊室，患者打扮干练，看起来十分硬朗，但她已经被右侧臀部的一个"筋包"困扰了两三年，最近筋包导致胯部酸痛明显，有时候是放射性疼痛。行手诊之后，患者急于知道所患疾病。她问道："我原本以为是腱鞘炎，您觉得是什么呢？""我说是什么都不一定准确，咱们还是要做个彩超确认一下。"

大约半个小时之后，女患者带着彩超结果回到了诊室。根据超声影像，脂肪深层可见范围约 22mm×9.5mm 强回声，即一个指头肚大小；结合超声的结论——右臀部脂肪层实性肿伴钙化，付立新断定患者所患为臀部脂肪瘤，并直接给出了手术的建议。听到手术，患者显然没有做好心理准备，她害怕手术麻醉，担心手术安全，更重要的是，她觉得手术住院可能耽误她带孙子。听到患者的顾虑，付立新耐心解释，咱们养花养草不养瘤，既然明确了病症为什么不治疗呢？患者心有不甘，"您觉得我百分之多少需要做手术？"付立新肯定地说："百分之一百需要做手术。"听到这里，患者疏解了自己的顾虑，跟子女电话确认之后，最终采纳了医生的建议，住院进行全身检查。临出诊室，患者补了一句，"您要给我找个好专家来给我做啊！"付立新回应道："我会全程照看，您放心吧！"

作为学科带头人，付立新非常重视先进技术的引进，在北京大兴区他带领科室率先开展膝关节置换、单髁置换、HTO等技术，真正做到了为一方百姓造福。

"给您开了2种药，70多元钱"

也曾经有人问付立新，一直被患者信赖的秘诀是什么。面对疑问，他总是说，"把每一位病人都当作亲人，付出了真心，病人自然就会相信你。"跟诊当中，记者感受到了付立新面对患者时的亲切随和、平易近人；也见证了他如何切实从患者的角度出发制订恰当的治疗方案，尽可能用最少的花费获得最佳的治疗效果。

一位年逾60岁的男性患者在儿子的陪同下走进诊室，患者衣着简朴，一脸沧桑，原来他们都是周边的外来务工人员。患者最近左臀部有疼痛症状。他告诉付立新："抬腿上楼都不敢使劲。"接下来按部就班，患者上床接受查体，付立新发现患者无论抬升腿还是屈伸都没有痛感，他由此判断，患者症状与髋关节无关，很可能还是坐骨神经的问题。诊断完毕，付立新又查阅了一下患者的医保信息，随即转身告诉患者："我看您是自费的，就不要做检查了，要不然几百元钱就进去了。"说完，付立新为患者开出治疗的药方，他接着说："我给您开了2种药，70多元钱。咱们吃完药看看情况。如果恢复了就行了，如果恢复不佳，咱们就调整治疗方案。"付立新告诉记者，之所以不让患者继续检查，首先是因为自己对其所患疾病的治疗还算有把握，在此基础上还是尽可能考虑患者的经济情况，采取经济、有效的治疗方案。

许多患者的病情其实不算严重，但经济因素的影响使得他们错过了最佳治疗时机。付立新分享自己的门诊感悟，像诸多疾病一样，骨科类疾病早诊早治最佳，但许多患者由于条件不佳，在患有重度骨关节病、关节功能丧失、走不动路之后才来就诊，结果为时已晚。而农民工群体正是经济条件不佳的代表性群体，不仅如此，北京农民工的平均年龄继续加大，老龄化趋势显现，其中50岁以上老龄农民工比例超过三成，而年龄增长本身会加剧关节病的发生概率。

面对这些患者，付立新始终秉持"情系百姓，平易近人，心中装着病人"的原则，救死扶伤，解除病痛。2011年3月，外地废品回收人员张某因交通事故造成多发骨折合并失血性休克急诊入付立新所在的骨一科。肇事车辆逃逸，张某危在旦夕，但是22万余元的高昂治疗费用使患者家属一筹莫展、心急如焚。付立新无条件组织科室人员全力抢救和手术。张某转危为安，事后和家属都万分感激，送来了锦旗。此事得到了患者家属及同事们广泛的认可。2013年，另一位来自外地的务工人员方某，需要手术治疗，他家境困难，却在手术前塞给付立新3000元，付立新没有说什么，在圆满完成手术后，把钱还给了他。直到今天医疗方面有事情方某都来找付立新咨询问诊。

付立新用真心赢得了信任，也用实干赢得了肯定。付立新每天都是第一个到科室，最后离开病区，他坚持每周出诊3天，周日也不休息，几乎每天都要进行手术。从基本的创伤清创，到四肢骨折治疗，再到现在常规开展的全髋、全膝人工关节置换等高难度手术，他都认真准备，精心操作，一丝不苟，精益求精。

26年的从医生涯，付立新累计完成近2000例手术，培养业务骨干10余名。为了随时了解患者的病情变化，他把科室当成家，天天往病房跑，手术不论大小都亲自上阵。为了抢救患者，加班加点成了家常便饭。作为科室主任，他的业务非常繁忙，但是他心系患者，每次外出参加学术活动归来，他总是第一时间先去病房看望患者才能放心回家。不平凡的成绩为付立新赢得了北京大兴区卫生局优秀党员，大兴区"最美清源人"等诸多荣誉称号。

"医院是面向社会的一扇窗"

在付立新看来，医院是面向社会的一扇窗，这里汇集了不同年龄层、不同家庭环境、不同治疗诉求的患者。面对形形色色求医问药的群体，付立新始终如一，耐心问诊。

一位15岁的男孩儿跟妈妈一起前来就诊。患者告诉医生，已经连续多天腰痛，致使下肢活动不便，无法跑步。根据CT检查结果，付立新判断患者腰椎问题不大，而是患上了肌筋膜炎。确诊疾病后，付立新一边开药一边跟患者聊起了生活。

"15岁，应该上初三，马上要中考了吧。"

"对，正在准备体育考试，我就想着先把腰养好了，不然没法考试了。"

"你在几中读书？是哪个体育老师教你？"

"我就在医院对面的中学，学校哪里都好，就是要天天跑步，都快跑残废了。"

患者体型微胖，付立新捏了捏他胳膊上的肉，笑着说："我的孩子原来也是在那里读书。"几句闲谈之后，付立新已经开好了活血止痛膏以及一周的按摩治疗。

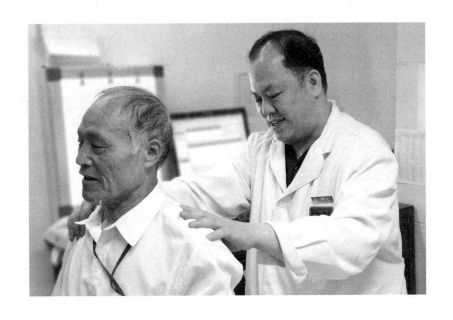

除了用"生活化"的问诊减轻患者的压力，增进与患者的亲近感，付立新也会考虑患者的心理状况以及治疗的便捷性，给出适宜的治疗方案。46岁的马姓女患者患有痹病多年，常常有头晕的症状，有时候起床之后还会感觉天旋地转。她的丈夫在一旁忍不住分享妻子对工作的热爱以及久坐低头的工作性质。"她就是太爱上班。"患者似乎对于丈夫的多嘴不太满意，脸上一副不屑的表情。付立新在给出了"按摩牵引加吃药"的治疗方案后，也没忘了提醒患者，"你的病情问题不大，不要有太多思想负担。你老公也对你挺好。"另一位年届68岁的女性患者"拖家带口"来到了诊室，她的儿子、丈夫、孙子都在一旁陪伴，根据CT检查结果，老太太腰椎管狭窄，腰椎骨脱出压迫神经。付立新告诉患者，最佳的治疗方案是保守治疗，但考虑到他们来一次不容易，可以先在医院打一针营养神经药物，剩下的就直接在社区打。看到患者与孙子时刻不离，付立新也委婉地提醒患者，最近要少干活，多注意休息。

门诊当中，付立新还经常会用通俗、幽默的语言科普日常的保健知识。一位男性患者臀部、腰部疼痛，但CT检查结果显示无碍，付立新玩笑道："对于这个疾病，咱们要在战略上藐视，战术上重视。我给你开一个'全球销量最高'的消痛贴膏。"幽默之外，他也仔细叮嘱，日常生活中不能坐立太久，可以时常起身活动一下，比如打个电话、喝口水等等。面对正在备孕的年轻女患者，付立新也会认真嘱咐，备孕期间不能吃药，不能进行任何有射线的检查，即便有腰痛、膝盖痛等症状，也只能通过热敷、泡脚等物理手段缓解。

除了在诊室科普，付立新经常带领骨干进社区、下基层开展科普讲座和义诊。2006年付立新还曾代表大兴区卫生系统参加北京市第20期援非医疗队，到几内亚进行为期2年的医疗支援工作。几内亚是世界最不发达的地区之一，常年湿热，经济贫穷，医疗设备及药品短缺，付立新在支援期间克服种种困难，2年内共接诊3101位患者，其中手术103例。

付立新常说，医生面对的是人，每次手术都是人命关天的大事，发生医疗事故对于医务人员来讲是万分之一，但对于病人来说就是百分之百，是不可挽回的损失。正是出于这份对患者百分百的负责和赤诚之心，付立新获得了诸多患者的信任，也成了关节病患者的贴心人。

（跟诊记者：李忠利）

让孩子"自由呼吸"——李敏

专家简介

李敏，首都医科大学附属北京中医医院儿科主任、《中医儿科学》教研室主任、首都儿科研究所附属儿童医院中医科主任。师从于首都国医名师温振英教授。从事中医、中西医结合临床工作 20 余年，在儿童呼吸、消化、免疫相关性疾病及中医儿科外治法方面积累了较为丰富的经验。现为全国中医药高等教育学会儿科研究会常务理事、世中联小儿推拿学会常务理事、北京中医药学会儿科专业委员会委员等。

专长：小儿急慢性呼吸、消化系统疾病；与人体免疫、变态反应密切相关的疾病，如反复呼吸道感染、慢性咳嗽、哮喘、过敏性鼻炎、小儿湿疹、过敏性紫癜。

出诊时间：北京中医医院儿科：每周一、周四、周六上午；首都儿科研究所附属儿童医院中医科：每周二、周四下午。

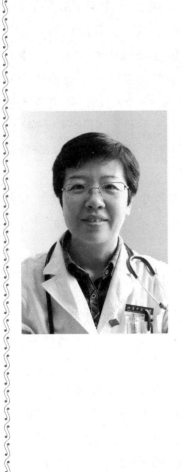

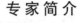

站在名医身边

医生'跟诊记
『2018人民好

周四上午一早，首都医科大学附属北京中医医院 3 层的儿科诊室外已经有不少家长带着孩子在等候。迈着略带匆匆的步子，穿过走廊的喧闹声，身穿白大褂、修着短发的儿科主任李敏推门走进了 3 号诊室，开始了她的反复呼吸道感染和慢性咳嗽专病门诊。

作为中医的优秀继承人，20 多年来，李敏在儿童呼吸、消化、免疫相关性疾病及中医儿科外治法方面积累了丰富的经验。喜欢小孩子的她，更愿意把患儿当作是一个个可爱的小天使。在这间小小的诊室里，李敏用她的亲切与贴心，用她的精湛医术传达着对小天使们的爱与呵护。

互动亲切，开药贴心

中医看病讲望、闻、问、切，一上午的跟诊中，李敏除了询问家长，总是不忘和每一个患儿互动交流，或询问关心，或夸奖鼓励，把4种诊法都自然地融入其中，在不知不觉中就摸清楚了患儿的病情。

"来，像阿姨这样张大嘴巴。啊——哎！这好大一个'虫子'哟，阿姨把它给拿出来。"诊室里，李敏一边引导小航张嘴，一边用压舌片轻轻抵住他的舌头，探查咽部的情况。小航才15个月大，是跟诊当天最小的一位患儿。从咽部的情况来看，他嗓子发红、扁桃体也偏大。"真棒，好孩子！来，阿姨给你打电话啦！"见小航表现很乖，李敏便一边夸他，一边拿听诊器检查肺部的情况。

李敏诊断小航属于慢性咳嗽，考虑到他比较小，给开了清肺止咳药和小儿感冒宁糖浆，这样的中成药一方面对于慢性病有疗效，另一方面又不至于像草药一样苦涩，让幼儿难以下咽。

4岁的小姑娘婷婷同样也是慢性咳嗽，而且气色很差。她在妈妈的陪同下走进诊室，坐下后便身体前倾靠着桌子，看上去一脸的疲倦。从4月中旬起，婷婷咳嗽加重，流鼻涕，昨天起还开始出现低热。

"来宝贝，让阿姨听一听。"在询问和观察了婷婷鼻咽部的情况后，李敏拿起了听诊器。

"像这样的孩子，虽然说咳嗽不重，但只要发热我常规都要听诊，但最重要的不是听肺，而是听心脏。"李敏向跟诊记者解释道，"因为有时候暴发性心肌炎的孩子症状也是发热，发病时心脏听诊心音一定是无力的。这种'暴心'的孩子虽然很少，但一旦出现，死亡率特别高。所以，对发热的孩子一定要听诊，便于及时发现。"

李敏给婷婷开好了药，让妈妈带婷婷去做一个全血细胞分析，目的是为了看婷婷的血象，"如果白细胞总数及中性粒细胞百分比特别高就需要开一些抗生素，中西医并用可以让她好得更快。"

除了关注药物疗效，李敏还特别注重孩子服药的体验，一般不给孩子吃太苦的药。小智的爸爸带着他前来复诊，一进来就夸李敏开的药管用："喝完您开的药，第二天咳嗽就好很多了。"

李敏听了听小智的肺部，欣慰地笑了："肺里确实干净多了，看来孩子对中药还是比较敏感的。"

"关键是您的药开得好，他说像巧克力汁一样，很好喝。之前我找过大夫开中药，那药极苦。"小智的爸爸说道。在李敏这看过后，他更加觉得中药好，这次还特地想让李敏多开些治咳嗽的药——"有时候您的号太难挂，一号难求。"但李敏表示不能这样做，因为外界因素如季节的影响，或小孩子咳嗽的位置不一样，有时候是在鼻子，有时候是在咽喉和肺，开药要看具体的位置，所以不能确定开何种药。

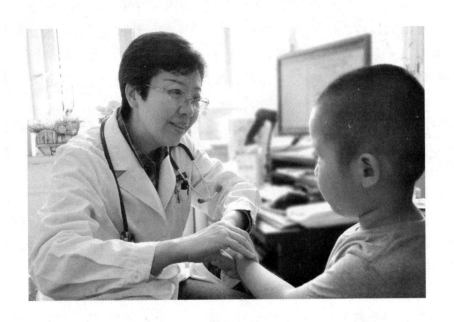

从脾调肺，整体辨证治疗

"脾属土，肺属金，脾为肺之母。"中医学上的肺指的是整个呼吸系统，包括鼻咽、气管、肺，叫肺系；而脾胃指消化系统，是呼吸系统强大的后盾。中医理论认为，肺的疾病如反复呼吸道感染、咳嗽痰多往往跟脾胃虚弱有关系。在治疗患儿的慢性咳嗽等肺部疾病时，李敏一向坚持"从脾调肺、整体辨证"，治患儿的肺，也调患儿的脾胃，以取得更佳治疗效果。

快2岁的小伊是今天的第2位患儿。为了挂上号，她的妈妈和奶奶凌晨2点就从河北承德出门，在门外等候时，小伊还非常乖巧安静，但被奶奶抱着进诊室后，因为害怕穿白衣服的医生，小伊立马就大哭起来，本来泛红的小脸儿涨得通红。李敏打开柜子给小伊拿了一支棒棒糖，让奶奶先哄着。

在小伊时断时续的哭声中，妈妈开始讲述他的病情：3月的时候喉炎反复2次，4月感冒发热，住了10天院，现在的情况是嗓子比较哑。

"来，小朋友，咱俩握握手好不好？"在记录了病情后，李敏转身，微笑着把手递给小伊："我看看宝宝手洗干净了没有，可以了，咱们就把糖打开吃好不好？"

各项检查完毕，李敏发现小伊手掌发黄，肺里有痰，嗓子哑，口气重，脸还泛红，综合来看是上火的表现，说明肺有蕴热、脾失运化。她告诉小伊的妈妈，孩子有些体虚，脾胃也不好，给孩子开了一些清肺热运脾胃的中药，并特意叮嘱妈妈："孩子太小了，煎一煎就行了，煎2次药汤会很多，孩子吃不了；要多泡少煮，泡上1个小时。"同时还提醒她小伊脾胃不好，目前饮食上不能吃太多。

记者很好奇李敏是如何看出小伊脾胃不好的，她解释道："之所以说脾胃不好，是因为我们中医是整体辨证的，脾胃不好不是说跟这次病有关系，而是从病的本质上来说，孩子脾胃不好，体质虚弱。我们不仅要除病症，还要除病根。"

其实不仅仅是小伊，在今天看病的小孩子中，大部分都体质虚弱，来复诊的姑娘小涵也是其中一个。据她的妈妈介绍，自3月底在李敏这看过以后，小涵已经好了很多，如今就是早上会有些咳嗽。近10多天，小涵感觉嗓子不舒服，鼻子后也有点痒，似乎有痰。

"时不时地就感冒，时不时地就发炎。"小涵的妈妈不知该如何是好。李敏宽慰她道："脾胃不好的孩子特别容易这样。"小涵的食欲确实不怎么好，通常晚饭在幼儿园吃过了一些，回来吃不下，晚上就吃点水果和牛奶。李敏给小涵开了些健胃的药，增强她的消化能力，另外也提醒她的妈妈平时可以给做一做腹部按摩，并且让小涵少吃伤脾胃的东西。

对于孩子来说，一方面他们脾胃还比较弱小，消化等功能有限；而另一方面，与成人脾胃只需满足新陈代谢需要不同，孩子的脾胃还要满足身体发育的需要，这就形成了一对矛盾，而这种状态下的脾胃更易受到损伤。

"孩子们的脏器如同小树苗一样脆弱，容易受伤害。当脾受到伤害以后，肺的强大后盾受到削弱，就容易生病。"李敏认为中医比较好的地方在于辨病与辨证相结合，既要辨它的病是咳嗽，同时又会顾及肺与其他脏器的关系。所以在治疗反复呼吸道感染、慢性咳嗽等这些肺部疾病时，李敏都会通过健脾运脾来增强肺部的功能，也就是她所秉持的"从脾调肺、整体辨证"之理念。

科普让家长更好照顾患儿

人们常讲，孩子最好的医生其实是父母。对患儿们来说，平日里的科学、悉心照料尤为必要，但中国的很多家长并不懂得如何去做。在问诊的过程中，李敏除了给孩子看病，有时候还给家长"看病"，并且做一个科普宣传者，把照顾孩子的知识传递给父母，让他们能更好地照顾患儿。

"我们这孩子都咳半年了，有时候就那么几声，我就特别焦虑。"小成的妈妈紧皱着眉头，向李敏讲述着孩子的病情。小成今年5岁，从2017年10月开始咳嗽，上周开始咳嗽比较厉害，妈妈给他吃了3天头孢菌素类抗生素，现在每天早上和晚上会流鼻涕，偶尔打喷嚏。"去外面玩好像半个小时会咳1次，在家里可能频繁一点儿，反正就是说不清楚。"小成的妈妈都有些混乱了，她直接问李敏："您觉得他的这个问题大吗？"

"看到嗓子后面那白色的吗？"做完检查后，李敏示意小成妈妈看他的咽部，"那就是鼻涕，少量的鼻涕倒流刺激嗓子，就会引发咳嗽。"她告诉小成的妈妈，这种咳嗽确实不好治，因为鼻炎是根本问题，但疾病本身并不严重，只要注意预防感冒，平时好好洗洗孩子的鼻腔，就能使症状缓解很多。另外就是孩子的舌苔厚，说明消化不好，需要保养脾胃。李敏给小成开了些治鼻炎的药，另外还让他的妈妈带他去验下心肌酶，因为听说小成近期曾患猩红热。

对相关育儿知识的缺乏，让很多家长面对孩子生病，尤其是反复咳嗽这种慢性疾病时，容易变得焦虑。"很多时候，治慢性咳嗽治的不是孩子的病，而是治家长的焦虑。这位家长就属于特别焦虑的。"家长走后，李敏向跟诊记者介绍，"有的家长就特别要求完美，孩子咳一声他们都受不了。其实有时候就是感冒后鼻部炎症未消除，把鼻子治好了，别再反复感冒，咳嗽自然就好了。当然，过敏性鼻炎引起的咳嗽病程会更长些。"

在焦虑下，有的家长看到孩子生病，会自作主张给孩子吃药，结果反倒加重了孩子的病情。阳阳的妈妈就是这样一个例子，阳阳反复咳嗽3年，前2年一般不伴发热，之后常伴发热咽痛。4月30日的时候咳嗽发作，本来不是特别严重，阳阳的妈妈就想着给他补补气，吃了红景天，结果5月2日晚上阳阳就开始发热，最高到38℃。李敏告诫她不要乱给孩子吃药，一定要在大夫指导下才行。阳阳的妈妈也悔不当初："哎呀！是！本来没这么严重的。"

还有的家长，因为担心对孩子的病不好，很多东西都管着不让吃或少吃。在李敏看来，这样做时间长了容易导致孩子的心理问题，因为大多数时候，孩子们吃巧克力等零食并不是因为它们味道有多好，而是一种心理需求。她建议家长还是要适当放宽松一些，不要对孩子太过严格，适当地吃点小零食并无大碍。还有很多家长问孩子生病期间要不要吃肉，"对于急性病，患病期间不适合吃肉。但对于慢性病如反复呼吸道感染、慢性咳嗽等，病程较长，一定要给孩子适当吃肉，不吃肉孩子怎么长身体呢？"

因为家长们对相关知识的缺乏，李敏总需要在问诊的过程中给他们科普一些相关的知识。然而，医生的时间和精力是有限的，她越来越认识到科普宣传的重要性，尤其是互联网迅猛发展的当下，很多人在网上获得医疗知识和意见，但其中有非常多不专业的医疗指导，李敏觉得正规的医院和医生应当发声。

如今，在院里的支持下，北京中医医院儿科的微信公众号也建立起来了，里面有专门的科普宣传栏目，从宝宝的合理膳食到如何煎中药，家长们都可以通过微信扫码获得相关知识。李敏一向认为儿科的重点不仅在疾病治疗，更应在预防，通过微信公众号，正好能够"把这些东西教给家长，让孩子少生病、不生病。"

一上午的跟诊在李敏与患儿轻松愉悦的互动中很快就结束了，但李敏的工作却并没有结束，她还需要赶往首都儿科研究所附属儿童医院出下午1点钟的门诊。2017年，北京中医医院与首儿所签署合作协议，成立"中医儿科医联体"，李敏兼任首儿所中医科主任。门诊结束时已经是中午12点多，她来不及吃一点东西就匆忙地出发了。

（跟诊记者：吴海侠）

杏林妙手攻坚疑难肾病——赵文景

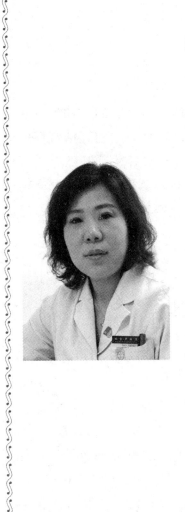

专家简介

赵文景，首都医科大学附属北京中医医院肾病科主任，主任医师，副教授，硕士研究生导师，首批全国中医药传承优秀博士后。国家级名老中医张炳厚教授学术继承人，第四批全国中医临床优秀人才，北京市中医管理局125人才，北京中医医院首届"杏林优才"，中华中医药学会肾病分会首届优秀人才。现担任中华中医药学会肾病分会常委、北京中医药学会肾病专业委员会副主任委员兼秘书长等职。

专长：对于中医药治疗肾脏病有独到见解和深入研究。专业特长包括糖尿病肾病，慢性肾炎，激素依赖或无效的难治性肾病综合征，尤其对急、慢性肾功能衰竭，膜性肾病的治疗效果明显。

出诊时间：周二全天、周五上午，周四晚间门诊（明医馆）；隔周三上午（延庆院区）。

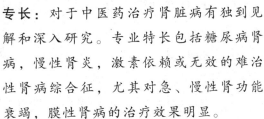

　　首都医科大学附属北京中医医院的肾病科是国家中医药管理局及北京市中医管理局重点专科，不到上午9点，门诊楼2层肾病科的10余个诊室外已经全部坐满了等候就诊的患者，1诊室的门前显得尤为拥挤，端坐室内的肾病科主任赵文景早已经开始了今天的门诊。

技艺精湛，声名远播

　　51岁的李姓患者来自吉林，妻子陪着他一起来到诊室。李姓患者2017年10月体检时发现肌酐指标为202μmol/L；12月，肌酐指标已经升高至2200μmol/L。患者先后在长春市及北京的医院进行了肾结石手术和右肾的造瘘术。近期的复查发现，尿液指标仍不正常，患者还出现了手脚冰凉等症状，辗转多处，最终选择来赵文景这里求医问药。

　　了解过患者详细的就诊经历后，赵文景询问："您取出的结石是什么性质？"面对这一问题，患者似乎有些发懵。赵文景解释，"您取出结石后有没有对它做成分分析？"实际上，作为现代社会最常见疾病之一，泌尿结石的复发率极高，其5年复发率高达60％，20年的复发率高达100％，赵文景口中的成分分析正是确诊结石性质、制订结石预防措施的重要依据。但这位患者在长春完成结石手术后并没有进行该项检查。赵文景随即告诉患者成分分析的含义和必要性。"结石包含钙结石、钙与非钙的混合型结石等多种类型，结石类型不同，形成结石的危险因素亦有所不同，饮食上的调整也会不同。"

　　接着，赵文景仔细浏览了最新的检查结果，通过尿流式细胞沉渣分析，她判定患者有泌尿系感染，致病菌可能为大肠杆菌。综合来看，这位患者为多囊肾合并结石及梗阻性肾病，赵文景最后为患者制订了新的治疗方案。

　　除了东北的患者，还有一对西南的夫妻千里迢迢从四川赶来就诊，其中的张姓男患者肾脏功能欠佳，他的一个肾脏萎缩，近期出现血肌酐上升。了解到患者的情况，赵文景随即嘱咐，这种情况一定要低盐、低蛋白饮食，少吃肉。"四川人不吃辣不行吧，但你还是要控制一下。"一旁的女家属笑着说："对，控制不了，所以就找到您这儿来了。"确定治疗方案后，女家属仿佛放下了心里的重担，她告诉赵文景："他一直不愿意面对现实，找您看病，他才愿意来。"听到这儿，赵文景笑着告诉男患者："你的病情不重。配合治疗，你的肾脏就不会有大问题。"给患者树立信心之后，她接着科普，并制订了详尽的中西医治疗方案。

　　赵文景的门诊多是来自外地的患者，跟诊当中，还有患者推门进来询问，您是赵文景主任吧，我就要来挂您的号。赵文景在全国的良好口碑以及高超的医疗水平来自她20余年毫不松懈的临床实践。赵文景非常重视医疗技术水平与自身素质的提高，随时学习掌握肾脏内科专业领域前沿发展。她在糖尿病肾病、膜性肾病、慢性肾衰竭及各种疑难危重肾脏病中西医结合诊治等方面颇有建树，很多难治性肾病患者在她的精心治疗下，运用中医药得到了痊愈。赵文景作为国家级名老中医张炳厚教授学术传承人，梳理名老中医学术脉络，继承创新，2017年度获国家中医药管理局"优秀中医药传承博士后"称号。

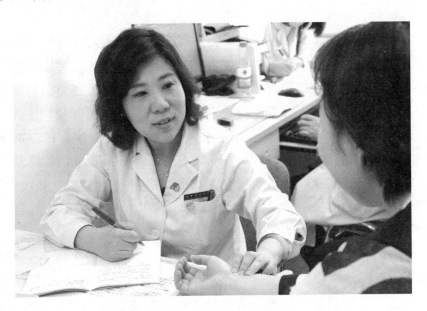

方法独特，疗效甚佳

除了师承名家，传承中医经典之外，赵文景也非常注重创新治疗方法。跟诊当中，记者留意到了一张"北京中医医院检验报告单对比表"，面对首次问诊的患者，她会把对比表拿给患者，并告知填写方法；而面对复诊的患者，她则会凭借这一对比表，根据表格当中各项指标的变化判断患者病情的恢复情况。

一位吕姓男患者前来复诊，这位患者患有膜性肾病。此前，他一直在其他医院行西医激素治疗，但治疗效果不佳。从2017年8月开始，他来到赵文景处接受诊治。患者落座之后，赵文景让患者拿出那张对比表，只见患者从包里拿出一个笔记本，本上画了一张一模一样的表格，表中第一列是肾病检查最常见的10余项指标，包括血白蛋白、血肌酐、

24小时尿蛋白定量等，第二列是指标的参考值范围，第三列是第一次的检查结果，其后各列依次类推。患者的表格中已经填满了密密麻麻的数字，根据各项指标的纵向变化，结合患者的全身症状、尿液变化、血液变化以及血压变化等各种情况，可以判定，这位患者的肾病已经恢复良好。很多激素和免疫抑制剂治疗无效的膜性肾病患者都在赵文景这里得到了缓解。赵文景告诉患者，新一阶段要继续巩固战果，保证低盐、低蛋白饮食，少劳累，减体重。

赵文景的学生兼助手告诉记者，这样一个"检查对比表"是赵文景独特的诊疗手段，它不仅可以方便医生快捷地观察指标的动态变化，也能让患者在有意识的记录当中实现自我管理，督促自己遵照医嘱保持良好的生活习惯。实际上，就在对比表的反面，清晰地写着肾病患者的日常管理目标，具体包括：低盐低脂低糖，优质低蛋白饮食；控制血压（BP<130/80mmHg），血糖(空腹<7 mmol/L，餐后<10 mmol/L)；降低血尿酸（UA<350mmol/L）；定期复查肝肾功能（2~3个月复查1次），24小时尿蛋白定量≤0.5g/d；避免劳累、熬夜、感冒及感染，不吃"肾毒性药物"。

此外，赵文景还组织自己的学生创办了一个微信公众号——"护佑肾康"，公众号里详细罗列着赵文景的出诊时间、挂号途径、就诊流程、尿液标本留取方法、常见食物营养成分等就诊须知以及科普知识。这一公众号的二维码就张贴在助手的诊台上，每一个前来问诊的患者都可以直接关注、浏览。赵文景娴熟运用起了互联网时代的传播渠道，将权威、有效的科普信息直接传递给了自己的患者，避免了他们被网络当中参差不齐的医疗信息迷惑。

跟诊当中，还有多位疗效明显的患者前来复诊，他们的言辞之间尽是感激与赞美。68岁的刘姓女患者左肾因肾癌切除，目前患有慢性肾衰竭，同时还有心肌梗死等病史。患者曾经在多家大医院就诊治疗，但恢复情况始终不佳。她告诉记者，最开始找到赵主任时连路都走不了了，已经快要失去治疗的信心了，但经过治疗之后，现在已经能绕家附近的公园走一圈了。"真是特别感谢赵主任。"

另一位复诊的女患者已经86岁的高龄，这位患者坐在轮椅上，由两个女儿推着走进了诊室。患者告诉医生，最近状况一直挺好，饮食正常、尿量稳定。患者所患有的是目前罕见的IgG4相关性肾病。IgG4相关性疾病是近年来才被人们认识的一个系统性炎性疾病，目前国际学术界尤其是日本和欧美学者对本病进行了较为深入的探讨，国内医生对该病的认识相对不足。这位患者此前也在其他医院进行过激素治疗，但疗效不佳，目前经过赵文景的中药调理，病情已经恢复稳定，西药和激素基本不再服用。

除了攻坚诸多疑难肾病，赵文景在北京中医医院肾内科还首次开展了床旁血滤技术，大大提高了急危重症患者的抢救成功率。

仁心妙手，爱好看病

现年44岁的周姓男患者患有慢性肾病，记者跟诊当天也来到了诊室复诊。这位患者的血压等指标不太稳定，赵文景判断是患者精神经常焦虑所致，她一边开药一边耐心嘱咐患者如何调整心态、控制情绪、减轻压力保持平和。男患者听完后笑着说："您说得跟我妈一模一样。我有时候就在想赵主任您的脾气是真好，怎么才能变成您这样呢。"面对疑问，赵文景认真分享了自己的经验，"你要总想着怎么去帮助别人，不要老想着社会对不起你。调整好自己的心态很重要。"

跟诊当中，赵文景始终用一颗真诚的心，关爱着、呵护着每一个生命，虽然她已经是中医肾病领域的知名专家，但她对待患者却非常和蔼友善，面对每一个患者时，她都极尽细致，平和耐心。患者的每一次就诊，除了得到精准的治疗方案，也得到很大的心理支持和鼓舞，很多复诊患者表示："4周复诊1次，就盼着见到赵主任的这一天，看到自己的化验指标在改善，听到赵主任的鼓励，如沐春风，充满了战胜顽疾的信心。"

49岁的赵姓男患者患有慢性肾功能不全，此前服用过羟苯磺酸钙进行治疗，自行停药后，肌酐从150mmol/L涨到了230mmol/L。来到赵文景这里接受治疗后，肌酐在1个月之内稳定在了210mmol/L左右。查阅过患者最新的检查结果之后，她建议患者做进一步的检查，患者似乎并不愿意。被问及原因，他解释说，自己经常在网上查一些东西，内心有顾虑，就不太愿意做。赵文景向患者解释，网络上的信息参差不齐，有些并不准确，很多患者宁愿相信网络也不愿意相信医生。赵文景建议患者住院治疗，患者依然倔强，"我不想住。"原来患者解释，自己在其他医院治疗时也得到了住院治疗的建议，但因为自己不想住院，医生建议其服用激素治疗，目前他已经服用激素2天了。"你告诉医生你还患有多囊肾吗？多囊肾服用激素是无效的。并且，服用激素会出现副作用，可能会导致骨质疏松、感染和胃溃疡等。"赵文景显然对患者过于仓促地服用激素有些担心，但她的脸上依然写满笑意，语气依旧平和。

讲完医嘱，赵文景继续询问了患者最近一段时间的身体状况，开出了2周的药方。最后，赵文景还不忘嘱咐患者，如果要去别的医院就诊，一定要全面告诉医生自己的情况。

患者们大约不会知道，面对每一位患者都极尽细致的赵文景每次半日出诊的门诊量都在50～60人次。跟诊当天，赵文景的门诊从早上8点持续到了下午1点，一共接诊了53位患者。她的助手告诉记者，2018年的第一个工作日，赵文景在一天之内问诊了130余位患者。

20多年来，赵文景付出了令人难以想象的努力，牺牲了很多个人的时间，换来的是无数患者的健康和快乐。很多患者心疼地对她说："我们看到您从早上8点开始看病，看到晚上8点结束，连中午饭都没时间吃，太辛苦了，您就是为了我们这些患者也要多保重身体啊。"赵文景的回答是："看病是我最大的爱好！做自己最喜欢的事情，所以不觉得累，看到这么多外地患者不远千里来看病，我真无法拒绝他们的加号请求"。赵文景用行动证明了一位医者的丹心妙手，医者仁心。

（跟诊记者：李忠利）

以德做药引的中医脊梁——王耀献

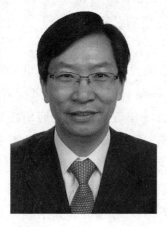

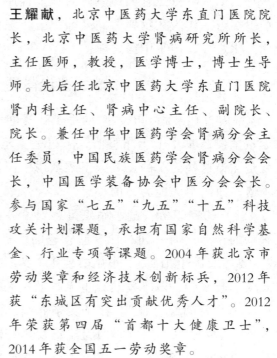

专家简介

王耀献，北京中医药大学东直门医院院长，北京中医药大学肾病研究所所长，主任医师，教授，医学博士，博士生导师。先后任北京中医药大学东直门医院肾内科主任、肾病中心主任、副院长、院长。兼任中华中医药学会肾病分会主任委员，中国民族医药学会肾病分会会长，中国医学装备协会中医分会会长。参与国家"七五""九五""十五"科技攻关计划课题，承担有国家自然科学基金、行业专项等课题。2004年获北京市劳动奖章和经济技术创新标兵，2012年获"东城区有突出贡献优秀人才"。2012年荣获第四届"首都十大健康卫士"，2014年获全国五一劳动奖章。

专长：肾络微型癥瘕理论、辨机论治理论及中医药抗肾纤维化的研究。擅长治疗肾炎肾病、内分泌疾病及风湿免疫性疾病。尤其对肾病综合征、糖尿病肾病、复杂性泌尿系感染、紫癜性肾炎、狼疮性肾病及肾功能不全有独到之处。

出诊时间：周三上午（特需门诊）。

站在名医身边 | 『医生』跟诊记 | 『2018人民好

2017年11月22日，菲律宾。在热烈的掌声中，王耀献走上领奖台，接过了顾氏和平奖基金会授予的2017年度顾氏和平奖。菲律宾"顾氏和平奖"被称为亚洲的"诺贝尔和平奖",是联合国备案的仅有的两个世界级和平奖项之一。至此,王耀献成为继黄洁夫和姜保国之后中国大陆第三位获此国际盛誉的学者,这一奖项也是我国中医药行业继屠呦呦之后的又一国际大奖。

2018 年 1 月 10 日,上午 8 点,王耀献已经坐在了北京中医药大学东直门医院国际部的诊室里。尽管科研成果丰硕,管理成效卓著,无数嘉奖傍身,王耀献依然甘做诊室里的一个普通医生,为无数前来求医的患者摆脱疾苦。作为久负盛名的高等中医药院校附属医院的院长,王耀献守住文化之根,传承中医之魂。

妙手调治肾病

诊室内古朴素雅,五六个助手坐在房间一侧整理病历,王耀献端坐在诊室里侧,桌子上干净整洁,不过一支笔、几本病历和一个号脉枕。但就是凭借这些简单的工具,王耀献用中医传统的"望闻问切"之法治愈了诸多西医都无能为力的疾患。

一位在诊室里等待的小姑娘留意到了旁边的几位记者,或许也是对王耀献的声名已有耳闻,便拿起爸爸的手机对准了王耀献,嘴里说着:"我也要给大医生拍照。"小姑娘现年 7 岁,2015 年底无明显诱因出现眼睑及双下肢水肿,既不发热,也无咳嗽、无呕吐,在河北衡水当地医院被诊断为"肾病综合征"。孩子父亲介绍,之前服用西药治疗,但 2 年之内已经 4 次复发,这次是因为流感发热。记者问及父亲,缘何找到王院长这里前来问诊。他回答说:"一位患有类似疾病的病友介绍说王院长治疗肾病疗效显著,能治根。"

"治根"的疗效也在另一位来自浙江的女患者身上得到了验证。这位患者之前患有肾病,吃了王耀献开的药后,身体已经轻松了许多,这一次复诊的原因是身体又出现了足踝部水肿,肌酐这一指标的值也在200 上下徘徊。了解到患者有高血压病史,王耀献怀疑可能是降压药导致水肿,于是便提醒她,利尿药可以尽量不吃。患者听完医嘱,立刻回应,"我听您的"。脸上写满了信任。另一位来自四川绵阳的患者,肾脏有结石,吃了 2 个月王耀献开的药,已经完全恢复了。"吃了您的药,感觉比较精神。"

相比于西医,中医学拥有自身独特的优势和魅力。王耀献在继承经典的基础上，对肾病的中医治疗贡献突出，创新提出了"辨机论治"学说、肾络癥瘕聚散消长理论，开辟了肾脏病领域一条承前启后的中西医结合的新理论和新方法。在王耀献看来，中医理论绝对经得起考验，就看你敢不敢大胆假设，小心求证。要用严谨的态度推断，多听、多看、多问患者的情况，才能准确下判断。

除了开药之外，王耀献也特别注意提醒患者的饮食起居习惯，对于肾脏有问题的患者，他都会交代一句，要服用少量食盐，蛋白质食用要少而精，每天1个鸡蛋、1袋牛奶、1两瘦肉。在王耀献看来，中医的健康理念应该融入我们老百姓的衣食住行。"现在是冬季，我们平时吃什么、穿什么、包括怎么运动，都涵盖在中医里面，现在主要是慢病为主，老百姓离不开中医的保健护身。"

门诊争分夺秒

王耀献是央视《健康之路》《中华医药》与北京卫视《养生堂》栏目特邀专家，他经常在各个媒体平台上向大众普及健康知识。王耀献的"神手""妙方"也早已经名闻中国，仅仅从半天的跟诊中便可以窥见一二。除了一位来自北京石景山的患者，跟诊当天的其余近50位患者全部来自其他省份，来自全国各地的患者大多都是经病友介绍或者听闻王耀献的各种报道后慕名而来。

一位满头白发的老太太在家人的陪同下前来就诊。王耀献先是仔细端详患者，观察气色，倾听声息，然后为患者切脉，接着便开始询问她最近的身体状况。老太太自诉最近一直头皮发紧，头晕不适，睡眠质量不佳，尽管在综合医院神经科做了CT和B超等检查，但所有的检查结果都显示各项指标正常，西医大夫查不出疾病，自然也就无从下手，只能输液缓解。患者四处打听了解到王耀献治疗杂病颇有独到之处，便拖着病躯从河北廊坊赶来。王耀献仔细翻阅了一遍患者的病历和之前的各项检查结果，思忖良久，开始执笔写下药方。落笔之后，王耀献告诉患者，因为你是首次问诊，药物需要慢慢调整，所以先给你开2周的药，随后再慢慢调适。老太太显然心有不甘，"王院长，您给我开2个月的吧，我家远，早上6点来才挂上您的号，我也相信您的方子。"老太太并不明白，中医相同的药方用在不同体质的人身上，很可能取得完全不同的效果。而王耀献将这些耐心地讲与患者。

来自广东佛山的何姓患者今年45岁，患有较为严重的狼疮性肾炎。他的妻子告诉记者，患者已经求医无数，这次找到王耀献也是一位朋友介绍，朋友也患有狼疮性肾炎，经王耀献诊治后病情已经恢复稳定，自己网络查询之后，也觉得值得来这里一试。王耀献逐一浏览了患者之前的病历和检查结果。患者家属补充，患者水肿严重，每次都要透析1500~2000ml，这也导致他一直口干、口苦，之前服用尿毒清颗粒加乳果糖，依然没有便意，一两个小时就会醒一次。大约1分钟之后，王耀献一针见血地指出了治疗的难点。患者狼疮正处于高度活动期，但他还患有肺结核，两者的治疗是相互矛盾的。治疗狼疮需要服用激素，但这可能导致结核扩散。随后，王耀献给患者开出了适用的药方。

除了许多首次前来就诊的患者，还有许多是手术后调整药物的。面对来自不同地域，操持着各种口音的患者，王耀献一直都耐心倾听患者对病情的介绍，认真解答患者的各种问题。有时候，患者的口音太重，王耀献便让同行的人帮忙"翻译"；有些患者急于倾诉，突然忘记了自己想说什么，王耀献也会耐心地回应，"你慢慢想，想起来再说。"

由于门诊患者实在太多，王耀献始终一个姿势端坐，看病历，问病况，手写药方，不舍得耽误一分一秒。看到第10位患者，王耀献活动了一下手指头，记者忍不住问了一句，"您一直手写病历，手酸了吧？"王耀献点点头又继续笔耕不辍。看到第15位患者，王耀献手机铃声响起，他直接挂断，直到响起第3次，他才接起电话，张口就是："有什么事情，你快点儿说。"看到第18位患者，王耀献掏出餐巾纸，擦去了嘴角因为说话太多而积聚的唾液。临近中午，助手推门进来，问王耀献是否要吃完饭再继续问诊，他直接回绝，"还是看完再吃吧。"看到第50位患者，已经下午1点46分，王耀献第一次打了个哈欠，便又继续"奋战"。一位来自山东的患者道出了其中的真相："王院长时间不够，太辛苦了，因为他对我们病人太好了。"

医病更要医心

中医强调整体观念，早在2000年前《黄帝内经》已经形成了自然、生物、心理的整体模式，与此同时，中医治疗疾病也强调维护机体自身调节能力，激发自我修复的能力，更符合内在的自然规律。王耀献将这些思想应用到了实际的诊疗中，他在救治患者身体病痛的同时，也关注对患者的精神调治。

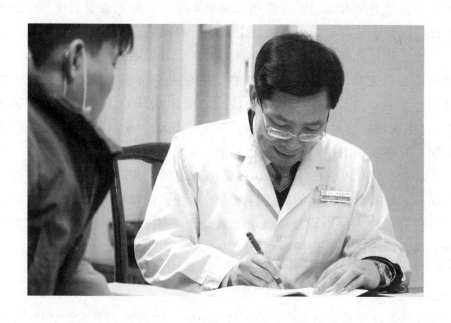

一位老年男性肾功能不全，2013 年开始又患上银屑病，患病以来，患者总觉得浑身难受，睡眠不佳。王耀献解释，目前，肾脏病和皮肤病之间是否存在明确联系还不清楚。被询问病情，患者显得沉默寡言，总是由家属代劳，注意到这一细节，王耀献开始跟患者谈起"闲篇"。"时间证明这 4 年来，你的病情总体还是很稳定的。随着年龄的增长，人难免会觉得空虚寂寞，你要多跟外界沟通。"说到这里，家属立即应和，"您说得太对了，他每天待在家里不出门，也不跟人说话，都快抑郁了。"王耀献接着说："年纪大了，要学会修心。心静有利于疾病康复，你可以练练太极拳，看点儿闲书。"

王耀献认识到，作为一个医生，仅仅帮助患者解除躯体疾患的痛苦是远远不够的，况且很多疾病都不能从根上治愈。随着社会的进步，社会心理因素越来越成为影响个人健康，家庭幸福和社会和谐的重要因素，于是，慢性病和预后较差的疾病，他都会特别鼓励患者树立战胜疾病的信心和勇气。王耀献给患者的治疗中都会多上几条特别的注意，不是告诉患者调控情志，就是建议如何起居、如何运动，有时还推荐患者看什么书，这些虽都不是药，但却每每显示出"超药物"的疗效。

一位来自西安的女患者，同样对自身的疾病充满了恐惧、紧张和焦虑。患者现年 52 岁，患有红斑狼疮，在西安交大附属医院做过了一系列检查，检查结果显示，其症状已经基本缓解，但患者显然还有一肚子的话要跟医生倾诉。患者自诉舌头溃疡、有淤血，并且有耳鸣、失眠症状，脖子到后背都特别敏感，浑身无力。患者说话急促，喘气明显。王耀献耐心听完后，先给了患者一颗"定心丸"，"你现在恢复很好，病情属于早期，完全不用着急。"接着，王耀献开始了对患者的精神调制，"你现在是病轻心重。"接着，王耀献开玩笑说："你现在还处在更年期，有些症状混在一起，好多症状不是肾脏病带的。"

这些诊治方式也正体现中医的魅力。正如王耀献所说，中医作为一门学科，具有自然科学的属性和医学的属性，同时也有哲学、人文和社会学科的属性。可以说是集科学与人文于一体。王耀献常说："如果离开了人文，人医与兽医何异？"

上工治"穷"病

古代医圣先贤曾言："上工治未病，中工治欲病，下工治已病。"对此，王耀献却有自己的看法，他认为，在现今真正的上工（上工指医术上等、技术精湛的高明医生）应该善治"穷"病，意即让老百姓都能看得起病，而不是一味地追求高、精、尖的医疗技术，要降低百姓的医疗成本，切实了解基层人民群众的医疗需求，并加以解决，才是医者"上工"之道。

王耀献的主张源自于自己亲身的生活经历和基层百姓的一片赤子之心。童年时，家中亲属许多患有重病却无所医治，最终只能听天由命。童年苦难的经历，使得王耀献始终心系基层群众，在他眼里，穷并不可怕，可怕的是生病时只能听天由命的无力感。为了让老百姓都能看得起病、看得上病，王耀献扶持基层、培养乡医、探索医改，努力将中医变成每一个老百姓都看得上、用得起的医疗。

王耀献首先关注的是中医治疗水平的整体提升。2009 年，东直门医院联合全国各级中医医院，打造了以东直门医院为核心的全国中医医院战略联盟。8 年时间里，战略联盟的范围已扩大到全国各个地区，每年均举办各级各类学习班、进修班、名老专家传承班、学术论坛等等，帮助联盟成员单位的中医药服务能力不断提升。同时，考虑到基层科研能力薄弱，东直门医院还牵头发起"科研资助"。自 2011 年起，陆续向

161家的战略成员单位进行科研资助，该项目已完成四批科研课题招标，共支持立项课题91项，资助科研经费已达198.5万元。在实践过程中，东直门医院也创新探索出服务基层百姓的9种公立医院改革新模式，包括通州模式、普通社区模式、功能社区模式、鼓楼模式、昌平模式、涿州模式、战略联盟模式、医联体模式和国际部模式。

为了确保扶持基层的实效，真正实现服务百姓，在王耀献的推动下，2015年，东直门医院首届"全国乡村中医师3+3提升工程"正式启动（全程学习3年、集中培训3个月的"3+3"模式）。东直门医院团队为乡村医师量身定做培训大纲；为减轻学员经济负担，消除学员的后顾之忧，积极倡导爱心企业进行资助，使3个月的集中培训免费；医院顶尖专家还成立带师团队，手把手传授中医精髓。截至2017年，东直门医院先后培训了9个省份、83个偏远地区的133位基层乡村中医师。

不仅如此，在2003年"非典"、2008年汶川大地震、2012年北京房山水灾等突发灾难现场，都可以看到东直门医院的救助团队。王耀献坚守公益，心怀基层的大爱也获得了国际社会的认可。菲律宾顾氏和平奖国际委员会对王耀献为改善人类健康所做出的不懈努力给予了高度评价。

下午3点，王耀献终于结束了门诊。脱下白大褂，一身西装笔挺，原来他还要接着奔赴下一场学术会议。从早上8点到下午3点，他还没来得及吃上一口饭。"大医仁爱心，以德做药引"，王耀献从医30余年，一直把这句话作为座右铭，更是这句话的践行者。

（跟诊记者：罗　辉　李忠利）

站在名医身边

医生 跟诊记

『2018人民好

17. 上海中医药大学附属龙华医院

中西贯通的普外科"能手"——许阳贤

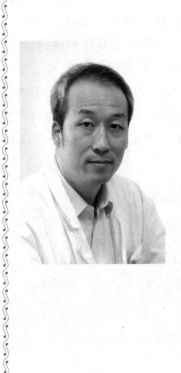

专家简介

许阳贤，上海中医药大学附属龙华医院普外科主任医师，硕士生导师。民建会员。毕业于浙江医科大学和上海中医药大学，师从全国名老中医朱培庭教授、王庆其教授。自1997年起一直在普外科临床一线工作，从事各种普外科疾病的手术、中西医结合治疗。现任中国中西医结合学会普外科专业委员会直肠癌防治专家委员会委员、上海市抗癌协会大肠癌专业委员会委员、上海市抗癌协会肿瘤微创治疗专业委员会腔镜外科学组委员、上海市肿瘤防治联盟结直肠专业委员会委员等职。

专长：擅长各种普外科常规手术，特别是胃肠肿瘤、甲状腺肿瘤根治性手术和中药治疗。

出诊时间：周二上午（专家），周三下午（特需）。

盛夏7月的最后1天，上海仍然高温。上海中医药大学附属龙华医院门诊4楼的一间诊室里，普外科主任医师许阳贤正接待着来自全国各地的患者。一上午的出诊中，他始终秉持着热情而耐心的态度，侧耳倾听患者讲述自己的病情，对症下药，辨证施治。作为一名中西医贯通的专家，他的医术医德，包含在患者家属们的信任与托付中，也体现在患

站在名医身边
医生跟诊记
『2018人民好』

者们康复后的愉悦笑容上。

中药调理起奇效

在以中医为治疗特色的龙华医院，普外科的患者几乎都会在手术治疗之后接受中药调理。虽然是外科医生，但许阳贤对中医的认识比一些中医医生还要深刻，他的中药治疗，不仅有助于患者的术后痊愈，有时还会带给患者们意想不到的疗效。

"今天看病的挺多啊，平时我9点半就能看上。"65岁的金先生迈着流星大步走进了诊室，坐下后便向许阳贤"汇报"自己的情况："上个月开的药挺好！现在吃得好睡得着。"金先生是一位胆囊结石患者，3个多月前由许阳贤亲自操刀做了手术，之后便一直进行着中药调理。

"胆囊结石开刀的患者，在术后我会建议吃一段时间中药。"许阳贤向跟诊记者介绍，"因为胆囊切除术后也有可能出现胆管结石，更加难以处理，通过中药调理可以改变胆汁成分，就不容易再发生结石可以有效地解决这个问题。"

就诊过程中，金先生还向许阳贤讲述了自己忽然想起的一个"新发现"，那就是困扰他多年的湿疹也在服药后好了："以前一到天热，我这手上、背上还有腰两边都是湿疹，现在竟然好了。"

"这是什么道理呢？"上次就诊的时候，金先生并没有告诉许阳贤自己还患有湿疹，没想到把湿疹也治好了。不过，许阳贤解释了其中的原因：从中医的辨证来看，金先生胆囊疾病属于湿热，胆囊切除术后体质没有改变，术后还是使用以清利湿热为主的中药，而湿疹往往也是以湿热为主的疾病，所以就达到了胆石症和湿疹异病同治的效果。

"湿疹是皮肤科的常见病，治疗效果也往往不理想，这是因为中医辨证对了，所以治疗有效。"

像金先生这样因为许阳贤的治疗收获意外疗效的患者还有很多。一位甲状腺癌术后接受中药调理的女患者也说起自己意想不到的变化："感觉自己比以前更有劲了，以前走得多了腿容易累，现在好多了。"

61岁的朱姓女患者则是明显地感觉到自己的免疫力提高了。没吃药之前，只要身边的人一咳嗽，她就容易感冒，而且病情会持续1~2周。在服用完许阳贤开的中药后，她再感冒时3天就好了。

提高患者的免疫力，是许阳贤中医辨治的一个目标，尤其是在肿瘤、肠胃癌等患者的康复方面。"按中医治疗肿瘤的整体辨证理念，肿瘤本身是属于全身的毛病。并不是开刀把病灶拿掉了这个肿瘤就不会有了，应该是开刀把病灶拿掉了，然后要改善它的内环境，让这个人不容易再生病。"所以，在抗肿瘤的治疗以外，许阳贤还会根据辨证给患者处方补虚的中药改善其体质，提高患者的免疫力，"这就像一块地，你把这块地长的杂草拔掉了，过段时间杂草还会再长出来的，只有土壤改良了以后才有可能不会再长。"

除此之外，中药的调理还针对一些进行化疗、放疗的患者，因为化放疗往往会带给患者很多的副作用，比如有的患者在放化疗后可能会出现手足麻木、胃口不好、排便异常等症状，甚至严重的有骨髓抑制的临床表现，而接受放疗的患者往往会有放射性肠炎的症状。对于这些副作用，西医目前并没有好的解决办法，而通过中药的调理，这些方面可以得到较大的改善。不仅可以提高患者的生活质量，更可以帮助患者更好的度过放化疗阶段，提高肿瘤患者综合治疗效果。

懂得安慰患者

在就诊的患者中，有不少肠炎、胃炎的患者，因为过度担心自己身体的疾病而导致心情焦虑抑郁。对此，许阳贤除了给患者开方治疗躯体疾病，也会给他们进行"心理治疗"。

54岁曹姓男患者进门时便愁容满面，据他讲述，五六月份的时候，他因为肠道息肉溃疡在其他医院进行了息肉摘除手术。术后10多天，就觉得近肛门处的肠道非常痒，便使用了医生推荐的清肠栓，结果痒止住了，但开始犯痛。他怀疑手术的部位有溃疡症状，询问医生时，所有人都提醒他："肠道里面没神经，怎么会痛呢？"但患者坚持认为自己没错。咨询过的其他医生没有办法，推荐他找许阳贤医治。

"你6月做过的肠镜没有问题，"许阳贤看着患者带来的肠镜检查报告，也认为他的肠道并没有什么毛病："长也长不了那么快，息肉不是一两个月能长出来的。"

"可现在我明显感到有增生的感觉……您是医生，我也坦白跟您说吧。"犹豫了一会儿，患者最终选择吐露自己的心头事，原来他不久前查出是隐性梅毒携带者，心里一直在琢磨着病根，导致每天睡不着，还伴有胸闷、高血压等症状。

听完患者的讲述后，许阳贤安慰他道："根据你的描述，梅毒的症状不是大问题，也不会传染，不用太纠结了。"

此外，许阳贤并不简单地否认患者"肠道痛"的感觉，他笑着说道："病人的感觉是最正确的。"同时也劝慰患者不用担心，因为这个感觉跟肠道溃疡没关系。他建议患者先吃一段时间中药，并立下"军令状"："我保证你没有问题——当然，我保证的是你目前肯定没有息肉溃疡之类的问题。"

看患者稍微放松下来，许阳贤一边给开药，一边开导他说："你这就是属于那种心理的疾病大于躯体的疾病，躯体的疾病不是很严重，但是心理压力特别大，甚至可能是情绪的问题影响到了肠道。"他给患者开了些中药，并嘱咐服药时注意症状，下次就诊时把各种症状的变化再向医生描述一下。

患者谢过离开后，许阳贤向跟诊记者介绍，胃肠疾病的患者都往往跟情绪有关系，中医有"七情致病"之说，所以医生在问诊的时候除了看病，还要懂得安慰患者。

72岁的潘老太太也是一位心理负担很重的患者。她自甲状腺术后便一直找许阳贤看病，至今已经有3年。见潘老太太进来，许阳贤就关心地询问她的近况。潘老太太听了有些不好意思地笑了："我跟你讲，你肯定又会说我是心理作用了。现在好些了。"

一番交流下来，记者发现，原来潘老太太和刚才的曹姓患者有类似的情况，她先前就诊时觉得自己肺部有痛感，怀疑是之前的磨玻璃结节复发，而许阳贤很快就断定这是潘老太太自己的心理作用，因为肺部的小结节是不应该有任何症状的。但许阳贤给开了中药后，潘老太太"真的觉得好一点了。"

记者很好奇许阳贤是如何治好老太太的病症，他解释道："中医就是这样，根据患者的症状来的。虽然讲不通，但是她有心理上的症状，我就根据中医的辨证给她开药，辨证对了是能够缓解的。这方面也不能排除有安慰剂效应，但只要能让患者的症状改善同时不耽误病情，医生的治疗就达到目的了，这也是病人来看病的目的。"

"一个人身体得病了，心理常常也会跟着出问题。"许阳贤进一步介绍，"很多患者都有明显的焦虑抑郁的症状，药物治疗不能单看胃肠病这一躯体的毛病，还要从患者的心理方面去考虑。许多抑郁的情况中医辨证为肝气郁结需要疏肝解郁，是有相应药物和处方的，比如逍遥散之类的。还有一些病人睡眠不好，往往也是和病人的情绪有关系，治疗时要全方面考虑。"

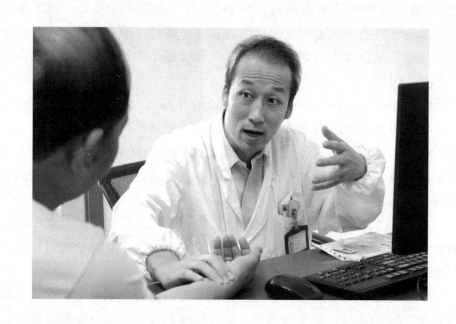

倡导中药的规范使用

在多年的临床实践中，许阳贤认识到了中药治疗对于患者的好处。他始终坚持规范用药的原则，根据患者的具体症状配药以及调整，不盲目使用中药。

53岁的徐姓男患者刚进诊室，就把自己的化验单交到许阳贤手上："我这个好像有点小炎症，要开药吗？"许阳贤看到，患者的各项指标都不错，所谓的炎症也只是很多人都会有的，他告诉患者不需要特别去管它。

听到许阳贤的解释后，患者顿时放下心来。几年前，患者在别的医院做了全胃切除手术，手术1年后，便一直腹痛，"比开刀还痛，真是生不如死！"他回想起当时的状态禁不住都皱眉摇头。后来他多次去医院，被诊断为腹腔内手术引起的术后肠粘连，医生表示西医目前没有其他办法，只能是动手术。

医生提出的手术治疗方案让患者很是犹豫，他还是希望尽量不动手术，于是便特地找到了一位专家，而专家表示除了手术也别无他法，不过他推荐患者到龙华医院试下中医。就这样，患者找到了许阳贤。

在听取了患者的病情后，许阳贤为他进行中药治疗，开的中药很快就见效了，而且经过一次次的调整，药效也越来越好。他向记者赞叹许阳贤的中药治疗："真的很神奇！以前我夜夜痛，痛到冒汗，起都起不来。现在来许医生这看了两年了，没痛过一次。"这位患者如今已经是许阳贤的老病号，虽然看上去瘦瘦的，但精神状态很好。

许阳贤介绍，对于肠粘连的患者，西医确实没有好的解决办法。"粘连松解的手术我们也做过，但治疗效果并不确切，手术做过以后有些病人还会疼痛。而中药治疗对部分患者效果还是非常明显的。"

但是，这样的患者，有一部分症状比较严重的如果症状缓解后不用药，还是会有疼痛，所以必须长期服药。于是记者问起长期吃中药对患者的副作用——比如说对肝脏的损害。许阳贤表示，规范用药是最重要的。

"在临床治疗中，中医在某些情况下甚至是利用中药的副作用去治病的。"许阳贤并不否认用中药治疗有可能会损害肝功能，但是，他指出，有经验的医生如果规范使用，中药的副作用是可以控制的："我会给我的患者定期进行肝功能的检查，对他们有损害的药我会换掉或者说交替使用，这样就不会产生药物的蓄积，以致造成不可逆的肝损。一般肿瘤的病人会服用5年的中药，在他们当中也没有出现肝损的问题。"

现在的问题是，大众似乎把副作用的责任全都推到中药上，对此，许阳贤感到有些不平。他向跟诊记者介绍道，中药的副作用问题，医学界很早以前就在讨论。有数据显示，30%～40%的药物性肝炎是中药引起的。但是，他同时也指出："药物都是有毒副作用的，30%～40%是中药引起的，那还有剩下的那么大一部分是什么引起的？是西药。西药引起的肝损情况比中药严重得多。比如化疗药物的使用、抗生素的滥用。"

在许阳贤看来，现在用中药造成肝损等副作用的后果，最大的原因是中药的不规范使用。现在社会上盛行"养生风"，很多人包括一些患者并没有真正了解相关知识，也不咨询专业医师的意见，便盲目跟风，长期服用三七、灵芝、首乌、夏枯草等中药，导致出现肝肾功能损伤。此外，据统计全国有80%左右的中成药是从西医医院处方开出来的，那么多基本不懂中医的医生处方了这么大量的中成药，这是有问题的。"对于我不熟悉的中成药我不会处方，上午的门诊中，三十几位病人，只有两三位我开了中成药。所以，归根结底，不能把中药毒副作用的问题归咎到中医和中药本身。而是是否正确使用的问题，要规范使用中药。"

中西"两条腿"走综合治疗路

"在肿瘤治疗方面，现在讲究的是综合性治疗：手术、化疗、放疗、手术后的免疫治疗以及中药治疗——我们医院的特色。"作为中西医贯通的普外科主任医师，许阳贤在外科疾病的综合治疗方面具有突出的优势，因为他是"两条腿走路"，对于一些疑难杂症，能够有更多的手段和途径，为患者保驾护航。

门诊里，一位患者的老伴今天独自过来帮她抄方子。患者现年已经80岁，2017年被检查出直肠恶性黑色素瘤，许阳贤为她做了手术，术后也用中药调理。

"直肠恶性黑色素瘤比较少见。"提及患者的治疗，许阳贤略显激动，"这种疾病的手术预后往往是很差的，而且化疗效果也不好。据资料显示这类病人一般只能活1年不到，而她在手术后没有其他的治疗只接受中药治疗目前已经超过1年了，现在病人状况还非常好。"

患者的老伴也证实了许阳贤的说法，他转向跟诊记者，伸出2个手指："另外一个主任医师跟我说，这个病最多2年。"

"2年没有问题！"许阳贤信心满满地鼓励老先生。他坦言，之前做外科医生的时候，对恶性黑色素瘤的治疗感到很悲观，但中药的疗效给了他多一重选择。在许阳贤的治疗下，另外一位直肠恶性黑色素瘤患者手术后已经7年多了，长期服用中药，情况依然很好。

老先生高兴之余，又分享了患者病情好转的一个迹象："她今天大便成形了。"

许阳贤笑着叮嘱他道："那你记得不要让她吃得太胖了。"

上午跟诊快要结束时，一位小伙子前来复诊。2017年7月，他在许阳贤这做了结肠癌根治手术，今天过来做肿瘤手术后调理。开药后，许阳贤依稀记得患者需要复查了，翻了下他的门诊记录，果然，小伙子3个月1次的复查时间快到了，许阳贤提醒他去做肿瘤指标检测。

"肿瘤患者术后随访很重要。"许阳贤告诉跟诊记者："现在上海肠癌的治疗效果明显提高了，最新统计肠癌术后5年生存率在上海已经达到70%，全国是50%左右，这其中中医药也发挥了很大的作用。论手术切除大家现在都切得很干净，但关键是开完刀后，病人就不再复发转移了吗？"

在手术后，患者的肿瘤指标可能还会上升，上升到一定的程度时，西医会检查有没有转移复发，查不出来，西医医生们就只能"watch and wait"，等到转移复发后再治疗，非常被动。而中药治疗可以在肿瘤指标刚开始上升的时候进行调整，除了通过扶正、调节免疫能力，还可以通过清热、解毒、活血、化瘀等抗肿瘤增生的药控制病情，对于肿瘤的转移复发有良好的抑制作用。

许阳贤门诊遇到不少进展期的胃肠癌患者，在术后进行化疗，但化疗结束两三个月后复查肿瘤指标又上去了，如果是西医的话指标再上去就只能化疗，别无他法，但是许阳贤利用中药调理，肿瘤指标就下来了，为患者免除了一次化疗。

"但是治疗肿瘤，光用中药也是不实际的。"许阳贤介绍。在古代，得肿瘤了，经典中医医书里的描述都是绝症不治。但这些古代认为是绝症的疾病很多在目前的医疗条件下治疗效果非常好，在早期检查发现后，进行手术或者放化疗结合治疗有很好的预后，甚至能治愈。

所以，在肿瘤的治疗方面，中西医都有其长处和短处。而中西医贯通的许阳贤，充分利用中西医治疗的长处，用"两条腿"走综合治疗路。

（跟诊记者：吴海侠）

仁心造就护肝妙手——胡瑾华

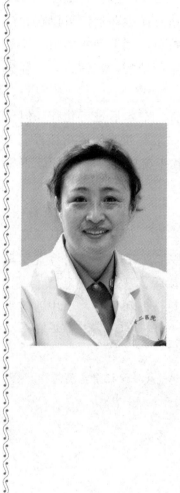

专家简介

胡瑾华，中国人民解放军原第三〇二医院肝衰竭诊疗与研究中心（全军专病中心）主任，主任医师，医学博士，博士导师，北京大学医学部、解放军医学院教授，国家公派英国伦敦 King's College Hospital（国王学院医院）肝病研究与移植中心访问学者。中国研究型医院学会肝病专业委员会常委兼重症肝病学组组长，全军传染病寄生虫病专业委员会重症肝病肝衰竭学组副组长。2017年所带科室荣获全国"巾帼建功先进集体"，个人荣立三等功1次。

专长：对各型病毒性肝炎及各种原因导致的肝脏损害具有丰富的临床诊治经验，擅长病毒、药物性、中毒性、自身免疫性、酒精性等各种原因导致的重症肝病（肝衰竭、肝硬化）及其各种并发症的诊治。

出诊时间：周二下午、周五上午；周四下午（特需门诊）。

5月11日的北京早晨，洒落过一阵雨的空气中透着清凉。中国人民解放军原第三〇二医院二楼肝病内科15诊室是肝衰竭诊疗与研究中心主任胡瑾华接待患者的地方，8点半记者赶到的时候，患者渠女士正在就诊。

"如果你还想找我，愿意等，那就下午到病房找我；如果急着买票回家，就挂一个肝病5诊室的号，也是我们科里的专家，可以帮你看病情的进展。"渠女士是多年的乙肝病毒携带者，从山东老家过来进行一年一次的复查。看渠女士病情一直较稳定，胡瑾华给她安排了几项常规检查。平日里，胡瑾华会在下午给患者继续做检查诊断，但今天下午有院周会，她提前告知以方便渠女士做行程上的安排。

胡瑾华总是对患者关怀备至，30多年来，她始终将解除肝病患者的苦痛作为自己的使命，正是这样的责任感和关怀心，造就了她的护肝妙手。

用耐心让患者安心

"我的号是专家号，病人们挂号也用了不少钱，有什么要求也应该尽量满足他们。"面对前来的众多患者，胡瑾华总是精神饱满，耐心地回答患者的每个问题，给他们交代清楚每项医嘱，让患者放心地走出诊室。

65岁的马姓患者慕名而来，在4月中旬的单位体检中发现转氨酶偏高，并在老家的医院进一步就诊。因为近三四年来马姓患者一直通过服用阿司匹林、安定、谷维素等药物，当地医院认为她是药物性肝病，让她把服用的各种药都停了以进行观察。5月1日北京复查时，马姓患者的转氨酶有所降低，肝功能也比原来有所好转。"但我还是担心我的肝有问题……"马姓患者说着说着突然就捂住鼻子，忍不住地掉下眼泪。

"你的转氨酶是高过几次，但都是单项酶升高，不用紧张。"看患者情绪激动，胡瑾华赶紧安慰她。

但患者还是不放心，特别是对乙肝三个抗体阳性无法释怀。"三抗体阳性说明你以前感染过乙肝病毒。你在综合医院检查结果只有阳性阴性，没有滴度数值，今天来到我们专科医院，我给你做一个全面检查吧。"胡瑾华一边翻看患者之前的相关检查报告，一边给出下一步的处理方案和意见："如果是单纯的药物性肝病，把药停了，看能不能见好；同时排查一下有没有其他的慢性原因。今天还要查下乙肝病毒定量，如果不高，乙肝问题就暂时不用纠结了。"

听了胡瑾华的解释和方案，患者心里的大石头总算落下了："我就说我检查的其他的都挺好，就转氨酶高。"

"对呀，那不挺好的嘛！"胡瑾华给患者安排了今天要做的几项检查，并提醒她重点查一下自身抗体——"女同志，这个年纪很容易得自身免疫性肝炎，药物和心理紧张也容易引起这个病，所以你也不要总是紧张。"

患者感慨胡瑾华态度好，在离开之后，还专门回来诊室问胡瑾华下次的门诊时间。

和马姓患者有所不同，38 岁的郭姓患者在 20 年前就被诊断出乙肝病毒携带、肝功异常，他从 2017 年 12 月开始服用保肝药，虽然病情有所好转，但仍反复异常。"你这相当于是治标不治本，病情还在进展，现在已经有了抗病毒的指征。"胡瑾华看着郭姓患者的病历和报告，很快察觉出了他的问题所在，"可能之前医生已经说过让你吃抗病毒的药，但是你不愿意吃吧？"

"对，因为我听说那个药一旦吃了就要终身吃。"郭姓患者对于常年的药物治疗还是有些抗拒。

胡瑾华建议郭姓患者还是要抗病毒，不然病情会一直反复下去。郭姓患者 20 多年来身体没大碍主要是因为病毒处于稳定状态，但现在已经进入不稳定状态，郭姓患者这个年纪，各方面压力增大，病情进展速度就会加快。而且郭姓患者目前也只有这个选择，因为现在的药物对大部分病毒有效，但对一种高度螺旋的病毒药效低，理论上至少要 15 年这种病毒才可能自然消耗完。

"也有可能，这 15 年里发明出可以治它的新药。但是你如果坚持要等那个药发明出来再开始治疗，病情可能会发展到肝硬化了，你觉得该不该吃？"

"听您这样分析，确实是该吃。"

"吃药的话可以恢复到正常人水平，不会因为乙肝发展到肝硬化而引起寿命缩短，转氨酶也会正常。你干什么都可以。包括你闯天下要承受体力和精神上的压力、负担，以及要剧烈运动，都没有问题，和正常人一样；但如果你不吃，稍微剧烈的运动，转氨酶可能就升高，你想实现抱负也不行。"

"行，我听您建议。"在胡瑾华的耐心解释和宽慰下，郭姓患者最终接受了胡瑾华的建议，一天一次的服用频率和一个月不到两百的药费，让他觉得吃药并不是那么难以接受。胡瑾华还给他建立了档案，如果以后来复诊，可以进行病情的比照。

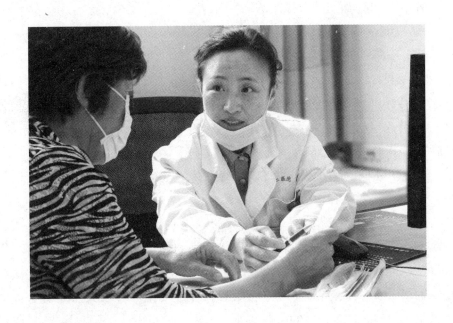

用关爱赢得患者的好评

在跟诊当天上午，记者采访的好几位患者都表示胡瑾华"解答非常细致""人特别好"，对这次就诊表示很满意。记者在跟诊中也感受到，胡瑾华能够获得患者们的好评与她对患者的关爱是密不可分的。

一位81岁高龄的老太太坐着轮椅，被老伴和女儿推进了诊室。老太太在医院检查是发现自己有肝病，家人特意从北京大兴区赶来确诊。在询问中，胡瑾华得知老太太为了检查10点了还没有吃早饭，在给老太太做完查体和相关询问后，就赶紧给她安排了抽血和B超的检查。还提醒家属："去检查的时候给医生看下身份证，说年纪大了又还没吃饭，很可能会晕倒，问问医生能不能先做检查。虽然不能保证可以，但这是特殊情况，可以商量一下。"

胡瑾华总是这样，把患者的需要放在首位，急患者之所急。而遇到由于平常大吃大喝、不爱锻炼等不良生活习惯导致发病的酒精肝和脂肪肝患者，胡瑾华会爱之深，责之切，督促他们把生活习惯改正过来。

"过来了？这次有什么不舒服？"61岁的郝姓患者是老病号了，一进诊室胡瑾华就认出了他。患者只是说自己的腿有些疼，胡瑾华看了看他的检查报告，问他是不是平时吃喝太好，不节制生活。患者表示自己并没有不节制，而且也不怎么喝酒了。

"那豆制品呢？香菇木耳呢？"

在胡瑾华的追问下，患者开始有些犹豫，不再随意否认。"你赶紧去检查一下自己的饮食是不是有问题，你这就是日子过得太好，你说你没吃好喝好，事实说明你就是吃得太好！"胡瑾华指着患者的检查报告说。从检查报告的结果看，患者还真是有不少问题：尿酸高、血糖高、血脂高、脂肪肝。

胡瑾华还问患者是不是没有坚持锻炼，患者也承认了："每天也就看看电视、玩玩手机，确实不怎么动。"

"你乙肝控制得好，是可以锻炼的。现在亚健康状态你可能感觉还可以，等到你病态的时候，发觉身体不适，再来后悔就晚了。"胡瑾华鼓励患者平时要多运动，并逐步养成良好生活习惯，饮食要均衡；注意规律生活，少熬夜。在最后，还给患者下达了任务："我希望你在6个月以后复查的时候是轻度脂肪肝，再下次更轻，坚持下去，直到没有。"

48岁的康姓患者体态稍显肥胖，来找胡瑾华强烈要求开一些治脂肪肝的药。两年前他曾找医院的另外一位医生看过，电子病历显示他肝功曾经异常，有脂肪肝病史和饮酒史，患慢性肝炎。今天的B超结果发现，他仍有"中-重度脂肪肝（酒精性损害结合）"，但肝功能正常。

看着患者的B超检查结果，胡瑾华原本温和的语气变得严肃起来："你这叫代谢异常综合征，不是真正的肝病。你不改变自己，医生救不了你。光靠吃保肝药一点用处没有。"

"那我应该咋办？"

"锻炼呀！这个病你自己在家就可以好好治，要是我的家人，肯定不让他吃药。"胡瑾华告诉患者，他的转氨酶不高，完全可以锻炼，如果不锻炼的话，之后很可能就会有糖尿病、血脂高，最关键的是发展到最后导致动脉粥样硬化，造成心脏病、血栓，那才是主要问题。

"你自己看你要不要锻炼吧！"在陈述了其中的利弊轻重后，胡瑾华把最终的选择权交还给了患者。患者也意识到了自己的问题所在，窘迫地笑了，连连说"要锻炼要锻炼！谢谢您！"

"有时候就是这样，让病人吃药的话说得还少一点，劝他们不开药的话反倒需要花更多时间做更多工作。有时是温和的劝阻，有时需要严肃的批评，经常不得不将患者当成家人朋友来劝解。"康先生走后，胡瑾华对跟诊记者介绍道。"其实，只要大家在平时不乱吃药、不大吃大喝，少饮酒或不饮酒，该打疫苗打疫苗，该运动运动，许多肝病可以预防。"

以治愈肝衰竭患者为使命

在肝病治疗领域中，肝衰竭为难题之最：并发症最多，患者最痛苦，缺乏特效治疗方法，对医生的要求最高。在毕业之初便见证一位肝衰竭军人极度痛苦的胡瑾华，把重症肝病的治疗当作一种"自然的使命"，不断提高自身和团队水平，努力为重症肝病患者提供更好的医疗服务。

"肝衰竭治疗该如何发展？我们的治疗优势在哪？"在担任医院肝衰竭诊疗与研究中心主任后，胡瑾华开始更多地思考肝衰竭治疗的大问题，以期为重症肝病和肝衰竭患者提供更具针对性的医疗手段。

为此，胡瑾华前往英国伦敦，对肝病治疗在全欧洲排名第一的国王学院医院（King's College Hospital）进行访问学习，并引进了分级诊疗理念和针对重症肝病、肝衰竭患者的高度依赖病房（High Dependency Unit，HDU）。HDU 介于 ICU 和普通病房之间，在胡瑾华看来，它一方面可以为肝衰患者提供 24 小时的密切医疗监测和重症护理，让患者进行更有品质的早期康复，避免在 ICU 里交叉感染等并发症的发生，同时还可以提高医疗资源利用效率，降低患者经济负担，在心理上也更容易让患者接受。允许家属陪伴体现人们关怀，更是 HDU 的优势。

HDU 病房的引入为很多肝衰和重症肝病患者的治疗提供了良好的支持，胡瑾华对"蓝盔勇士"梁晓明的救治便是一个案例。2018 年 2 月 15 日，除夕，远在非洲执行任务的南苏丹中国维和医疗分队队长梁晓明在感冒几天后突然持续高热，肝功能严重异常，并出现肝衰竭症状，而肝衰竭一旦发生，就像多米诺骨牌的第一张牌被推倒，一个很微妙的变化都可能加速病情恶化甚至导致患者死亡。当地的医疗条件根本无法为梁晓明提供合格有效的病情监测和护理，为防止病情恶化，梁晓明被转运回国，到原三〇二医院肝衰竭诊疗与研究中心接受治疗。梁晓明在第一时间被安排进入独立的 HDU 病房，在那里，胡瑾华和医护人员可以严密监测其黄疸、凝血等重要指标，积极加强保肝等内科综合治疗。

仅3天后，梁晓明的身体各项指标显示，他的肝衰竭症状初步得到控制，已基本脱离生命危险。在之后的治疗中，HDU病房也为实时监测病情的异常反复和针对性的相关护理提供有效的保障，直至一个月后梁晓明康复出院。

对医疗服务水平的这种不懈追求，让肝衰竭诊疗与研究中心获得了医疗界的肯定。"现在有不少医院，不管是基层医院还是三甲医院，都会给我们转病人，慕名而来的患者愈来愈多，还有很多治愈好转的病人主动介绍他们的朋友和亲属前来就诊，这其实也是对我们治疗水平的一种信任。"胡瑾华向跟诊记者介绍。

胡瑾华清晰地记得一位曾经在外地医院会诊的肝病患者。从当时的病情看，胡瑾华觉得即使在当地医院进行治疗也还是有把握的，没有急着让患者转院。结果，过了一段时间，当地的医院就表示患者生命垂危，经ICU会诊仍然救治希望渺茫，让其肝移植，患者不甘心，求救于胡瑾华，转诊来到原三〇二医院。

患者刚到病房时，同病房患者吓得不敢在病房过夜，当时他极度消瘦，一头长发下几乎是皮包骨的身躯，躺在病床上没有一点生命活力。胡瑾华经过细致诊断后，发现先前的医院在病情判定上出了问题：因为患者不仅是肝衰竭，还有肾衰竭，特别是严重的肺部感染。那边的医生建议做肝移植基本不可行。根据患者的病情，胡瑾华团队制订了全新的治疗方案，积极抗感染，不仅治患者的肝，还悉心维护患者的肾，及全身各器官功能，特别是一点点的加强患者营养支持，整个医护团队的全力的付出，精心诊治，患者完全康复，基本和正常人一样。这样的例子数不胜数。对于胡瑾华及她的团队，重症患者抢救成功再苦再累也是值得的。

中午时分，跟诊基本结束，只有四五位做完检查的患者找胡瑾华看结果。大家这才发现她已经是满头大汗，弄得患者都有些不好意思："您这忙了一上午了还麻烦您……"胡瑾华用纸擦了擦额头上的汗，会心地笑着说没事的。几十年来，胡瑾华救治过不少患者，她向记者介绍道："在救治的过程中，你也会获得一种满足和安慰，你只要看着他们就不觉得累。"

（跟诊记者：吴海侠）

19. 清华大学第一附属医院（北京华信医院）

查治早癌的"内镜女神"——程艳丽

站在名医身边

医生』跟诊记

『2018人民好

专家简介

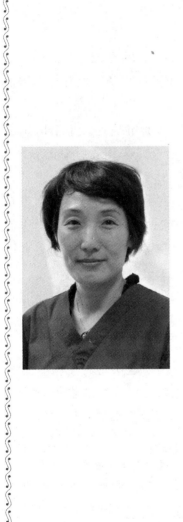

程艳丽，清华大学第一附属医院（北京华信医院）消化医学中心主任兼消化内科主任，医学博士，主任医师，副教授。担任北京医学会消化病学分会委员，北京医师协会消化内科专业医师分会理事，北京医学会消化病学分会Hp与早癌学组委员，北京医学会肠道微生态与幽门螺杆菌分会委员，北京医学奖励基金会消化及消化内镜专家委员会委员等学术职务。多次被评为"清华大学先进工作者""华信好医生"。

专长：注重对肝硬化、消化道出血、重度胰腺炎及消化道肿瘤的早期发现等疾病的管理；开展了超声内镜检查技术，内镜下止血、异物取出术、胃镜、结肠镜下息肉切除术、胃镜下经皮胃、空肠造瘘术、内镜下黏膜切除术（EMR）、内镜黏膜下剥离术（ESD）等内镜下治疗术。

出诊时间：周一上午。

胃癌和结直肠癌早期治疗及早期筛查能大大提高患者的5年生存率，而在胃癌及结直肠癌的早期筛查、诊断和治疗中，消化内镜扮演着重要角色。消化内镜是消化道疾病筛查和诊断的金标准，也是微创和无创治疗的主要手段。现任清华大学第一附属医院（北京华信医院）消化医学中心主任兼消化内科主任的程艳丽，通过其深入的研究及娴熟的内镜操作技术帮助了近百名消化道早癌患者及早得到了诊治。

耐心细致，亲切平和

华信医院门诊5楼消化内镜中心，记者初见程艳丽。她一袭白大褂，笑容满面，让人倍感亲切。程艳丽刚刚结束了一个上午的门诊，很快她就要继续投入到一个下午的内镜检查、治疗工作中。

不到中午1点，内镜中心前已经坐满了等候检查的患者。提到传统胃肠镜，很多患者的直观感受就是痛苦和恶心，继而对胃肠镜抱有恐惧和抗拒心理，使病情得不到及时检查而延误诊断及治疗，造成终生遗憾。

为了消除患者紧张焦虑的情绪，顺利完成胃肠镜检查，华信医院消化内科开展了无痛胃肠镜检查。无痛胃肠镜检查是采用静脉麻醉技术，使患者处于浅睡眠状态，对检查过程中的痛苦和不适并不知晓。患者在检查结束后即可清醒，观察后即可离院。尽管过程无痛，但考虑到患者及家属的心理，程艳丽的内镜检查总会遵循"治疗前交代家属，操作前嘱咐患者，操作时安慰患者"的三步原则，确保家属了解病情、患者排除恐惧心理。

第一位被推进检查室的是一位年龄65岁的女性患者。患者此前有腹痛、腹泻等胃肠道不适症状，化验检查发现，CEA及CA724肿瘤标志物升高，故而同时进行了胃肠镜检查，检查发现，患者胃部有巨大溃疡及息肉存在，结肠则有一个大约3厘米大的息肉。这次胃肠镜检查主要是进一步明确胃溃疡的性质并对息肉行内镜下治疗。在患者被推进病房之前，程艳丽先把家属请到操作室，详细解释了接下来要进行的每一步的操作：要先进行"超声胃镜+胃息肉切除"，后进行"超声肠镜+结肠息肉切除"，由于超声胃镜过程中需要进行注水操作，为了防止患者误吸入胃内容物，引发吸入性肺炎，这一过程不能使用麻醉，所以患者会有一些痛苦，其后的胃息肉切除、超声肠镜及结肠息肉切除则都是全麻操作。在保证患者家属心中有数之后，患者被护士们推进了操作室。

在超声胃镜操作前，程艳丽开始了"三步原则中的第二步——嘱咐患者"。程艳丽轻声告诉患者："老人家，您等会儿要用鼻子吸气，嘴巴呼气。"一边说，程艳丽还亲自做着示范，宛若面对的是一个温顺的小学生。"老人家，待会儿可能稍微有些不适，您稍稍忍耐一下，张开嘴巴，大口吸气、呼气。"交代完毕，程艳丽将胃镜缓慢从食管送入胃腔，胃镜在即将到达胃体部时，患者有一些不适反应，程艳丽一边操作，一边轻声安抚她："老人家您放松，别紧张，小口吸气、呼气，不舒服症状会很快缓解。"程艳丽的语气中充满温柔和平静，但手里的操作仪器已经敏捷的观察到了要观察的部位。很幸运，老人的胃溃疡已经基本愈合了，程艳丽当即决定，胃部的超声可以不做了，马上进行胃息肉切除术。继而安慰患者，"老人家呼哈气，放松，马上就给您麻醉了。"在麻醉师的协助下，患者逐渐平复。此后的所有操作和治疗，均在患者无痛苦的情况下完成了。

每一次内镜操作，程艳丽都用自己的周到、细致和温柔抚平了家属的忧虑，缓解了患者的恐惧和痛苦。这些"女神气质"在查房中依然延续。

每天下午的四点到六点是程艳丽的固定查房时间。每天的查房不仅使程艳丽对每位患者的病情都基本了如指掌，而且还拉近了医患之间的距离。她每走进一间病房，都与患者亲切交流，询问患者的病情变化。比如，面对一位耳背的老太太，程艳丽会走近患者身边握着她的手，语言交流的同时进行一些肢体语言的交流；对那些要准备做胃肠镜检查尤其是准备肠镜检查的患者，她会非常真诚地告诉患者，如何做好肠道准备，并宽慰他们，尽可能让患者安心。对于那些需要改变生活习惯以及长时间服药的患者，她会嘱咐"吃药要够疗程，注意饮食和生活习惯。"

技艺精湛，遏止肿瘤

在程艳丽的带领下，华信医院已经先后开展了超声内镜检查技术，内镜下止血、异物取出术、胃镜、结肠镜下息肉切除术、胃镜下经皮胃、空肠造瘘术、内镜下黏膜切除术（EMR）、内镜黏膜下剥离术（ESD）等内镜下治疗术。对于早期发现的食管癌、胃癌及结肠癌，程艳丽通过在胃镜、结肠镜下进行局部黏膜剥离术、黏膜切除术而达到根治早癌的效果。而且，程艳丽的内镜检查和治疗可以用娴熟、快速、精准来概括。

一位65岁的李姓女患者需要先后进行胃息肉切除及结肠息肉切除，由于老年人基础病较多，而且呼吸幅度较大，内镜下操作较为困难。程艳丽与麻醉师密切配合，确保患者处于浅睡眠状态，与此同时，程艳丽手持胃镜，沉着冷静地使胃镜进入胃腔，先后迅速发现 1 枚较大息肉和 15 枚较小的息肉。对较大的一枚息肉，程艳丽使用 1∶10000 肾上腺素盐水注射基底，见其抬起苍白，又用套扎器套住息肉根部，接通高频电，混合电凝切逐渐切除息肉，残端整齐没有出血现象；对于较小的 15 枚息肉直接给予镜下电凝治疗，整个切除过程仅用了 15 分钟。实际上，有些胃息肉长的都很小，有些只有 2～3mm，而且还藏在胃体的皱襞之间，很容易漏诊，但程艳丽基本都是一眼识别，快速治疗。接下来给此患者行结肠息肉的切除，她的结肠息肉已经长到 3.5 厘米，癌变风险较大。在切除前，程艳丽首先为患者进行了超声内镜的检查，确认病灶后，她顺利地给此患者做了结肠息肉黏膜切除术，并用钛夹封闭了创面，取出息肉标本。这个手术不仅切除的干净漂亮，而且切除的创面完全没有出血。整个检查及切除过程行云流水，干净利索，仅用了 15 分钟。

程艳丽十分重视消化道肿瘤的早期诊治工作，应用超声内镜联合 Hp 检测对胃癌高危人群的筛查，提高了早期胃癌的诊断率。程艳丽告诉记者，胃肠镜的检查十分必要，一般来说，40 岁以上的人群，有胃癌家族史，幽门螺杆菌感染、胃溃疡、萎缩性胃炎及胃息肉的患者，都应该做胃镜检查，因为早期胃癌、结直肠癌及消化道息肉通常没有明显症状；对于 50 岁以上人群，有结肠癌家族史和大便习惯改变的，应该行结肠镜检查。

除了在临床诊疗和内镜技术上不断精益求精，程艳丽也很重视科研工作。在临床实践中，她发现心血管患者服用阿司匹林导致的消化道出血患者增多，便开始对阿司匹林相关性胃黏膜病变进行了深入的研究。首次发现了 COX-2 是表达在正常胃黏膜上皮组织的要素酶，阿司匹林可以通过抑制 COX-1 途径及非 COX-2 途径导致胃黏膜损伤；还发现阿司匹林相关性胃黏膜病变组织中，胃黏膜上皮细胞增殖不仅与阿司匹林导致胃黏膜损伤有关，与 Hp 感染亦有一定关系，且两者加大了消化道出血的概率。在临床工作中，若 Hp 感染阳性患者，服用阿司匹林治疗时，需根除 Hp 治疗，以减少胃黏膜的损伤。此外，程艳丽在对吲哚美辛抗人结肠癌细胞的蛋白质组学研究中，发现吲哚美辛可以通过非 COX 途径诱导肿瘤细胞凋亡。

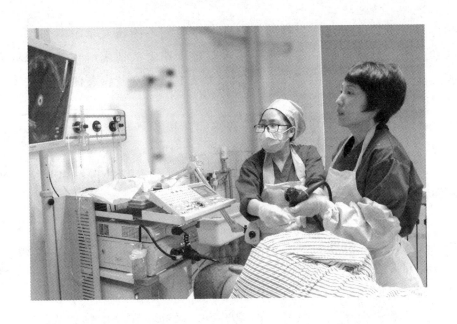

全心全意，服务患者

将近下午4点，程艳丽已经连续操作了两台电子肠镜、一台电子胃镜、两台电子超声内镜，脱下操作服，程艳丽的额头、耳后、颈部尽是细密的汗珠，额头旁的几缕头发也早已被浸湿。尽管室内十分燥热，在整个操作的过程中，程艳丽始终对患者笑意盈盈，说话不急不躁，全心全意地为患者服务。

程艳丽始终遵循"一切以病人为中心"的思想，这不仅体现在门诊、内镜治疗过程中，也彰显在其查房的细节中。病房中有一位88岁的高龄女患者，近期排便困难，而且有便血史，被诊断为不完全肠梗阻。为了明确患者不全肠梗阻及便血的原因，需要行肠镜检查明确诊断。当患者知道需要行肠镜检查时，面露难色，程艳丽直言道："肠镜检查肯定是有风险的，但尽管有一点点风险，我都要告诉您，我们共同承担。"站在一旁的家属也安慰患者，但患者仍然坚持不做。程艳丽接着说："老人家，您千万别着急，您有选择的权利，您还可以继续考虑，但千万不要有思想负担，之前还有90多岁的老人在我们这做过内镜检查呢。"

由于消化科患者周转快，病情重，高龄患者多，常常同时存在多种慢性病和并发症，临床工作中要求知识全面、认真负责，使患者能够及时得到最恰当的治疗。程艳丽既会在业余时间不断认真学习新知识、新技术，努力提高自己的专业水平，也会根据患者病情提醒住院医师尽可能为病情复杂的住院患者安排会诊。她知道，"很多病人住一次院太不容易。"

除了"一切以病人为中心"，程艳丽还以挽救患者的生命为最高人生目标，希望能通过解决患者的病痛使自己成为一名人民的好医生。在20多年的临床一线工作中，无论工作强度有多大，工作有多忙，她始终严格要求自己，早来晚走，尽职尽责。

程艳丽已不记得多少次在半夜及节假日被呼叫至科室处理危重患者，行急诊内镜检查及镜下止血治疗。患者王某就是其中的一位，王某患有乙肝后肝硬化、门脉高压症、食管胃底静脉曲张，寒冬的凌晨突然出现大量呕血及便血，送到急诊科时，已处于休克状态。当时已经是凌晨一点钟了，由于情况紧急，医院不得不通知正在家中休息的程艳丽。接到电话后，她迅速赶到了医院，在途中还电话指导科室值班人员进行抢救。进入抢救室后她马上换好衣服为患者行急诊内镜检查，并给予镜下止血治疗，经过1个多小时的抢救，患者的出血终于止住了。把患者送到病房以后，程艳丽并没有回家休息，而是留在病房一直观察患者的病情变化。第二天向主管医生交代注意事项后，她又开始一天繁忙的工作：查房、教学、内镜手术……2017年中秋节，一名老年患者因腹痛、便血被120送至华信医院急诊科。该患者曾在多家大医院诊治未见好转，到华信医院急诊科时，精神状态极差，血压只有85/50mmHg，给予的诊断是"消化道出血原因待查"。当时程艳丽正患有上呼吸道感染，在家休息，接到电话后，立即赶到医院询问了病史，检查完患者，给予补液对症治疗后使血压1小时内恢复到100/60mmHg，并及时给患者行急诊肠镜检查，明确诊断为缺血性结肠炎，经过精心治疗后，最终使患者转危为安，康复出院。这样的事例数不胜数，她也因此受到了许多患者的好评及肯定。

短短一天时间，记者参与见证了程艳丽病房、内镜、门诊等多方面的工作，抢救、诊断危重患者，她勇于担当；内镜检查、治疗，她经验老到；查房、问诊，她始终温柔细致，耐心优雅。在记者看来，这就是一位"女神"医生。

（跟诊记者：李忠利）

心脏探头后的医者仁心——王廉一

专家简介

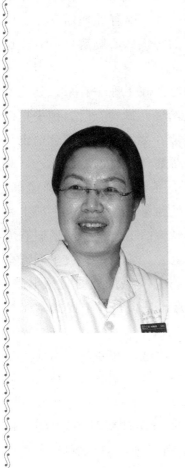

王廉一，清华大学第一附属医院（北京华信医院）影像中心主任、心脏中心副主任、超声科主任，主任医师，博士，硕士生导师。1989年起在中国人民解放军总医院（301医院）内科及超声科工作，2003年9月加入清华大学第一附属医院。担任世界先心病学会规范化命名工作委员会常委，中国医学工程学会超声心动图分会委员，中国医师协会心血管内科分会超声心动图专业委员会委员，北京超声医学学会理事等学术职务。

专长：超声心动图新技术对心功能的评估，心脏病患者手术疗效的术后及长期随访，应用三维超声心动图及联合医学影像技术提高复杂先心病的诊断准确性，三尖瓣下移畸形的超声心动图诊断与手术对比提高诊断准确性，胎儿超声心动图早期诊断先心病。

出诊时间：周二上午。

一台连着几个心脏探头的超声多普勒诊断仪，一把因为久坐裂开而露出黄色海绵的滚轮吧椅，一张长不过一米三的小床，外加一台电脑，清华大学第一附属医院（北京华信医院）心脏超声科的装备基本就齐全了。心脏探头下，有疑难、复杂的先天性心脏病，也有多年的冠心病。

在探头之后，面对这一切的，正是华信医院心脏中心副主任、超声科主任王廉一。

精准探查先天性心脏病

下午1点半，华信医院心脏中心彩超室里的小床上，一个仍在襁褓里的婴儿，安静地闭着眼睛，一口一口地吸着输液管里营养液，似乎完全没有感觉到心脏探头正在他的左胸前游走。拿着心脏探头的医生王廉一端坐在彩超室里21寸的LCD监视器前，一边注视着屏幕的变化，一边操作着仪器。她在给身边这位出生才2天的宝宝做心脏超声检查，确认是否患有先天性心脏病。

婴儿的检查，与一般人相比需要更加细心。在王廉一看来，婴儿都是娇嫩的，他们需要格外的关照。在用探头给婴儿做检查时，她手里的动作都下意识地轻柔起来。在冬天探测时，涂在婴儿胸前的耦合剂也是加热过的，为的就是让宝宝们的身体不受外界物体温度的刺激。

给稍微大一点的小孩做检查也并非易事。他们不像大人那样懂事，并不总是会配合医生的检查，"有的小孩一见到穿白大褂的医生护士就会紧张和哭闹"。对于这种情况，具有多年经验的王廉一和同事们有应对的妙招，比如说备好糖果哄他们，还在彩超室的窗台上，放了四五个毛绒玩具，有美羊羊、Hello Kitty，还有植物大战僵尸里的豌豆射手，这都是王廉一和同事们从家里带来的，为的就是缓解孩子们的紧张情绪，让他们更好地接受检查。

虽然孩子们的诊断需要花费更多的精力，王廉一却并没有因此不耐烦，反而乐在其中，就像妈妈对待自己的孩子一样。她时常会被孩子们的童真所打动。2016年是猴年，她从家里带了一个猴子的毛绒玩具放在彩超室，孩子玩的时候天真地喊道："猴子坐在月亮上！"王廉一仔细一看，还真是。"所以说，孩子们的童真有时候就特别可爱！"

上述婴儿的检查完毕。心脏位置、结构及测量等各项参数综合显示，他的心内结构和功能未见异常。王廉一暂时不用为这位宝宝担心了。实际上，为低龄儿童或者是胎儿做先心病检查、筛查，在北京这样的发达城市已经比较普遍。给宝宝做心脏病检查，是治疗婴儿心脏病的关键一环，及早地发现婴儿的心脏病情况，对于他们的救治起着重要作用。如果病情较轻，就可以等他们出生、长大之后再进行手术；而对于病情过于严重的患者，医生们则会建议家属选择引产。总之，如果不进行充分的诊断评估，孩子们很可能失去治疗的最佳时机。"那样是很可惜的"，王廉一向跟诊记者介绍道。

如果孩子患上复杂的先天性心脏病，那他的人生很有可能受到很大的影响。如果得到有效及时的治疗，他们的人生潜力，都可以被重新挖掘出来，"说不定会成为对社会有用的人才"。为了挽救更多"未来的人才"，王廉一从2013年起每年都要外出到云南的部分边远穷困地区进行先心病患儿的筛查和治疗。在那些地方，高原环境作为先天性心脏病的一大病因让胎儿患上先天性心脏病的概率增大，而经济的欠发达让不少复杂先心病患儿甚至可能成为弃婴，因为几万甚至数十万的治疗费用让很多家庭根本负担不起。王廉一带领团队在云南大理先后8次的活动中共筛查1364人，陆续有18批、共454名先心病患儿来院完成手术，恢复健康。她先后赴大理4次，每次都在很短的时间内完成数百名儿童的先心病筛查工作，工作量大压力高，还创下一天半时间完成170例心脏彩超的筛查记录。得益于过硬的专业素质和高超的诊断水平，王廉一才能高效完成这么大量的工作。

把患者的需求放在首位

"好了，咱们检查做完了！您回病房就行，其他不用管了，（报告）我们给您送过去！"经过20多分钟，王廉一结束了对另一位患者的检查。来自内蒙古正蓝旗的52岁的高女士，今天刚住进医院，一位医生初步诊断患者心脏里出现肿瘤，建议其先做心脏彩超检查。

没当场给高女士出检查报告，其实是因为"给不了"。她的住院手续还没办全，住院号都没有，检查报告没法生成上传到系统。但王廉一还是给高女士做了心脏彩超，并且准备等手续办全之后立刻提供报告。"先给检查了，就可以方便她进行其他检查。"

心脏彩超是能动态显示心腔内结构、心脏的搏动和血液流动的重要检查。心脏彩超不仅是先天性心脏病首选的检查方法，也能帮助判断心脏形态学有无异常以及心功能是否正常。心脏彩超已经成为诊断心脏疾病的重要参考依据。一旦检查被拖延，重则影响治疗，轻则延长患者的住院时间，给患者带去更大的经济压力；而检查提前一两天，总体的医疗进程就可能会提前很多。

为了争取治疗的最佳时机，方便患者们进行下一步的治疗，王廉一带领的医疗团队总会尽量提高检查的效率。"为了看病快，我们也想了很多办法，比如下不了班。"实际上，不仅仅是加班，为了高效地为患者检查，王廉一可谓想尽了办法。超声科本来上班时间是上午8点，王廉一和同事们7点半就开诊，让部分需要空腹、憋尿等特殊准备的患者可以尽快进行彩超检查；周末和节假日的时候，大家也并没有完全放松休息的机会，不少医生都把时间贡献给了加班。"做医生嘛，其实是一个连续工作的过程。"王廉一对跟诊记者说道。

王廉一希望的是，患者们能"花最少的钱，得到最好的治疗效果"。但这就意味着她需要牺牲自己的时间，拿着诊断仪不休息，以让更多的患者尽快做完检查。这种办法对于心脏病突发需要急诊的患者来说就是救命稻草，对于他们来说，时间就是生命。所以，医院必须保证全天候的心脏病突发应对，在晚上，医生也要为心脏病突发的患者坚守急诊岗位，与死神作争分夺秒的较量。

对于其他患者，王廉一也是把他们的需求放在首位。医院经常会有一些三四十岁的突发性心脏病的青壮年民工，虽然一看就知道支付不起昂贵的治疗费，但在王廉一看来，这些人都是一个个家庭的顶梁柱，对于他们的家庭非常重要，当见到他们进医院时，她的反应只有一个——"不管其他，想尽一切办法先救人"。

王廉一把疲惫留给了自己，把方便留给了患者，争分夺秒为患者服务。尽管时间紧张，但在面对每一患者时，王廉一依然能极尽耐心与细致，全方位为患者考虑。看到一位年仅52岁但身体已经略显孱弱的女患者走进病房，王廉一立刻起身握住了她的手，并搀扶她走向了病床。落座之后，王廉一轻声说道："请您把外套脱掉，然后把上衣撩高，朝窗躺着。"接着，王廉一一边检查，一边询问病情。这位患者此前出现前胸后背疼痛的症状，先后在其他两家医院进行了抽血化验、呼吸道CT检查。不过几个问题下来，王廉一发现，患者可能只是辗转各地做了各种检查，但对病情却并不是十分了解，在一些病情问题的回答上还出现一些分歧。为了更清楚地了解患者的病情，王廉一继续耐心地询问患者的相关情况——"有冠心病吗？""吃药还是做过支架？""平时有高血压吗？""之前身体一直还好吗？"，一边着手检查患者的其他相关情况。"属于比较麻烦的那种状况。"患者离开彩超室后，王廉一向跟诊记者介绍了她的病情。从彩超结果来看，在患者心脏偏后部位有不规则的阴影，而且挤压心脏肌肉，很有可能是心脏恶性肿瘤。而即使是良性肿瘤，也存在做手术的必要性，因为它同样会影响心脏功能，而且也存在恶化的可能。

心脏手术属于比较高端的手术，操作空间小、风险大、难度高。这就要求手术前要对全身脏器功能进行总体评估，保证重要脏器功能正常。所以，在为这位患者进行心脏彩超的时候，王廉一还特意关注了其他脏器的情况。结果发现，患者的肝脏里有着像海绵泡泡一样的东西，那些泡泡，不是正常的肝脏组成部分，而是肝脏里的多发囊肿。这一情况可以为患者的手术评估提供重要的参考。

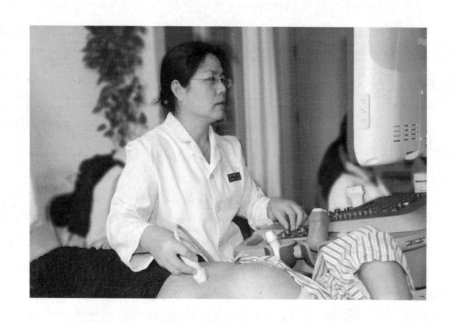

为患者健康保驾护航

心脏类疾病一般覆盖在老中幼三大群体之中，具体包括幼童患有的先天性心脏病，中年人时常患有的冠心病、高血压，老年人患有的心梗等。

对于先天性心脏病患儿来说，综合评估后的手术治疗是较为有效的治疗途径。而超声检查正是综合评估的重要组成部分，超声不仅在术前诊断中发挥着重要作用，而且在术中监测、术后随访中都承担着重要角色。在王廉一领衔的专业影像团队的配合下，华信医院心脏中心医疗团队先后救治了数千例复杂先心病患儿。

王廉一对于2015年的两例手术依旧记忆犹新。两位患儿均患有完全性大动脉转位，该疾病是危重的发绀型先天性心脏病，发病率占先天性心脏病的10%～11%，患儿的两大动脉与正常人相反，主动脉起自右心室，肺动脉起自左心室，因体循环与肺循环相对独立，患儿出生后面临缺氧的严重问题，尤其对于室间隔完整的大动脉转位，病情凶险，一经诊断，就应尽早手术治疗。2015年就有两名孕妇胎儿超声诊断为室间隔完整的完全性大动脉转位，在华信医院妇产科行剖宫产，出生后尽快行Switch手术。其中一例手术患儿体重最低仅2.5kg，另外一例年龄最小仅出生后2小时，均创国内Switch手术之最。

对于患有心脏疾病的中老年人来说，科普和自我管理则是治疗疾病的不二法门。52岁的邹姓男患者前来问诊，他的父母都有高血压、冠心病，姐姐是高血压，他本人患有多年的冠心病和陈旧性心梗，按主治医师的说法，患者的遗传基因比较强。从2011年到现在，他已经做过3次手术，放了5个支架。在检查和询问的过程中，王廉一抱着赞扬的态度对这位患者说："您也算是久病成医了，一有事就知道赶紧去医院。"

看的患者多了，王廉一有时会把患者分为两种，一种是比较"娇气"的，有一点小病就担心不已，想着马上要去医院找医生，另一种是遵从性比较差，大大咧咧的，对身体出现的毛病不太在意。在她看来，前一种因为非常在意自己的健康状况，往往身体不会出现大问题，而后一种人相对来说健康就更容易出发生状况。近些年来，随着人们生活水平的提高，人们的健康意识也在不断提高，但相应的健康知识，整个社会和民众掌握的都并不多。在中国，即使是在北京这样的大城市，一些公共场合比如火车站、地铁站，相关的急救设备也很不到位。2016年6月29日，年仅34岁的天涯社区副主编金波在北京地铁6号线呼家楼站开往潞城方向的站台上猝死，虽然有乘客对其进行了人工呼吸和心肺复苏，但还是没能抢救成功。如果地铁站有除颤仪等急救设备，一条生命可能就会被挽救回来。

所以，王廉一在诊疗过程中首先向患者普及医疗知识，让患者对于自身的病情有深入了解，继而进行有效的自我管理。她每年也积极参加医学知识的科普活动，针对不同人群进行科普教育，比如去到机场边防总队进行徒手心肺复苏的培训；走进多个社区普及心脏病突发急救常识，向老年人普及慢性心血管病的知识。掌握这些知识，不仅可以让自己在遇到状况时自救，还可以在他人需要的时候救人一命。"我相信，每个人都在意自己的生活，如果他得到的知识够多，他就会知道哪些是需要知道的。所以我们不断地向民众灌输一些知识，最终还是希望大家可以过得更好一些。"

　　一个下午的门诊很快结束。在这一间小小的诊室里，既有充满生机与希望的新生儿，也有担纲家庭顶梁柱的中年男女，还有寄托着全家人希望的老年患者。王廉一面对每一位患者，始终温柔如故，细致如一，她用影像记录每一位患者的心跳，也用一颗心脏探头勾画出了自己的医者仁心。

（跟诊记者：吴海侠　李忠利）

站在名医身边

医生"跟诊记

『2018人民好

20. 北京清华长庚医院

人体"顶梁柱"的修复大师——肖嵩华

站在名医身边

医生『跟诊记』

『2018人民好』

专家简介

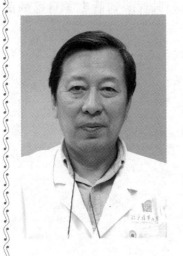

肖嵩华，北京清华长庚医院骨科主任，主任医师，国内著名脊柱外科专家。任中国研究型医院学会脊柱外科专业委员会主任委员，中国康复医学会骨与关节及风湿病专业委员会脊柱非融合学组委员等职。

专长：在各类脊柱疾病方面有着丰富的诊断、手术及微创治疗经验，特别擅长诊治复杂颈胸腰椎退行性疾病，颈椎病，腰椎间盘突出症，腰椎管狭窄症（腰腿痛、颈肩痛、坐骨神经痛、间歇性跛行、行走不稳等），脊柱肿瘤，脊柱侧弯后凸畸形、颈胸腰椎外伤骨折脱位、脊柱结核等。其实施的高位骶骨肿瘤整块切除并植入3D打印个体化适型假体术为世界首例。

出诊时间：周一、周四上午。

上午9点，北京清华长庚医院骨科病房的一间小会议室里，来自多个科室的七八位医生正共同讨论着一位患者的手术。组织讨论的是清华长庚医院的骨科主任——肖嵩华，他也是这场手术的主刀医师。患者腰椎的软骨肉瘤已经侵入到腹腔，所以手术涉及患者的胃肠、肾、胰腺、主动脉血管等，做起来需要胃肠外科、血管外科、泌尿外科等科室医生的支持。肖嵩华一方面与众位医生交流患者的病情和手术的一些细节，另一方面还与他们协商做手术的时间，争取尽快让患者接受治疗。

算起来，这将是肖嵩华给这位患者做的第 7 次手术，第一次还是他在中国人民解放军总医院（301 医院）的时候。当时他已经把肉瘤剔干净，但软骨肉瘤易复发、持续期长，而且对放化疗不敏感，除了手术解决别无他法。这位患者也对肖嵩华抱有高度的理解和信任，多年来一直找他做手术。

会诊结束，肖嵩华没有一刻耽搁，马上赶往诊室，因为那里已经有不少远道而来的患者在等候着。

业界权威，患者口碑

董女士携带片子过来为丈夫问诊，她的丈夫因为椎体 C6 变形后压迫硬膜囊及脊髓并伴随病理性骨折正在大连住院治疗。她带着片子从大连赶来北京，去到了 301 医院，希望这所蜚声全国的医院能够为自己的丈夫带来治愈的希望。而在了解病情后，医生认为患者需要手术，但手术难度较大，可能需要更为专业的医生。最终，在 301 医院医生的推荐下，董女士找到了肖嵩华。

在仔细察看患者的各项检查及报告后，肖嵩华诊断患者的颈椎部分存在肿瘤，不尽早切除很快会出现截瘫，而且这很可能是恶性肿瘤，必须要进行手术切除，再通过病理结果确定下一步的治疗。"手术是您亲自做吗？"得知丈夫的手术风险较大，董女士希望手术能有一个可靠的保障。在听到肖嵩华的肯定回答后，她眼神里的紧张一下子少了很多，加上问诊过程中肖嵩华专业详尽的解答，离开诊室时她由衷地说："谢谢肖教授，觉得您人特别好，特别温和。"

上颈椎的手术风险比较大，一直以来都是外科手术的难点之一。而作为国内著名的脊柱外科专家，肖嵩华在复杂颈腰椎病、脊柱肿瘤、脊柱畸形、上颈椎外伤和畸形领域都造诣深厚，有过不少成功的手术案例。

有一名 40 岁的男患者，因先天性枢椎齿状突发育不良并伴随寰枢椎脱位导致下肢无力，行走困难，严重影响了日常生活。由于手术难度大，他辗转多地均未得到有效治疗。在找到肖嵩华求治后，肖嵩华采用 3D 打印技术，1∶1 打印出颈椎模型，模拟手术入路、截骨平面和减压范围，通过前后路联合的手术方案——前路经口减压松解、齿状突切除，后路寰枢椎椎弓根钉内固定植骨融合。历时数小时，手术成功完成了。因为手术精准微创，无并发症，影像学检查见寰枢关节复位，内固定位置好，术后患者症状逐渐缓解，几天后便康复出院。

这种经口前路松解齿状突切除联合后路经椎弓根钉内固定的手术是脊柱外科高难手术之一，全国能做该手术的专家屈指可数。正是这样的精湛医术，让肖嵩华成为业界的权威，让董女士在301医院的推荐下找到他。

精湛的医术，除了让肖嵩华得到来自业界同行的认可，更让他获得了来自患者的良好口碑。在记者跟诊的当天上午，除了肖嵩华的老病号和慕名而来的患者，还有不少是自己的亲戚朋友和同事等推荐过来的，一位老太太就是如此。

在老伴的陪伴下，这位老太太摇摇晃晃，一瘸一拐地走进诊室。她已经是78岁高龄，2017年9月因为不慎摔倒导致腰痛，在一家民营骨科医院做了微创腰椎孔镜手术，术后腰部病情也有所好转。可是近来一两个月，患者左腿的问题又似乎变得更为严重：左腿从胯到小腿部位都感觉疼痛。这次她来到了清华长庚医院。

"同事之前找肖大夫做，做得挺好的！所以也推荐我来。"问及为何来找肖嵩华诊治，老太太告诉跟诊记者：她的同事在年前就是肖大夫给做的手术，现在情况好了很多，而在此之前，同事的腰痛病症比她的还严重。

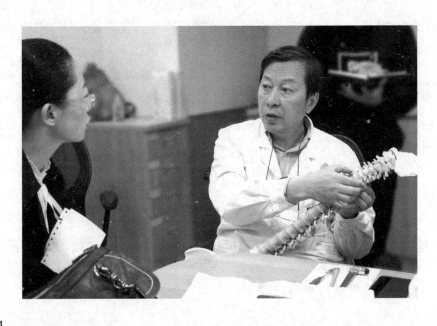

细致检查，精准施治

判断病情，找出患者病因，是进行治疗的第一步。在给患者看病时，肖嵩华一般都是先做全面、仔细地检查，再做诊断。对于来到诊室的患者，除了影像方面的检查，肖嵩华还非常注意对他们的体征、动态的观察和把握，以便对患者病情有更准确的诊断。

跟诊的当天上午，记者观察到，肖嵩华对不少患者进行了细致的查体。从头部叩击到脚趾扳扣，从直腿抬高到股神经牵拉，从肩到肘到髋，敲、抬、扳、扣、勾、拍、压、推，一趟下来也就几分钟，却能帮助医生更直接而全面地查找病因。但并不是所有医生都有耐心去做这短短几分钟的检查。

一位 68 岁的女患者因为腰、膝疼痛到医院检查，被医生诊断为问题出在膝盖和腰上，但之后的治疗一直不见效果，患者于是就来到了清华长庚医院。而从患者的叙述和查体的结果来看，肖嵩华立刻判断病因并不是在腰和膝上，而是在髋关节上。因为患者在上家医院没有做髋关节方面的影像检查，肖嵩华让她补上以确诊。结果片子一拍出来就发现，果真是髋关节出了问题。

对于这样的情况，肖嵩华向记者解释道："看病有时候只需要给患者稍微做一下检查，就能发现问题在哪，但是很多医生没有去做这方面的仔细检查，从病人的叙述想当然地判断是膝关节和腰的问题，把中间的问题漏了。"但是，因为上次检查中医生对查体那短短几分钟的吝惜，导致了对病情的误判，耽误了患者大半年的治疗时间。

另一位老年男患者，即使是在老伴的搀扶下，走进诊室时仍然显得费劲而缓慢，从门到椅子两三米的距离，足足走了十几秒。只见他身体稍稍前倾，想抬腿却抬不高，显得脚步拖沓。对于他的步态，肖嵩华的一个字总结得准确而到位——"戳"。

两年前，患者进行了颈椎手术，这种"戳"的步态有所好转，但近半年又开始加重，走路不比以前，总感觉没有劲，而且伴有后背发紧的症状。对于先生的情况，老伴觉得要么是颈椎手术没做好，要么是腰椎的问题，因为影像检查的结果是患者还存在腰椎管狭窄的症状。

在听完患者和家属的叙述后，肖嵩华对患者进行了查体，发现他腰部并没有出现异常症状。凭着多年丰富的诊疗经验，肖嵩华判断，患者走路"戳"的步态与腰椎管狭窄没有关系，因为并不符合腰椎管狭窄的体征；从颈椎的情况来看，之前的手术也是成功的，后背发紧只是颈椎手术常见的后遗症。因为患者之前没有做过胸椎的检查，肖嵩华让他补上，检查是不是胸椎的问题。"如果不是，那可能就不是骨科的问题，需要去神经内科做相关检查。"

患者的老伴似乎一时间不太能理解，按她对病因的猜测，做一个腰椎的手术应该就能解决老伴的症状。肖嵩华解释：走路拖的问题不在腰椎，如果还做腰椎手术的话，解决不了走路的问题；做腰椎手术很简单，可以解决腰疼的问题，但是患者腰疼不厉害。"关键是看您想解决什么问题。"

先找病因、对症下药的思路让患者的老伴很快领会了肖嵩华的意思："我们心里有数了！"随后她便笑着搀扶老伴出门去做进一步的检查。

记者在跟诊中注意到，前来就诊的患者对肖嵩华的满意度很高，因为肖嵩华非常关心"我能够解决什么问题"，患者在这总能得到合适的治疗方案或是下一步的就诊建议。

手术以患者的得失与需求为先

在许多人眼中，外科医生是个"开刀匠"，但有一种说法是：好的外科大夫是尽量不做手术。作为一名出色的骨科医生，肖嵩华在是否要给患者做手术的问题上，有着更为谨慎的处理。他认为并非手术刀一下去就能解决患者的所有问题，手术本身对患者也是一种损伤，而且可能伴有副作用。

对此，肖嵩华形成了自己的一套理念：对患者进行手术，如果患者得大于失，就进行手术；要是得不偿失，那就不做；而如果得失相当，就需要和患者讨论，最大限度满足患者的需求。

"绝大部分的骨科患者不需要做手术，二三十个病人中大概也就三五个人需要手术。"有些患者通过药物等保守治疗就能缓解病症和康复，肖嵩华从来不建议用手术解决。在他看来，决定患者治疗效果的，不是手术与否，而是对患者症状的把握。

一位71岁的老大爷在儿子的陪同下过来复诊。一周前，腰椎管狭窄多年的他，因为喷嚏加重了病情，腰、腿疼得有些厉害，肖嵩华担心患者可能出现腰椎压缩性骨折和肌肉拉伤，给他开了一个腰部的磁共振成像检查。这周送过来的检查结果显示，患者没有出现骨折和拉伤，加之腿部状况良好，他告诉患者：总体来说，还可以暂时不做手术，先开药治疗就能解决问题。

老大爷的儿子似乎还是担心腰椎管狭窄的父亲需要做手术："那腿部到什么样的症状需要做腰的手术？"

"就是在你的腿感到又酸又麻又胀的情况下，可能就需要做手术。"肖嵩华告诉他，虽然可以给他父亲做腰部手术，而且也只是常规手术，风险和难度不大，但对于老人来说没有必要，因为他没有出现相应程度的症状，既然通过药物就可以解决，就尽量不做手术。

尽量不做手术并不意味着保守，对一些必须要通过手术才能改善病情的患者，肖嵩华也不会藏着掖着。

一位慕名而来的老太太在子女的陪同下缓缓走进诊室，旁人从她夸张的步态中也基本能够判断她的病情：因为长年的腰椎畸形，老太太的身体在走路时已经严重地偏向凹弯的右边。从影像检查的结果看，她的腰椎部分几乎成了一个"几"字。近期，因为病情的加重，老太太越来越感受到腰椎的疼痛，连站起来都比较困难。对于这种病情，肖嵩华没有太多犹豫，对他们说："可能需要做手术解决。药物治疗的话可能也会缓解，但停药后腰仍然会痛，所以还是建议手术。从年龄（68岁）和身体状况来看也还可以做手术，但再大些可能就不适合。"

其实，老太太在腰椎刚开始弯的时候就有医生建议做手术，但她似乎对做手术有一些抵制。而且又听说曾经有患者（80多岁）做手术后效果也不明显，变得更加保守。虽然肖嵩华进行了各种劝说，比如"年纪越大恢复越难，每个人情况不一样，效果也不一样""我们会对手术进行评估"，她就是不想做手术。肖嵩华最后尊重她的选择，先给她进行药物治疗，并做核磁共振检查以进行更为细致的手术评估。

然而，子女们还是比较倾向于接受肖嵩华的建议："之后是不是终归还要做手术？"

肖嵩华建议先看药物治疗能解决到何种程度，缓解的程度是否能让自己满意，如果没有明显改善的话最好尽快手术，至少应该提到议程上来讨论，以免随着年龄的增长与病情的加重影响手术效果。"做手术谁都怕，我也怕。但是这个时候，就得有个决断嘛！"他笑着说。

站在名医身边

医生跟诊记

『2018人民好

做决断，有时候并不像他在笑谈中表现的这样容易。2016 年 5 月份，肖嵩华完成了世界首例高位骶骨肿瘤 en-bloc 全切个性化 3D 打印适型骶椎假体植入，重建脊柱骨盆稳定性的手术。世界首例对于医生而言，的确能带来巨大的职业成就感，但在这手术的背后，却蕴含了他设计与确定手术方案的无限心血，以及那听起来简单却意义深远的手术理念："主要考虑病人的痛苦和需求。"

（跟诊记者：吴海侠 庞书丽）

用心呵护"心"生命——张萍

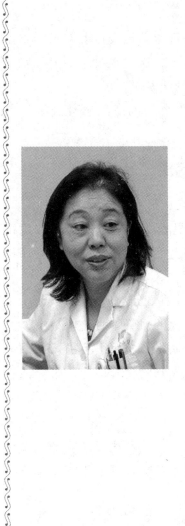

专家简介

张萍，北京清华长庚医院心内科主任、内科部副部长，主任医师，教授，博士生导师，清华大学临床医学院学术委员会委员。任中国生物工程学会心律学分会常委兼秘书长、中华医学会心血管病分会心律失常学组委员、中华医学会起搏与电生理分会起搏学组委员、中国医师学会心律学分会全国委员等。先后承担"十二五"科技支撑计划、国家自然科学基金等 10 余项国家及省部级课题，获中华医学科技三等奖、华夏医学三等奖、教育部自然科学二等奖，北京市科技进步二等奖各一项。2013 年获中国心律学会颁发的"中国起搏杰出贡献奖"。

专长：擅长各类心律失常及冠心病、心衰、心肌病、高血压及疑难危重心血管疾病诊治，在猝死防治、心力衰竭器械治疗及遗传性心血管疾病诊治方面具有丰富的经验。

出诊时间：周二上午，周四上午。

"春风十里不如您妙手回春，您设身处地为患者着想，不辞辛苦，救人于危难，保我及腹中胎儿平安无事，您是最可爱、最伟大的人！"在记者跟诊北京清华长庚医院心内科主任张萍的当天，一位年轻的姑娘来到张萍的诊室，给她送上了一本红色荣誉证书，证书内页印着这样的感谢词。

这位姑娘在怀孕第八周的时候，意外地检查出频发室性早搏——一种心律失常疾病，这种情况对于孕妇和胎儿来说都是较为危险的。得知张萍之前成功治疗过这样的病例，她便专门找到张萍求治。临床经验丰富的张萍带领团队在无射线情况下成功地帮她进行了室早根治，让她得以继续怀孕。

从进入诊室开始，这位年轻的妈妈就一直激动地表达着谢意，临走时还带着歉意说："我也不知道该送您点什么，这啥也没带……"张萍开心地说："您生个健康宝宝就是对我最大的奖励！"

记者在半天的跟诊中，的确从张萍与患者间的点滴感受到了她的"妙手回春"与"为患者着想"。

用心让患者感到踏实

"您别说，上个月您给我开的药还真准，从第一次吃就感觉好多了，但昨天早晨稍微有点发作。"在上一次张萍开药后，这位患者的胸痛得到了缓解，但是这几天偶尔会发作，他想问一问是什么情况，另外还担心是不是跟他的食管痉挛有关系。

由于是"老病号"，对于患者的问题，张萍已经了然于胸，她向患者解释道，发作的原因仍然是心肌桥，而且他的血管本身比较狭窄，加之中年后血管耐受能力变差，出现偶尔的疼痛是正常及可控的，如果觉得不舒服可以稍微增加药的用量。对于患者提到的食管痉挛，张萍认为和胸痛关系不大，问题还是出在心脏上。

"谢谢您嘞！可解决了这回！"从带着问题进诊室到笑着出门，患者只花了几分钟，是跟诊当天就诊时间最短的一位。这样的高效率，与张萍对患者病情的熟悉是分不开的。但对于初诊患者，尤其是病症比较复杂的，张萍对他们的问诊和观察都非常细致。

一位男患者现年63岁，10年前开始出现伴随咳嗽的反复晕厥，现在每天都有七八次发作，轻则长达一个多小时的乏力、抽搐和出冷汗，重则因为晕厥造成外伤——记者在他的额头、脖子、手掌等多处都看到了摔伤留下的伤痕。这对他的生活造成了极大影响，辗转多家医院，也做过很多检查，均没得到有效治疗。"反复晕厥，在全世界都是一个难题。"张萍向记者介绍道。虽是难题，张萍却迎难而上，在晕厥的治疗上积累了丰富的临床经验，吸引了不少患者远道而来。

"哎。"患者双手扶膝，望着自己放在桌上的一堆病历资料，发出了轻轻的叹息。张萍一边宽慰他说不用着急，一边在电脑上打开患者的电子病历进行记录。经过详细询问后，"病史"一栏下面已经是满满当当的十多行字，张萍还在病史下分出了他的"个人史""婚育史"和"家族史"。从患者第一次昏厥的原因到他的生活习惯、既往病史再到家属的相关情况，张萍都进行了全面、详细的了解，并叮嘱助理护士将他的病史资料复印入册，建立病例档案以便后期分析与随访。最后，张萍给他开了一些检查辅助确诊并通过初步的病情掌握给他做了建议。这位患者的就诊，前后花了大半个小时。

在张萍看来，第一次问诊的时候把患者的情况问的详细一些，下次看病就会快一些，所以在问诊上要下功夫，对患者的了解做得细致，在之后的诊断过程中就不容易出问题。更为重要的是，这样做也会让患者心里感到靠谱和踏实，对医生产生信任。

张萍的细心还挽救了很多患者的性命。曾经有一位中国大企业的老总，因为心肌病找到张萍。张萍对他进行了风险评测，从一个微小的信号中发现他有猝死的风险。老总有些不相信，打趣地说："张主任，你是算命的呀？"张萍坚持自己的判断，劝他在经济没有困难的情况下把ICD（植入型心律转复除颤器）装上。装了一年，老总就有一次猝死发作，是ICD放电把他救了过来。从那之后，老总也终于相信这个风险评估的有效性。

关注患者的心理疏解

63岁的患者丛女士扶着自己僵硬的脖子和老伴一起走进诊室，坐下后，几乎是带着哭腔跟张萍讲述自己的病情。在春节前，她因为寰枢椎脱位进行了一次颈椎手术，术前一直低血压的她突发高血压。手术之后，她因为脖子活动不方便，进食比较困难，并且开始出现心悸症状，一躺着心里就扑通扑通，"像有个小兔子躲在心脏里"，而且在早餐和午餐后也会加重，这让她非常焦虑，甚至责怪起给她做手术的医生。最后，她转向张萍："因为您是专家，我想看看我到底是怎么回事……"

"不着急不着急，您慢点说。"张萍一边安抚患者情绪，一边查看相关的检查报告。在看了冠状动脉CT之后，她马上就告诉了患者一个好消息："从CT的检查报告来看，您的冠状动脉没事，心脏血管没有明显的狭窄，也就是没有堵住，所以这点您不用担心了！"

一个小小的好消息，让患者的心情开始放松下来。

"心脏就像房子一样，现在查的这个冠状动脉查的就是上下水管，您的供水状况挺好的！我们再看看您的心脏结构怎么样——从心脏超声的结果看，心脏结构基本也是正常，所以说咱们房子的砖瓦结构也是可以的，功能正常。"

生动而形象的比喻让患者目不转睛地盯着张萍，认真听她讲解。张萍进一步解释，造成她心慌的原因是心脏的电路不太好，局部有期前收缩。"所以呢，说明您的心脏应该还是有一些问题的。不过您在严重的时候，情况是怎样的，我们目前不清楚。在没弄清楚您的情况之前，我们不能给您乱治疗。所以还是建议您背一下动态心电图，等我们看清楚了再给您对症下药。"

听到这里，患者清楚地知道了自己的病情，理解了张萍的建议，先前的焦虑明显缓解。

心血管疾病有时候往往跟患者的情绪有关系，所以，张萍很注重患者的心理治疗。在张萍的出诊过程中，经常会遇到丛女士这样的情况，为自己的病情感到焦虑从而导致心理压抑。门诊中有位前来复诊的年轻男患者，拿着检查报告进入诊室时脸色甚是暗沉，张萍见了不禁安抚他："你放松一下，别那么焦虑。"原来这位小伙子因为心慌便疑心自己的心脏出了大毛病。结果张萍看了他最新的检查报告后，明确他的心脏损伤问题不大，并鼓励了他几句，使得患者终于放下了心头大石。

对于以上情况，张萍总结了一套自己的经验：对于这样的患者，不能来了就直接下判断说"你这是焦虑"，患者不会接受，一定要摸准他们的心理，进行适度的评价，比如说他们的一些检查结果，让他们知道自己不是严重的心脏病，而是有点焦虑。这种情况下，他们就会慢慢接受你的建议，这对患者的恢复非常有好处。

责任心促进患者的自我管理

除了关心患者的情绪，张萍还注重通过科普与医嘱促进他们的自我管理。因为很多心血管疾病，往往跟患者的个人生活习惯有很大关系，并且这些习惯如睡眠、大小便、打鼾等都会影响到他们服药的效果和临床疗效。比如同样是高血压患者，如果打鼾很重，血压就不好控制，因为他们夜间有睡眠呼吸暂停。

33岁的王姓男患者就是这样一个例子。患者体态肥胖，看上去有两百多斤，除了平时管不住嘴，晚上睡觉还"管不住"鼻子——打呼噜比较严重，并且已经监测出睡眠呼吸暂停，这导致他血液里的氧浓度只有30%（正常指标是100%）。患者倒也"体胖心宽"，似乎并不太在意，按他的话说，生死有命，富贵在天。张萍告诫他，这个虽然是小问题，但必须要重视，因为这和高血压有关系，将来还可能增加中风的危险。为此，张萍叮嘱他去看耳鼻喉科时，如果医生建议佩戴小型呼吸器，最好能够接纳。唯恐患者不放在心上，张萍前后强调了几次，并且语重心长地劝道："我老说这样一句话，人都不是盖着被子出生的，但是你习惯了，这辈子都盖，这是一个习惯问题，现在我就是给你这个鼻子盖一个小小的被子，还软软的，不影响你其他生活。"

由于张萍的多次叮嘱，患者终于对自己的睡眠呼吸暂停有所重视，张萍还给了他其他建议，比如吃饭速度慢一些，每口饭嚼5~10下，以便减少进气管，有助于减肥。

像王患者这样的患者不在少数，有的高血压患者甚至仰头睡也会加重他们的缺氧，这时候张萍就会提醒他们尽量侧着睡觉；有的患者平时爱生气，她就建议他放宽心态，把事情多交给家属。在张萍看来，对这些患者的生活习惯进行评估并去除诱因，可以起到良好的治疗效果，一方面能减少药物和医疗费用，另一方面也可促进患者的自我管理。

"在您做完心脏造影之前，我是不会放您全世界跑的。"在跟诊的当天，有一些老年患者，他们虽然也担心自己的身体状况，但还是特别想出去旅游，看看外面的世界。在尊重他们意愿的同时，张萍特别担心他们可能出现的状况，叮嘱他们按时检查。同时，她还会给这些老人一些贴心的小建议，比如"重庆的美食多但要注意少吃点""在外面的时候一旦高血压了，您把这个药嚼碎了含舌头底下"。

有些患者还特别相信网上的一些养生法，盲目跟风，造成了对身体的伤害还不自知。比如一位房颤患者就特别相信微信里流传的"喝水法"，一天喝足六杯水，每杯三四百毫升。对于正常人来说，这是健康的，但这位患者曾因消化道出血住院，心功能也不好，这样喝水容易心衰，一天四杯水其实就足够。张萍告诫他不要轻信网上的一些所谓养生法。

专心个案解决疑难杂症

在我国心内科领域，张萍的研究成果可谓独树一帜，她率先建立了晕厥与心脏性猝死高危人群的筛查和随访体系，最先发现并报道了中国人短 QT 综合征的新突变，并在遗传性心律失常诊治方面做出了出色的工作。来到清华长庚医院，由于身处亚洲最大的社区——天通苑，她又带领团队立足社区为百姓提供及时、贴心的医疗服务。仅 2017 年，急性心肌梗死的绿色通道医院就收了两百多例，在北京市排名前十。

但即便如此，患者也有千千万，不能每个患者都花大量时间去管理，在张萍看来，需要进行长期深度管理的是那些疑难重症患者，比如心衰、心梗后以及猝死高危人群。在这方面，张萍带领她的团队建立起了重症患者疾病管理的资料库，并且培训资深护士成为个案管理师，对他们进行专门的管理。值得一提的是，北京的医院现在只有北京清华长庚医院有专门的个案管理师。目前，张萍团队建立的猝死高危资料库里已经有 300 多个案例，有的患者还是几年前张萍在北京大学人民医院时诊治的患者。

8 岁的小女孩冉冉就是这 300 多个患者中的一个。

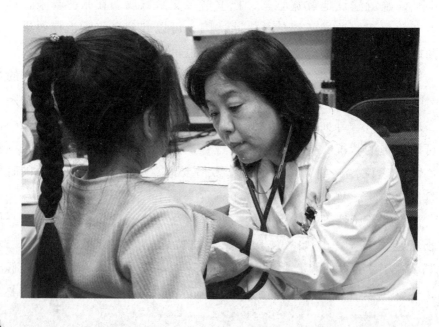

2016年5月，冉冉突然发烧，还伴随着腹痛，在上海被诊断为"肠系膜动脉栓塞"，这种疾病临床上少见，而且病症表现各有差别，诊断困难，如果诊治不及时甚至会导致死亡。而且，在半年后，冉冉又在北京安贞医院被检查出白天频发室性期前收缩和右手肌无力。她的病史一栏上写着"心肌病一年半"，因为做不了剧烈运动，冉冉的父母担心她在学校发生意外，没有让她上学。

"来，宝贝，阿姨给你听一下哈！"张萍戴上听诊器，用手轻轻把诊头捂搓暖和，低下头做心脏听诊。冉冉非常听话，主动就把上衣撩高了，但是有些过高了，张萍帮她把衣服拉下了一些免得她受凉。从这些细节可以看出，冉冉父母对张萍的信赖不只是专业技术，还因她一颗关怀的心。

张萍介绍，面对冉冉这样的疑难杂症，北京安贞医院的韩林医生邀请她进行联合诊治。韩玲教授接触过大量的儿童心肌病，在这方面经验丰富，但患儿的心肌病往往是存在心律失常，而在这方面，张萍有独到的专业优势。据张萍介绍，她和韩林的合作已经有七八年了。这种联合诊治的方式充分发挥医生的专长，对复杂疾病进行全面诊治，为不少患儿带去了福音。冉冉的治疗将会是一个长期的过程，张萍已经将她的案例收进了资料库，并配备专门的个案管理师，对冉冉的情况进行联系跟踪和深度管理。

早上6点半就来到医院开始工作，到将近下午1点才结束门诊。几声剧烈的咳嗽后，张萍才意识到要多喝几口杯子里的水。"就这些吧！说太多，我觉得都是我们应该做的，要说对患者贴心、细致，我们每个医生都是早七晚九。"张萍笑着对跟诊记者说，"我们没有什么可歌可泣的故事，都是很平庸的、很普通的每一天。"

（跟诊记者：吴海侠　庞书丽）

用温暖医术守护新生命——晁爽

专家简介

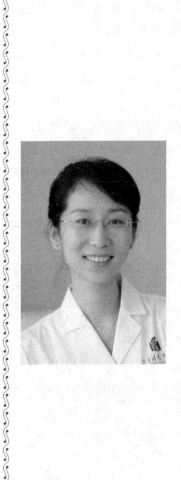

晁爽，北京清华长庚医院儿科副主任，副主任医师，儿科学博士。毕业于北京大学医学部，原就职于北京大学人民医院儿科。社会任职：中国医师协会儿童健康专业委员会第四届、第五届委员会委员，北京女医师协会第四届理事会理事，中国抗衰老促进会女性健康专业委员会委员等职。参与国家自然科学基金、中华预防医学会早产儿专项基金及多项院内科研及教学基金，在国家核心期刊上发表多篇论著。

专长：研究方向为新生儿疾病及婴幼儿生长发育，擅长早产低体重儿喂养、严重感染、黄疸、窒息等新生儿危重疾病的处理，婴幼儿喂养、生长发育监测，以及儿童常见病、多发病、急重症诊治。

出诊时间：周一下午，周二全天，周三、四、五各半天门诊（具体请结合医院信息为准）。

周二一早，记者走进北京清华长庚医院儿科门诊时，正处于流感高发季，看病的孩子在诊室外拥挤着，有的哭有的睡，而家长则焦急、烦躁、无奈，或者也被折腾得无精打采。儿科副主任晁爽急步走进诊室，一放下东西，立马准备开始工作。殊不知，她此次出诊的前一天是全天门诊加夜班，已经工作了一天一夜，但一进入诊间，她立马进入了状态。"做儿科大夫，有时候要打点鸡血。"看诊前，晁爽和记者开玩笑。

不怕辛苦，怕不理解

8点半开始叫号。第一个进来的是一个3岁的小男孩，一开始看着诊间墙上贴的卡通画还很新奇，可晁爽的听诊器一塞过去，就"哇"的哭了。儿科的哭声总有连锁反应，一个孩子哭了，隔壁立马有更高分贝的回应。"能哭这么响亮啊，看来咱们的病要好了。"晁爽摸摸孩子的小脑瓜，安慰道。

晁爽对待患儿和家属总是这样的温和耐心，连续几位患儿都中了流感的招，咳嗽、发热，"怎么办，家里还有一个小的？""不用打针吗？""吃东西有啥注意吗"……每个家长几乎都会问类似问题，晁爽不厌其烦地一遍遍解释，跟诊的护士偶尔提醒她"晁大夫，喝点水吧"，她才会在叫诊的空隙喝上一小口。

门诊中迎来一个少见的乖巧小女孩，由妈妈带着，是个复诊的患儿，"晁大夫，孩子已经不咳嗽了，食欲好了很多，今天找您复诊后，明天就可以复学了。"女孩的妈妈说道。小女孩则有些腼腆，乖乖地由妈妈撩起衣服，接受晁爽检查，"想同学们了没？"晁爽边检查，边和她聊起天来，小女孩点点头。"明天让妈妈给你挑一件花裙子，打扮得

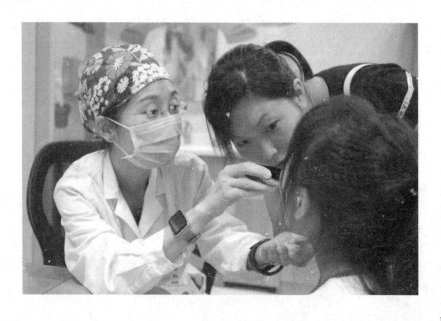

漂漂亮亮地去上学。"小女孩笑了起来，"我自己挑。"临走时，妈妈让女孩说谢谢，只见她攥着小拳头，害羞地不说话，然后把一颗糖放到桌上，立马跑出了门诊，留下晁爽和妈妈一起笑了起来。

"有时候是一个果丹皮，也可能是一个玩具小汽车，孩子很单纯，他喜欢你就会和你分享他喜欢的东西。"晁爽对记者说，虽然她年长孩子很多，但她希望能平视每一个孩子，和他们交朋友。

临近上午门诊结束时，走进来一个中年男子，只身一人。看出了晁爽的茫然，男子立马掏出了放在保温袋中的饭盒，"晁大夫，我闺女马上就要过生日了，每到她生日这一天，我都会想起您，没有您，就没有她。"说着话，眼前这位年逾半百的父亲竟然哽咽了。原来这位男子的闺女是个早产儿，当时宝宝和妈妈的情况都很危险，宝宝住进了 NICU（新生儿重症监护病房），妈妈转入了 ICU（重症监护病房），没有任何思想准备的爸爸一下子慌了神，是晁爽一直鼓励他不要放弃信念，一起努力，孩子一定会好的。果然，孩子一天天好起来，脱离了呼吸机，开始自己吃奶，小脸渐渐胖起来……而他这次跑来挂号，就为了给晁大夫送上自己亲手做的八宝饭。"这应该是让我最难忘的一份礼物了。"晁爽也很受感动。

下午 1 点半，上午的门诊刚结束，病房打来了电话，一对新生的龙凤胎要抢救。作为儿科副主任，晁爽立马赶了过去。40 分钟后，抢救结束，午饭吃不着了，下午的门诊已经耽误了 10 多分钟。

晁爽每天工作近 9 个小时，要为 70～80 名患儿看诊，俗称"哑科"的儿科，"哭"是多数孩子唯一的表达。孩子不会描述自己的症状，医生主要和家属沟通。但现在的孩子是所有家庭的心头肉，父母上阵还不够，有时候陪着的大人有 5、6 个。在门诊中也会碰到红脸的家长，晁爽说早已经习惯了，"我能理解家长的焦急，我们只希望家长也能多理解我们，我们是一样的，都希望孩子好。"

把爱带给孩子的"儿科女神"

晁爽在科室里有"儿科女神"的称号，问及为何获得这个称号，晁爽同事透露，"除了颜值外，她总是像女神一样出现在患儿最需要的地方"。作为一名新生儿专业医师，晁爽在新生儿严重感染、黄疸、窒息、颅内出血等危重疾病的诊治及早产儿呼吸管理、营养支持等方面都具有丰富的临床经验。

"危重新生儿尤其是早产、出生低体重儿出生后可能面对很多难关：呼吸、喂养、感染、黄疸、出血等等。抢救这些危重新生儿往往风险很大，不仅对技术要求高，而且要求诊疗及时准确。稍有不慎，就会有生命危险。"晁爽说。正因如此，多年来，她养成了手机从不关机的习惯，只要有抢救，保证随叫随到。

有一次，凌晨5点，晁爽被医院电话叫醒，得知一名刚出生5天的新生儿因"新生儿高胆红素血症"由外院转入新生儿科，患儿血中总胆红素值接近700μmol/L，是正常值的3倍多，急需进行新生儿换血术，否则很可能会留下严重后遗症。晁爽挂掉电话后火速赶往医院，现场指挥抢救，一方面，联系血库立即备血，另一方面在保证多面光疗的同时给患儿开通外周动静脉。库存血是冷藏的，为了争分夺秒，晁爽和同事将取来的宝宝"救命血"抱在怀里，用自己的体温加热血袋，以便手术尽快开展。做好一切准备后，晁爽和同事们开始有条不紊地进行外周动-静脉同步换血疗法，动脉"抽血"，静脉"送血"，换血过程中还要严密监测患儿的血压和心率等生命体征，既不能快，也不能慢，一分一秒都要谨慎操作，而且还要准确记录。2个多小时后，晁爽为患儿换掉了全身血容量2倍的血，手术终于顺利结束了，患儿总胆红素降到正常，转危为安。

晁爽不仅把爱带给前来就诊的小患儿，更是把爱带给了边远地区的儿童。2011年，刚刚生下儿子3个月，在接到医院的支边任务后，晁爽毫不犹豫地带着襁褓中的儿子奔赴西双版纳自治州。在那里，她为当地儿童诊疗疾病，为家长普及科学育儿知识，也为医生护士查房、授课。在美丽的西双版纳，她积攒了很多"大小粉丝"，与边疆人民结下了深深的友谊。2018年4月，她又加入到中国医师志愿者团队中，远赴非洲国家几内亚首都科纳克里的中几友好医院，开始他们为期20天的卫生援外之旅。"你见过几内亚的星空吗？在几内亚的夜里，简陋的手术室、危重的病患与坚韧的精神、娴熟的技艺形成鲜明的对比。"晁爽在朋友圈中记录下在非洲援助的故事，得到了很多医疗同行的点赞，甚至被媒体转发报道。

坚守儿科岗位

16年前，晁爽决定做儿科医生的时候，带教医生让她慎重考虑。"小孩没医保（2010年开始，北京学生、儿童门诊被纳入医保报销），儿科医生收入低，小孩还天天哭，不会配合你，家长还跟你打架，你真的想做儿科医生吗？"

"我是真的喜欢孩子。"晁爽的决定也得到了家人的支持。在她眼中，有一种成就感是非儿科医生享受不到的，"孩子的反应特别真实生动，生病了蔫吧、没精神，小眼睛都没光了，等好了之后，再来你门诊的时候，又活奔乱跳了。"

而据原国家卫生计生委统计，目前全国共有儿童医院99所，设置儿科的医疗机构共有35950个。医疗机构儿科执业（助理）医师数约为11.8万人，每千名0～14岁儿童儿科执业（助理）医师数为0.53人，低于世界主要发达国家。而其2016年的数据显示，医疗机构儿科执业（助理）医师日均承担的门诊人次数是医疗机构其他执业（助理）医师工作量的2.4倍；年均承担的出院人次数近200人次，是其他执业（助理）医师的2.6倍。

严峻的现状是，很多在职的儿科医生还在大量出走。"我不会转行。"晁爽很坚定地对记者说。每个孩子都是由上帝牵着小手送到人间的天使，"总要有人安慰折翼的小天使。"而谈及自己的孩子，她笑称"医生家的孩子都是野草，他们自己活着。"同时感叹从医多年"真的全靠家人理解。"

在坚持的路上，晁爽说，"接诊的每个孩子，他未来都还有很长的路要走，如果从医是一场修行，儿科医生的道行可能最深。"

（跟诊记者：韩冬野　庞书丽）

全程管理阿尔茨海默病的践行者——乔立艳

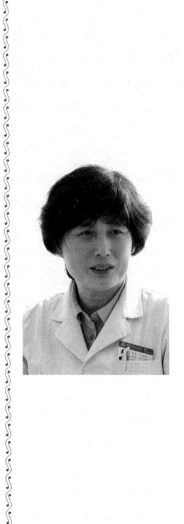

专家简介

乔立艳，清华大学玉泉医院神经内科主任，中国协和医科大学神经病学博士，主任医师，清华大学医学院研究生导师、副教授，美国阿拉巴马伯明翰大学神经病理博士后。担任中国阿尔茨海默病协会神经认知专业委员会副主任委员、中国神经修复学会抗衰老委员会副主任委员、中国阿尔茨海默病协会常务理事、北京市老年痴呆防治协会理事、国际神经修复委员会（INAR）委员等学术职务。负责国家863项目子课题、首都医学发展基金、教育部留学归国人员科研启动基金、老年痴呆协会多项课题。

专长：阿尔茨海默病、帕金森病等神经变性病；神经免疫病（重症肌无力、多发性硬化等）；眼睑痉挛（Meige综合征）；脑血管病等。

出诊时间：周四、周五上午（专家门诊），周三下午（记忆力障碍专病门诊），周一上午（特需门诊）。

站在名医身边

医生跟诊记

『2018人民好

阿尔茨海默病，一种频繁出现在影视剧中却不为大众真正熟知的疾病。很多人不知道这种疾病会偷去人的记忆力，最终让患者一无所知、瘫痪在床，很多人也不知道这种老年痴呆症可以通过药物等手段进行治疗。在老年痴呆患者中，阿尔茨海默病占到将近60%。

清华大学玉泉医院神经内科主任乔立艳一直在思考如何将最合理的诊断和治疗留给老年痴呆患者，也一直奋战在阿尔茨海默病治疗、康复及科普的第一线。除此之外，其所领衔的神经内科在神经免疫病、脑血管病、眩晕及肌张力障碍疾病等方面均具有较为丰富的治疗经验。

病人来了就不走了

记者来到乔立艳的诊室门口时，门口立着一个易拉宝，上面写着"神经内科神经变性病门诊——帕金森病"，其后详细罗列了早期发现帕金森病的简便方法。走进诊室，一位来自85岁的高龄女患者正在就诊，她因为姿势性震颤明显怀疑自己患上了帕金森病，希望服药治疗。老太太看起来精神依然矍铄，她告诉记者："我是公费医疗，在哪儿看病都行，听说这儿挺好，就让儿子开车带我来了。"

坐在她面前的乔立艳温和平静，笑意盈盈，面对这位看似具有帕金森典型症状的老太太，她并没有直接回应其开药请求，而是建议旁边的家属先进行抽血检查，并且把之前的核磁检查结果带来，明确诊断后再考虑治疗方案。"您就先给我开药吧，我们单位两天后组织体检，到时再把结果拿给您。"老太太的语气里显露出一丝焦虑和着急。乔立艳温和如故："药可以给您开，不过咱们用药不能着急，抢过这两天，您心安了，我的心就不安了。"

一番安抚，老太太终于决定第二天再来检查问诊。乔立艳告诉记者，震颤确实是帕金森病的典型症状，这一疾病的主要表现就是静止性震颤，肌强直，运动减少或者是减缓，以及姿势平衡步态的障碍。但是，有震颤不一定就是帕金森，说着，她拿出一张白纸，迅速勾勒出了一张柱状图，详细分析了刚刚这位患者可能存在的六种疾病，其中既包括神经系统疾病中的继发性帕金森综合征、帕金森病、老年性震颤，还可能是非神经系统疾病中的肝病、甲状腺疾病、焦虑等引起的震颤。根据患者描述和体检，她已经对继发性帕金森综合征做了排除，但剩下五种都需要进一步的检查确认。

无论是基础的内科疾病还是帕金森病等神经变性病，乔立艳始终秉持着严谨细致的态度和科学全面的诊断，她也因此获得了诸多患者的信任。许多患者首次就诊之后，便坚定地选择成为乔立艳的患者。门诊当天，便有一对来自保加利亚的华人夫妻前来复诊，其中55岁的女患者此前被诊断为动脉硬化，颈部存在斑块。一年之前，他们在回国的几天里偶然找到了乔立艳，按照她的治疗建议服用了一年的药物后，患者的斑块始终保持稳定，最新血生化检查结果显示，低密度脂蛋白（LDL）略高于正常水平，其余均未见异常。取完药之后，家属折返回诊室，认真地说："乔博士，知道您特别忙，但我爱人下次出国复查，还希望能准确挂上您的号。"乔立艳立即取出一张名片递给了他。"太好了，太幸运了。"家属脸上立刻写满笑意。

这样的例子还有很多，一位旅美华人归国后也是偶然来到了玉泉医院神经内科，乔立艳分析发现，患者的药物服用非常不规范，美多巴服用过多。作为一种用于帕金森病、帕金森综合征治疗的药物，在使用过程中要非常注意药量的规范使用，以尽量避免副作用。帮助患者调药后，这位华人再也没有服用过美国医生的药方。另一位患有视神经脊髓炎的女患者也在跟诊中前来复查，她告诉记者："我在乔主任这治疗的，恢复得特别好。"

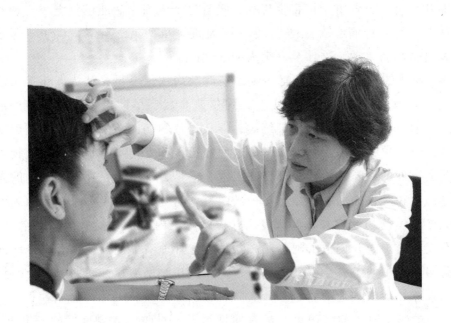

首创阿尔茨海默病全程管理

乔立艳在神经病学领域具有扎实的学术功底和丰富的临床实践经

验，她先是在中国协和医科大学获得了神经病学博士学位，又在美国阿拉巴马伯明翰大学神经病理学从事了博士后研究，在阿尔茨海默病诊治方面具有颇高造诣。

乔立艳依然记得，自己上班的首日，一位先生带着妻子来到门诊，要求给妻子开脑梗死的药物，经过仔细地检查，乔立艳告知其妻患的不是脑梗死，而是阿尔茨海默病。面对这样一个陌生的疾病，丈夫不知所措，不好的消息也一个个传来：迷路、不会穿衣、拿拖布处理大便、听不懂话、不吃药……现在患者已经不能起床，只认识自己的老伴，而残酷的事实还将继续，最终她将一无所知、一动不能动。

实际上，我国阿尔茨海默病早诊率相对较低，门诊中不少患者来就诊时已发展到中重度，增加了治疗难度。很多家属等到老人迷路、出现幻觉或者出现精神症状等情况时才带老人来就诊。曾经，有一位二十出头的小伙子急匆匆地赶到了诊室，请求乔立艳为其母亲进行治疗，然而，患者躲在车里，始终不愿意下来。无奈，乔立艳只好走出门诊楼，推开车门，患者由于被害妄想症，蜷着身子藏在车后座的夹缝里。提到这里，乔立艳痛心疾首："如果早些发现，早些治疗，老太太也不至于做出这样的举动。这涉及一个人的尊严问题。"

遗憾的是，不少家属都对阿尔茨海默病认识不足，认为老年痴呆治不好，因此放弃治疗。事实上，阿尔茨海默病早期患者可以在门诊治疗，通过药物、认知康复训练等，能减慢认知功能下降的速度，缓解出现幻觉、迫害妄想等精神异常。这些经历让乔立艳不停地思索如何把当前最合理的诊断和治疗全部交给患者，于是，她结合了在美国学到的先进理念和既往的经验积累，在神经内科率先开展了老年痴呆患者的规范的诊断、药物治疗和认知康复治疗。针对国内对痴呆疾病护理的空白，乔立艳在国内开创覆盖阿尔茨海默病全程管理，早期疑似患者会得到预防知识，中期患者会得到先进的药物和认知康复治疗，晚期患者会得到痴呆特异性的护理及知识。

在神经内科的病房里，记者便见到了一对防治效果良好的老夫妻，老太太身形消瘦但看起来十分精神，她2014年因为出现记忆力衰退症状前来就诊，而"记不住近期的事儿"正是早期老年痴呆的典型症状之一。确诊后，老太太进行了住院治疗，其间她认真执行医生的建议，进行记忆力康复训练及相关药物治疗，自己也想方设法增强记忆，年届

70还在背诵古诗。最近不久，老太太再次住院治疗。乔立艳亲切地询问："您今天又背古诗了么？"老太太羞涩地笑了，坐在一旁正在吃午饭的老先生认真地注视着自己老伴的一举一动。乔立艳告诉记者："老太太之所以病程进展较慢，正是因为老伴儿的贴身照顾，他们互相扶持，给了女患者很强的依靠感。"

实际上，对痴呆患者做全程护理费时、费力，经济效益不高，但是乔立艳坚信：减轻患者的痛苦是所有医疗行为的目标，为追求之的付出都是值得的。

全方位服务患者

除了在痴呆等神经变性病的治疗上具有开创性之外，乔立艳也带领科室在其他神经疾病上做出了前沿探索。在门诊和病房当中，记者也见到了患有神经免疫性疾病、梅杰综合征等肌张力障碍疾病的患者。乔立艳的患者中，以老年人为主，病情复杂多变。

很多老年人到清华大学玉泉医院神经内科就诊，为的就是见到乔立艳。一位老人说："乔主任和蔼可亲，医术高明，医德高尚，每次不耐其烦地解释，见到她，病就好一半了。"也有的患者坦言：我看病只找乔主任，她能把我们的病情解释得我们能听懂。乔立艳认为，神经科许多病防重于治，唯有让患者理解，他们才会更好地做到预防，从而真正发挥治病救人的职责。

除了细致入微地向患者解释，乔立艳对于老年患者尤其是痴呆患者的家属情绪也十分关注。她告诉记者，许多患者家属找到她的时候已经濒临崩溃。"您赶紧给她治吧，您不治我就死了。"老年性痴呆患者由于脑功能障碍，常常做出令家属不解的怪异事情，比如把东西藏起来、生活习惯异常等。他们的作息像小孩子，白天叫不醒，晚上开始闹。许多痴呆患者家属患有焦虑抑郁的症状。乔立艳相信，对患者及家属的关爱是最好的治疗，在门诊她不厌其烦地缓解照料者的情绪障碍，最终事半功倍。一些患者家属在深入了解之后恍然大悟，由疾病引发的家庭矛盾得以化解。

除了治病，乔立艳还尽己所能帮助患者。病房里的医生告诉记者，一次神经内科收治了一位患者，患者本人有医疗保险和退休工资，但家属不仅把老人的收入拿去，一天也仅为老人订一次饭，还对医护人员强词夺理，无理取闹，恶语相向。乔立艳果断召集大家，带头捐款，保证了老人的营养。经各方努力，终于说动了家属带患者出院，出院时面对家属的指责，乔立艳却说，下次我们还要这样。

为了尽可能提高公众对于阿尔茨海默病的认识，呼吁社会对老年痴呆患者的重视和帮助，乔立艳也多次在报刊、广播电视、网络平台上传播科普知识；同时为了提高医师对老年痴呆疾病的认识和诊疗水平，乔立艳先后举办了"2018年国际阿尔茨海默病研究热点专题报告会"等诸多学术讲座和报告会；她和她的团队还常常深入社区，采取科普讲座、患者教育和义诊等形式，把健康知识带到百姓身边。乔立艳常说："什么时候，老年人能知晓自己的病情，适时就医，什么时候，家属能把病情和病人的情绪分开，就像我一样理解他们，我就可以歇一歇了。"

跟诊的时间很短暂，但乔立艳的忙碌却不曾止息，每周除了专家门诊、特需门诊认知障碍专病门诊之外，她还要兼顾科研、行政及社会服务工作。尽管时常筋疲力尽，但她依然会鼓励科室的大夫，病人的事就是我们最大的事，病人的生命高于一切。

（跟诊记者：李忠利）

用"心"守护心血管——刘方竹

专家简介

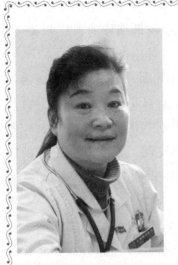

刘方竹，中国康复研究中心北京博爱医院门诊部主任、心血管内科主任医师，1983 年毕业于首都医科大学医学系，2002 年攻读首都医科大学在职研究生，2008 年晋升为心血管内科主任医师。

专长：糖尿病与心血管病。

出诊时间：周一、周四上午。

站在名医身边

『2018 人民好医生』跟诊记

在中国康复研究中心北京博爱医院，有这样一名心血管内科大夫，她从医 35 年，一直用自己精湛的医术和细致的诊疗守护着心血管患者的健康。如今她已从一名普通的住院医师成长为一名心血管内科的主任医师，但仍在平凡的岗位上默默耕耘，也在医疗管理工作中不断摸索不断创新。今天记者走进北京博爱医院心血管内科专家门诊，跟诊这名充满大爱的心血管患者的健康守护者——刘方竹。

嘘寒问暖：她是患者的操心人

我们常说"医者父母心"，刘方竹认为"医者父母心"是医生和医院应遵守的基本职业操守，从医 35 年，她对待患者时刻如此。

"医生，我的糖尿病都 10 年了，心脏还做过支架手术。这两天感冒，心慌得很。"一名老大爷来找刘方竹就诊。通过一系列的查体和检查，刘方竹告诉他："大爷，我检查了，没什么事的，您平常注意保暖，多吃蔬菜，另外一定要注意心态的调整，适量活动。"接着又耐心地嘱咐，"还有啊，您有糖尿病合并冠心病，一定要注意定期复查及时就诊，做好二级预防才可以。"记者了解到，这名老大爷姓刘，10年前，他做了心脏介入手术，因为患有糖尿病多年，手术后刘大爷身体一度虚弱，常常冒虚汗，还有时候心慌、气喘。经朋友介绍，他找到了刘方竹。刘方竹为其悉心调理，虽然现在刘大爷还时常有点小病，但身体和精神比术后已好了许多。"每次看病，刘大夫就像我的亲人一样，总是给我最细致的诊疗和关怀，幸亏有了刘大夫，我的病才好得那么快。"刘大爷对记者说。

　　听诊、量血压，作为心血管医生，刘方竹出诊时会不厌其烦地为每一名患者亲自做检查。"患者的血压我一定要亲自量，自己听诊，自己检查我比较放心，能够给病人更精准的诊疗，对患者而言也是一种职业严谨和对他重视的体现。"刘方竹说。记者还发现，她有一颗细腻的医者之心。刘方竹每次为患者听诊时，都是用手把听诊器捂热了，才听诊。这细小入微的动作让每一名患者都很感动。

　　事实上，每逢遇到既往病史复杂的患者，刘方竹都会仔细地翻看每一页的病历和检查，她说这样在开药时才会更有针对性和有效性。在跟诊过程中，记者看到，在走廊里，刘方竹会随时驻足，为每一名找她咨询病情的患者耐心答疑，也会为找不到路的年老患者悉心指路；在午休吃饭时间，遇到患者打电话前来咨询，她随时会放下饭碗，为其解答。

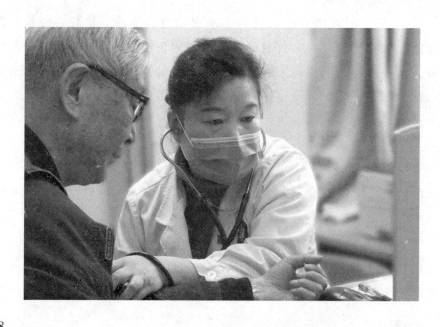

生死时速：她是与死神赛跑的人

"时间就是心肌，时间就是生命。"在刘方竹看来，心内科的诊疗和救治，就是在与时间赛跑。

当天上午，一名60多岁的女患者因为胸痛独自来到北京博爱医院，在候诊时，患者身体难受，脸色惨白，护士看到后，随即为其优先安排了刘方竹的门诊。

刘方竹简单了解患者既往病情后，迅速为其测了血压和心脏听诊，查看生命体征，发现心律严重失常。凭借多年经验，刘方竹判定，患者必须立刻抢救。此时，刘方竹立即让护士推来轮椅，同时安慰等待就诊的其他患者，迅速陪同患者一同赶往抢救室，转运途中，刘方竹一直坚持走在推车的最前面一路开道护驾，让老人以最快的时间转运至急诊科抢救室内。到了急诊科，刘方竹一边详细地向护士交代患者的病情和既往病史，一边不停地安慰患者，同时指挥现场急救，安排工作人员联系患者家属，值班的急诊医生也在第一时间赶到。短短5分钟，完成了转运、交接和抢救的全过程。看到抢救工作运行平稳后，刘方竹又回到诊室继续接诊。

正是基于"时间就是心肌"的理念，刘方竹所在的心血管内科建立了患者抢救"绿色通道"。"这是一条畅通、高效的急救绿色通道。"刘方竹说，"冠心病、心梗的早期症状，大多是胸痛，也有以心律失常、心衰为首发症状的病例，患者在医院发生心率过快、心律失常等状况时，无论是门诊，还是病房任何一个科室的大夫，都应迅速反应、迅速判断、果断救治、开放绿色通道、全院相关科室通力配合，确保患者在黄金时间得到救治。"

刘方竹作为门诊部主任，主管医院的门急诊医疗，在她的带领下北京博爱医院组建起一个急救绿色通道医疗急救组，囊括了医院各业务科室骨干精英，规范了相关流程，为急救患者接诊、抢救、会诊、入院、治疗、康复等工作提供了强有力的制度和流程保障。

在刘方竹的诊室内外，处处都能听到候诊患者的赞誉，还有一位83岁的老大爷送来了一面锦旗。据了解，这位老大爷患有心脏病，时有心律失常，同时伴有高血压。2017年3月，老人心脏病复发，便踏上漫漫求医路，但越治病情越严重，心脏时跳时停，情况十分危急。后来，他

站在名医身边——『2018人民好医生』跟诊记

209

找到了刘方竹就诊，刘方竹详细询问和查看病情后，制订了有针对性的用药方案。如今，老大爷天天心率都正常，神清气爽，步伐轻快，生活正常。更让他惊喜的是，其高血压也有所好转。从 2017 年 9 月底开始，治疗心脏病等用药也开始逐渐减少。患者及家人颇为感动，送来了一面锦旗，表达对刘方竹的感激之情。不仅如此，每位经过刘方竹诊疗的患者，无论初诊还是复诊都感觉这位专家可亲可敬，挂的号有价值，身心同时得到治疗。

据记者了解，目前北京博爱医院心血管内科不仅设有心血管疾病专科病房、专科门诊、心血管疾病康复门诊和高血压门诊，具有运动平板室、动态心电图室、动态血压监测室、电生理室，还设有心肺运动试验室以及心脏康复室。

行政科研：她是排头兵

"你真心对待患者，患者也会真心对你好。我从 1983 年参加工作至今，基本没有接到过患者的投诉，没有与患者发生过一起医疗纠纷。"这也让刘方竹赢得了患者的广泛称赞。说到其中的秘诀，刘方竹告诉记者："作为一个医生，要想获得患者的信任，过硬的医疗技术是最基本要素。此外和患者沟通的能力也很重要，它是一名医生的'软实力'。"

6 年前，患者彭大妈出现心脏不适症状，三天两头胸闷、气短、头晕，严重影响生活。北京市所有大医院的心内科她都跑遍了，反复做心电图、24 小时动态心电图、心脏超声、心肌酶等检查，均未发现器质性疾病。经朋友介绍，彭大妈找到了刘方竹。厚厚的病历，刘方竹仔细翻阅、询问用药史，并为彭大妈耐心细致查体后，"彭大妈，您这不是心脏真有问题，是由焦虑引发的症状。"刘方竹不断解释，耐心地告诉彭大妈如何进行心理调节，又给彭大妈开了些安神的药，直至彭大妈满意而归，后期复查一直正常。

刘方竹不仅自己真心地对待患者，作为门诊部主任，她也这样要求门急诊窗口岗位的其他工作人员。如今，拥有"三重身份"的刘方竹经常忙得分身无术，她不仅是一名白衣天使，也是学科带头人，更是一名行政管理者。她永远是医院和科室里最繁忙的人。从医疗质量管理、医疗服务，到教学、培训，再到演练、义诊、会诊，到处都有刘方竹忙碌的身影，她兢兢业业，踏实肯干，感染了不少身边的同事，更感动着年轻医生，她还多次被评为优秀共产党员。

现在，刘方竹每周出专家门诊至少两次，尽最大可能解决患者的医疗需求；她说，她不能让对她抱希望的患者失望。她积极参加残疾人的医疗工作和防病工作，组织普及防病知识，多次下社区授课和义诊；她多次组织和参加医院急诊急救、疑难病会诊等工作，院内、社区、警区和地铁站到处留下她讲课和普及急救技能的足迹；每次医疗援助行动她都会夜以继日地为奔赴"前线"的战友们默默地准备着所有行装、药品和器械。

几十年的从医经历，如果说从没有过委屈，那是骗人的，刘方竹说："一名医生的成长之路是漫长而艰辛的，从医的路程是曲折的，没有节假日，没有吃饭点，没有更多的时间陪伴家人，没有更多的温柔和笑脸给亲人，而且我们选择了一个活到老学到老的职业。面对患者的信任，我怎能不全力以赴！"

跟诊结束时，记者让刘方竹题词，她不假思索地写下：患者的信任与尊重是对医生最大的安慰。

（跟诊记者：晏　珊）

神经康复的护航者——宋鲁平

专家简介

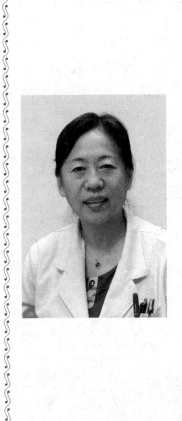

宋鲁平，中国康复研究中心北京博爱医院神经康复科副主任，主任医师，医学博士，心理学博士后，首都医科大学教授，博士研究生导师。具有30多年神经内科和神经康复科临床工作经验，在认知、言语和情绪障碍的诊疗方面具有丰富的经验。先后获得国家和省部级研究课题二十余项。发表SCI论文10余篇，国内核心期刊论文30余篇。研发认知和言语评估训练软件系统各一套。现任北京神经内科学会神经康复专业委员会主任委员、中国微循环学会神经变性病专业委员会康复学组组长等学术职务。

专长：失眠、焦虑抑郁状态、头痛、老年痴呆、帕金森病、神经系统疾病后康复治疗。

出诊时间：周三下午。

周三下午，仲夏的太阳炙烤着北京的大地，空气中的燥热令人难以忍受。中国康复研究中心北京博爱医院门诊大楼里却清凉舒爽，在3楼康复科的8号诊室里，神经康复科副主任宋鲁平，带着她一贯温和的微笑面对前来的访客，来这的有被神经内科疾病困扰多年的患者，也有为转诊前来问询的患者家属。

一下午的门诊中，宋鲁平始终耐心细致，她总能迅速地掌握患者的病情，做出明确的诊断，给出相应的治疗意见。功能康复为目标，情绪治疗为特色，她的门诊，就如同这炎炎夏日里的清凉，给患者和家属带去慰藉。

对待患者温和细致

神经内科疾病，往往并不像其症状直观浅显，有时候患者都不清楚自己真正的病情。面对前来的每位患者，宋鲁平总能耐心地听患者讲述，为患者厘清病因，找到合适的治疗方法。

一位姓时的老太太，现年76岁，看上去身子骨还很硬朗，但实际上她已经被耳鸣困扰十几年。"一直响，都已经习惯了。这半个月突然厉害了，实在受不了了！"

据这位患者介绍，十几年前自己耳朵不舒服，头晕、呕吐，被诊断为腔隙性脑梗。吃中药、做针灸都不见效，医生后来直接说没法治。患者也便一直将就着生活。这次发作得厉害，患者怀疑是当年的脑梗引起的，她带来了自己脑部检查的片子。

宋鲁平仔细查看了片子，认为患者的情况属于神经性耳鸣，从中医学的角度看与肾虚有关。为了找到患者耳鸣的原因，宋鲁平进行了细致的询问与查体，排除一些病因后，她很快便意识到患者的病根可能是在睡眠上："睡得怎么样？一天能睡几小时？"

"哎！有时候睡得好能睡三四个小时，不好的话就会一整晚都失眠。"患者介绍道，其实自己从30多岁起就一直睡眠不好，但是年轻的时候不影响白天的精神状态，现在年龄大了，经常头晕，还有高血压、期前收缩症状，心脏老是咚咚咚地跳。

"为什么不好好治治失眠呢？看过吗？"宋鲁平的问话中带着温柔的"责备"。患者说自己也看过医生，但医生一般都是开一些安定之类的药物，她一方面担心副作用，另一方面又觉得没有效果。

"您啊，睡觉不好的话心脏好不了。问题都出在睡眠上，要当成最最重要的问题来解决。"宋鲁平说道。

"合着我那么多年，都看错医生了？"患者先是张大了嘴巴，随后又笑了。这么多年来，她都以为是得了那次脑梗后引起了耳鸣。"我就说我只要睡觉好了，第二天就特别清醒、舒服，您要是能把我这睡觉治好了，那我可就是太幸福的人了！"

交谈下来，宋鲁平发现并不是没有药可以治愈患者的失眠，而是患

站在名医身边

医生『跟诊记』『2018人民好

213

者依从性比较差，治病也比较"急功近利"，药吃了一阵子感觉没效果就不吃了。她劝诫患者："这个药得调，您要有耐性。咱们吃药多是为了不吃药，对吧？该吃就得吃，要持之以恒。先治好失眠是根本，睡好了心就不慌了，血压也可以调好。"

患者这才"醒悟"过来："对对！睡着了耳鸣也就听不见了。"

"对啊！您还说一天24小时耳鸣。"宋鲁平略带嗔怪地说道。她为患者开了一些营养神经以及安神、补肾的药，并且推荐了院里临床心理科的生物反馈治疗，综合治疗患者的失眠问题。

整个问诊过程，宋鲁平像拉家常一样和患者交谈，还亲自为其量了几次血压、进行细致的查体，不知不觉将近40分钟过去，而患者也带着满意的笑容归去。

对于患者们其他方面的问题，宋鲁平也总是给予最大限度的解答。刘女士的母亲蛛网膜下腔出血术后，需要转到同样有ICU的康复医院。宋鲁平不仅指导刘女士如何通过简单有效的互动判断患者是否有意识，还耐心地回答刘女士康复治疗费用、护理费用以及外地农村合作医保政策的问题，让家属们也能卸下疑惑与担忧而归。

明确诊断破疑难

找宋鲁平的患者中，有不少是疑难杂症，还有不少尚未明确病因。

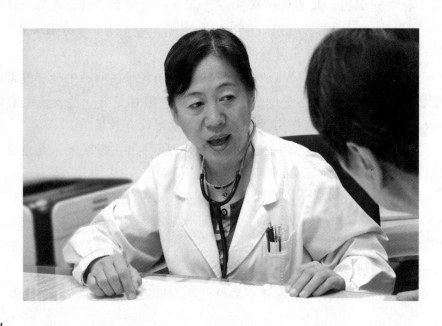

凭着丰富的临床经验与严谨的作风，宋鲁平有一点蛛丝马迹也认真观察、挖掘，直到找到真正的病因进行针对性的准确治疗。

当天的跟诊中，有一对母子令记者印象深刻，儿子是宋鲁平治疗了将近十年的罕见病患者，也是一个典型的由误诊到正确治疗的病例。

2006年时，患者才25岁，在一次偶然的体检中发现自己纵隔增宽，存在占位病变，之后发现下颌和腋窝局部也摸到小结节。由此，母子二人便开始了治疗的漫漫征途。这位母亲曾带着儿子找了一个非常有名、权威的老专家，老专家认为患者犯的是结核病，一直按结核治。然而，患者的病情不但没有好转，反而结节逐渐增多，遍及全身。据母亲介绍，"胳膊、腋下、腹部、腿、五官，全身都是肿块，有的有杏子那么大。"而且，患者还因为吃结核药产生了损害肝功能的副作用。期间，母亲还带着儿子去到了其他医院，看了很多权威的医生，中医、西医都试过了，但病情都没有起色。

直到2009年9月13日——患者的母亲非常清楚地记得这个日子，状况起了变化。那天，患者突发癫痫。而同样是那天，患者的治疗也迎来了转机——他们来到北京博爱医院，找到了宋鲁平。

接手治疗后，宋鲁平首先对患者的发病经过和全部资料进行了全面回顾，她认为杜磊的病情并不像老专家所说的结核病，而更像一种极其罕见的神经结节病，通过与朱镛连教授和张通副院长一起讨论会诊之后，进一步明确了诊断。她把意见传达给老专家，对方却坚持己见，并写下了长达8页的就诊病历，还专门与宋鲁平通电话讲述他的证据。宋鲁平认真作了考虑，最终还是认为，患者应该就是神经结节病，"有很多证据比如腰穿的结果都不支持结核病的结论。再加上按结核病治了这么多年也没好转，来医院后，结节还进到颅内了：表现一是癫痫抽风，二是头颅磁共振检查显示脑部有病灶。"

最后，宋鲁平坚持了自己的专业判断，按神经结节病进行治疗，给患者用了激素，结果立竿见影：三天后患者的病情开始改善，有的结节开始变小，一周时全身皮下结节都有减小，一月时一些眼眶周围的小结节摸不到了，腋下的大结节明显缩小。此后，患者便一直跟随宋鲁平治疗，状况也一年比一年好：从2013年9月"病灶无明显增多、增大，脑室增大无明显发展"到2017年9月的"未见明显异常"，片子显示脑部的异常强化点也逐渐消失。近四年，他也不再有癫痫发作，只是坚持小剂量地吃着控制、调理的药，加上宋鲁平的心理治疗，如今的他早已不是当年那个浑身肿块、郁郁寡欢的大胖子，而是一个阳光健康的标准型男。

"十几年说起来好像就几句话。但宋主任给我们的帮助真的特别大。"患者的母亲在接受记者的采访时，多次表达了对宋鲁平的感谢。她就这么一个独生子，前后长达12年的治疗，光检查的片子就有十几斤重，她认为是宋主任给了自己孩子第二次生命，她跟儿子讲："永远不要忘记宋主任。"

像这样被误诊的患者不在少数，而面对这样的情况，宋鲁平总能进行准确诊断。除了高超的专业水准外，她认为自己的"神经内科+康复"的跨学科背景起到了很大的作用："神经科的病人康复终归是神经科的病，但是神经科的病不单纯、不单一，定位、定性很重要，如果仅仅是康复科、理疗科出身的大夫，可能就没有这样的能力。"

致力患者功能康复

对于患者来说，语言、活动等功能的康复直接影响到他们之后生活质量的高低。宋鲁平通过个性化的评估、专业的治疗手段以及及时的康复宣教，力求为患者争取多一些功能的恢复，提高他们的生活质量。

有一位女士从内蒙古赶来为自己的姑姑问诊。据介绍，患者做心脏支架手术时意外造成心源性栓塞，导致左侧脑梗，但医生没及时诊断为脑梗，按脑出血治疗，结果错过了最佳治疗时间，造成脑部大面积水肿，压迫大脑的重要中枢——脑干。医生们最后赶紧做了开窗减压术，救下了患者性命，但是患者依旧左侧脑梗，右侧半身发生偏瘫。

"现在那边就输点液，每天按摩按摩。如果不做康复，肯定要耽误，所以我们着急，从单位请假赶过来。"这位女士对姑姑的情况很是担忧。

"好在是大部分压迫右边，虽然面积大，但是不影响语言，如果是左边，患者就听不懂也不会说话了。"宋鲁平仔细观察着患者的片子，并不时给患者家属进行讲解。这是一种比较常见的病例，一般来说，像这位患者的情况，要恢复到能够轮椅生活是没有问题的。但考虑到患者还非常年轻——才39岁，又育有一儿一女，按个性化治疗的原则，宋鲁平还希望能够帮助患者恢复下肢功能："一个人生活质量的高低就有赖于我们能走不能走，能行走是很重要的。"她表示，从患者的具体情况看，要站起来还是有可能的。

这一消息无疑让患者的侄女看到了治疗的希望，在询问了转院的相关事宜后，她便表示要赶紧将姑姑转过来治疗。

多年来，宋鲁平不仅治愈了不少类似这位患者的常规病例，还完成了许多在其他医生眼里不可能的康复治疗。有一位病危的孕妇，因为颅内静脉窦血栓形成被误诊，患者昏迷，病情危重，当时医生建议放弃治疗，说"即便抢救了生命，也是个植物人"。但是，患者丈夫不放弃，因为妻子才38岁，还有个孩子。于是医生给患者做了开颅手术与引产。之后患者丈夫找到宋鲁平，说自己没有钱，不进重症监护，但一定要治，治不好也认。

当时患者来医院，"病情特别重，血压非常高，心率很快，天天喊叫，抽风抽成一团"，原本考虑到病房的监护条件不足以及其他患者的休息，宋鲁平准备拒绝。但患者每天在医院哭闹，非要找宋鲁平。最后，宋鲁平还是和医院商量后接手了治疗，通过一步步的专业治疗，把患者的抽风、血压高和情绪问题治好了。一段时间后，患者恢复了活动能力，自己能手拿着黄瓜吃了，也能自己端碗喝稀饭了。原先负责治疗的医生看到患者吃黄瓜、喝稀饭的视频，直呼"哇，这不可能！"

据宋鲁平介绍，这位患者从修颅到治愈，在医院住了将近半年，但这是特殊情况。住院确实可以为患者提供更为精心、全面的康复治疗服务，但医院的床位是有限的，为了让更多需要住院的患者入住治疗，在住院一段时间后，大部分患者都需要出院，所以后续的家庭康复治疗是很重要的一块。

"好多患者和家属并不知道如何科学系统的进行康复训练，往往是因为不该做的做了，造成康复失败，非常可惜。"如今，宋鲁平和她的团队也非常重视患者的家庭康复治疗。从住院开始就由康复护士逐渐给患者和家属做康复宣教，对"回家以后该做什么、不能做什么"进行指导，让更多的人知道如何做康复。

情绪治疗为特色

作为情绪治疗的专家，宋鲁平在诊疗中特别关注解决患者的睡眠、语言、认知和情绪等问题，以求让患者接受并得到更为有效的治疗。

"怎么不舒服啦？"面对坐在一旁等候的女患者，宋鲁平关切地问道。这位患者50多岁，但满脸愁容让她看上去至少大了10岁。她说自己这段时间脖子、眼睛、右边的牙都不舒服。

看着患者，宋鲁平很快便察觉到了问题所在："是心里有事吗？"

果不其然，患者的老公得了脑梗，从老家来北京治疗已经6个月，但恢复效果并不好。现在的她每天都特别心烦，也感到有一些委屈。这几天她感觉全身没劲，老是坐电梯的感觉。患者怀疑自己是不是和老公一样患有脑梗，在别的医院做磁共振成像检查，开了些药，但吃了4天了，效果并不是特别明显。

看了患者的片子后，宋鲁平笑了："您这个，跟脑子没关系，但跟情绪有关系——你有点焦虑和抑郁。"患者还是有些疑惑，她抬起手摸着脖子后："那我这怎么会不舒服呢？"

"那是枕神经有问题。颈椎压迫了枕神经，需要打点营养神经的针。"宋鲁平解释道。这让患者想起来，自己颈椎十几年前检查出有问题，但老家医疗条件差，医生说没有药治，只有一种进口药，但吃了对脑有副作用，只好作罢。

宋鲁平给患者开了一些药，说完一些注意事项后，特意叮嘱她："再一个就是不要去想不高兴的事，都已经发生了，就得接受现实。你（老公）现在能过来，可能能够治好，就已经很好了，很多人还没有你这样的机会呢！"

相比一些发达国家，中国的康复治疗起步晚，起点低，目前的很多康复医院都是只做运动康复，恢复胳膊、腿等肢体功能，不关注患者的语言、认知和情绪方面的问题。而这些问题又对患者康复影响特别大。

一位女士特地从河北邯郸赶来为丈夫问询。据她讲述，丈夫因为脑出血造成身体右侧偏瘫，经过一个多月的治疗后病情有所缓解，肢体能稍微活动，但记忆仍然受影响，言语不清晰，需要进行语言治疗，但丈夫特别抵制，医生和家属都没有办法。宋鲁平意识到，患者可能存在情绪问题："他情绪好吗？是不是经常心烦、焦虑？"

"对对对！他几乎天天都有这种情况，发怒、发脾气。知道自己不高兴，就憋着一股劲，然后什么都不说，就睡觉。"

实际上，这位患者就是比较典型的情绪问题大、不配合治疗的例子。"情绪有问题的病人往往吃不下、睡不好、不愿意干，治疗很难推进，这个问题不解决，病人怎么来的怎么走。而情绪问题解决好了，病人的治疗就突飞猛进。"

谈及情绪治疗对于康复治疗的作用，宋鲁平想起自己多年前的一个病例。患者是一个脑外伤的小男孩，到医院是也是不吃饭不睡觉，整天哭闹。宋鲁平发现，小男孩的脑损伤并不是特别严重，就是情绪特别不好。于是她便给患者做心理治疗，把情绪调好了，鼓励小男孩说："一定要有毅力，有毅力才能产生奇迹！"

在宋鲁平的情绪治疗下，小男孩也特别刻苦，说："只要是对我好就来吧！"凭着这样的毅力，小男孩最终战胜了病魔，当地医生直呼"不可能"。"现在这个孩子的智力也非常好了，已经考上了中专，每年到了过年的时候还会给我发个短信。"说起这些，宋鲁平的脸上堆满了欣慰的笑容。

（跟诊记者：吴海侠）

站在名医身边

医生『跟诊记

『2018人民好

严把患者"康复关"——张皓

专家简介

张皓，中国康复研究中心北京博爱医院神经康复三科主任，主任医师，教授，医学博士。中国残疾人康复协会神经康复专业委员会主任委员、中华医学会物理与康复专委会神经康复学组副组长、中华医学会心身医学分会康复学组组长、中国医师协会神经内科医师分会第一届脑与脊髓损害专业委员会副主任委员、中国康复医学会重症康复专业委员会副主任委员等。

专长：脑卒中与脑外伤等神经系统疾病的康复。

出诊时间：周四上午。

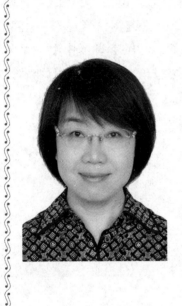

　　她专注神经康复领域，擅长脑卒中与脑外伤等神经系统疾病的康复；她身兼数职，主编了《神经康复学》，主持并参与了多项国家级课题；她身心并重施治，帮助偏瘫的患者重新恢复行走的能力，让残疾的患者重新获得生活自理的能力；她就是中国康复研究中心北京博爱医院的神经康复三科主任——张皓。

为康复患者多重考虑

　　早上8点半，刚一开诊，一名36岁的河南籍女患者坐着轮椅被家人推进诊室。经家属叙述，患者于5个月前遭遇车祸，导致颅脑严重受损、肺挫伤、锁骨骨折。经抢救，命是保住了，但是双腿已不能走路，右半身瘫痪，反应迟钝，说话不清，生活不能自理。张皓听完家属叙述病情，一边翻看病历、一边向家属了解患者最近的饮食、睡眠、行动、甚至心理情况，紧接着，张皓又起身查看了患者肢体运动情况。

这是一名非常严重的颅脑损伤患者，能保住生命已属不易，当听说患者还能站立时，张皓喜出望外，连忙让家属搀扶她站起来试试。当她的丈夫吃力地抱着她起身站立时，张皓连忙起身帮忙，不停地安慰患者"不要怕""不要怕"。当患者站稳时，张皓耐心地向家属分析患者的站立情况，以及回家正确的训练站立的方法。

"很多患者及家属手术后不知道正确的康复方法，很容易延误病情。"张皓说，"康复训练不能马虎，家属也应该尽力配合和支持，持续坚持康复训练，才能达到最大限度的恢复。"

紧接着，张皓对患者进行了系统、严谨的康复性检查，包括计算、讲话、阅读、记忆等……详细地为患者家属分析病情，告知其诊疗方案。讲解完目前需要进行的康复训练方案和注意事项后，张皓示意让患者先离开，留下了家属。

"我想问问您家里的经济状况怎么样？如果患者来住院康复治疗能报销吗？患者以前是做什么工作的？"张皓问。"我和我的爱人以前都是公务员，家庭条件还可以，这次出事后的治疗费用对方（肇事者）和我们共同承担。"家属回答道。张皓向记者解释，"到我们科就诊的病人患上的大多都是'要命'的病，比如脑卒中、脑外伤等，全国各地对脑卒中的康复，医疗保险大多涵盖了康复治疗，而脑外伤的康复治疗费用很多地方医保都不能报销，给这部分患者的康复治疗带来一定的困难，而脑损伤的康复治疗是一个漫长的过程，不是一朝一夕的事，不仅需要医院的积极治疗，更需要家庭的长期支撑。我们康复医生在考虑一个病人的治疗方案的时候，不但会考虑疾病本身，还会考虑患者的社会因素，包括患者的家庭经济状况，在条件允许的情况下，使患者得到最大程度的康复。另外，我们在给患者制订康复方案的时候，也要考虑到患者既往的职业史，因为康复的最终目标是使患者尽可能回归社会，尤其是这些年轻的脑外伤患者，一定要借助患者自身残存的功能，经过积极的康复治疗，尽可能达到生活自理，最大限度地减少他人的帮助，以减少家庭和社会的负担。"

接着，张皓向家属询问患者的心理状况，鼓励他们尽快调整心态，帮助患者积极地进行康复治疗，并嘱咐家属要多注意患者的心理变化以及回家后应该对家居环境进行改造以方便患者的日常生活和在家的康复训练。记者注意到，这个病例张皓共问诊了近1个小时。

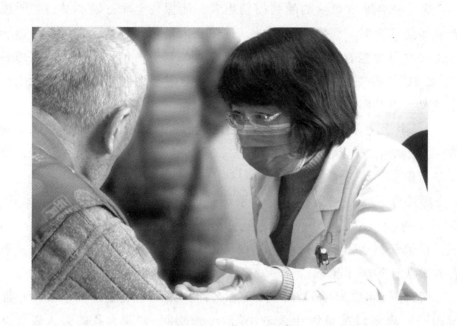

为康复患者建"信心"

提及康复治疗，很多人觉得就是医院看完病后休息调理、养病养老，还有人认为康复医学科就是做做按摩，做做理疗，仅此而已。其实不然，康复医学不仅是一门以消除和减轻人的功能障碍，弥补和重建人的功能缺失的医学学科，还是集预防、诊断、评估、治疗为一体的综合学科。因此，它不仅需要医生具备扎实的临床基础、全面的康复医学知识，甚至需要一定的工程学、心理学等方面的知识。

"康复治疗的目的，是通过一切可以利用的手段，让患者身体机能重新工作，帮助他们回归社会，尽可能生活自理。"张皓说。或许是张皓每天都和这群特殊患者相处的原因，她与患者交流的时候，脸上永远带着亲和力，说话的声音也细柔温和，从不急躁。面对这些或心智、或身体有缺陷的患者，面对这些心情焦虑的家属，张皓说："每一个患者的背后，都有一个为之操碎了心的家庭，我们更有责任治疗关爱这些患者。"

"来住了这么多次院，从主任到医生、护士我就没见他们红过脸、发过火，每次都是笑嘻嘻的，特别亲切！"今年43岁的张姓男患者是神经康复科的一位老病号，3年前他因脑梗死导致昏迷住进了地方医院神经内科，后来转院至北京博爱医院。"丈夫第一次来住院时，因为病情太重，我们比较着急，还对医生说了不少难听的话，但是他们每次都是耐心的解释，直到我们明白为止，丈夫刚醒过来时由于左侧手脚无法动弹，一度比较焦虑，医生护士每次巡视病房的时候都会开导他，说的话比我做爱人的还有用。"患者的爱人对记者说。

　　"病人生病本身就非常痛苦了，我们在接诊的时候一定要有耐心，不能对病人流露出不耐烦的情绪，更不能对病人发火。"这是张皓每次在科室的工作会议上一定会强调的一句话。正是在她的要求与以身作则的影响下，张皓科室的医护人员对患者都很有耐心，使得前来就医的患者赞誉有加。

　　"很多严重的脑损伤患者，康复不仅难度大而且漫长，有些患者甚至家属会出现焦虑、抑郁情绪，我们必须给病人甚至家属精神上的鼓励。"张皓说，"事实上，医生的鼓励对于病人康复的作用非常大，病人往往受到鼓励后，积极参与康复治疗，使他们能够一步步从卧床到坐起、再到站起，最后达到独立行走。"

呼吁社会关心康复事业

　　脑卒中或脑外伤的康复，不仅需要医生有过硬的"功夫"，而且由于康复期较长，需要医生长期跟踪随访。而张皓正是认识到了这一点，坚持"一次看病，长期服务"，对每一名亲自诊治的患者，都一直跟踪治疗与回访。

　　张皓说，为防止脑血管病患者落下"拷篮手""划圈腿"等肢体残疾，科室还针对A型肉毒毒素注射、姿势控制训练等方面进行了深入研究，并运用到康复实践中，取得良好效果。医院开展了运动疗法、作业疗法、言语治疗、认知疗法、心理治疗、物理因子治疗、高压氧等常规的康复项目，同时还有水疗、神经肌肉电刺激、虚拟现实技术、康复机器人等先进的康复治疗项目，减少了患者后遗症的出现，提高了患者的生活质量和信心。

　　张皓介绍，目前我国60岁以上老年人已占到人口总数的10%，另有

8500万残疾人和2.7亿慢性病患者。这些数字的背后存在着巨大的康复医疗需求。但据第二次全国残疾人抽样调查统计，接受过康复训练与服务的残疾人仅为8.45%。中国现有各类康复医院338家，康复床位仅占床位总数的1.18%。北京目前康复床位为1000张左右，与2015年达到5000张的目标也相差甚远。

张皓指出，随着人口老龄化的加剧，以及急诊抢救后存活的重症患者越来越多，我国现有的康复医疗资源和条件也急需发展提高。康复流程体系的建立，康复医院和科室的建设，康复人才的规范化培养，社区康复的普及推广，将是目前我国康复事业面临的重要问题。

（跟诊记者：晏　珊）

中医巨擘，大医风范——米烈汉

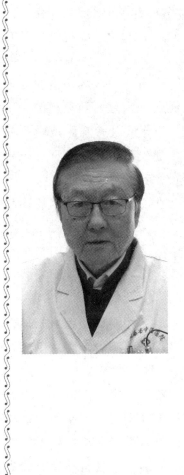

专家简介

米烈汉，陕西省中医医院米伯让研究所所长，一级主任医师，博士生导师，第十一届全国政协委员，国家级名老中医，全国第三、四、五、六批名老中医药师带徒导师，全国优秀中医临床研修人才指导老师，享受国务院特殊津贴专家。陕西省有突出贡献专家，陕西省首届名中医，陕西省军区中医保健顾问，长安米氏内科流派代表性传承人。现任中国老年学和老年医学学会常务理事、国家自然科学基金评审专家、北京中医慢性病防治学术委员会主任委员等职。

专长：糖尿病及其并发症、甲亢、甲减、慢阻肺、肺纤维化、干燥综合征、肥胖病、骨质疏松症、脾胃病、月经不调、更年期综合征、肿瘤等疑难杂病的中医诊疗。

出诊时间：周一上午、周五上午。

不到早晨8点，记者走进陕西省中医医院门诊楼2层，在走廊西尽头的一间诊室门口，早已挤满了来自全国各地慕名求医的患者，该诊室上方的LED屏幕上清晰显示着："米烈汉医生"。

正在等候就诊的患者除了西安本地人之外，还有来自延安、榆林、山阳等陕西偏远区县和北京、新疆、广东等大中城市，甚至有国外的患者。其中一位患者感叹："我真的太幸运了，终于能挂上米教授的号了，我早上5点多钟就来医院了。"作为国家级名老中医，米烈汉不仅造福了一方百姓，而且已经成为陕西乃至中国中医的一张名片。

济世活人，源远流长

走进诊室，跟随米烈汉学习的五位年轻医师已经"整装待发"。诊室的墙壁上悬挂着两块牌匾：分别是我国著名名老中医米伯让先生，全国伤寒大家、针灸大师黄竹斋先生的生平简介。它们正默默地展示着百年米氏内科流派悠久传承的光辉历史。

历经百年的长安米氏内科流派早年发源于陕西关中地区，由曾受业于黄竹斋先生的米伯让创立。米氏流派立足西北，为陕西乃至祖国中医药事业的发展做出了突出贡献。2012年，长安米氏内科流派被国家中医药管理局确定为首批国家中医学术流派传承建设项目，这是西北唯一的国家级中医内科流派。2015年，米氏传统诊疗技艺被陕西省人民政府评为陕西省第五批非物质文化遗产。秉承父业的米烈汉正是米氏内科流派第二代代表性传承人。

上午8点，米烈汉准时走进诊室。他虽已年过六旬，但依旧精神矍铄，容光焕发，步履稳健。简单打过招呼，米烈汉立刻投入到了紧张的诊疗工作当中。一位中年男士在诊室落座。这位患者2016年10月被确诊为糖尿病，之后一直服用西药治疗，目前，血糖控制较为正常，但仍有诸多不适症状，比如乏力、半夜出汗。米烈汉询问患者是否有手脚发麻症状、是否存在腰酸困痛的现象，均得到了肯定的答案。在查阅病历、询问病情、观察舌苔、诊脉之后，米烈汉确认了自己的判断：患者糖尿病病史较长，尽管一直服用西药将血糖控制在了正常水平，但从症状判断，周围神经末梢及肾脏开始出现病变，患者已经从糖尿病初期向并发症转化。米烈汉向患者解释，从中医角度判断，患者目前属肾虚血瘀证。西药未能改变内脏调节，未能恢复气血调和和正常代谢。最后，米烈汉为患者制订了一份中药治疗方案；除了主药方之外，每天要将5片黄芪、石斛泡水饮用以益气养阴，除了这些，每天还要做适宜自己的养生运动。

除了糖尿病之外，还有一位从北京赶来的"特殊"患者。这是一位年仅20岁的小伙子，但却是一位身患痼疾的"老患者"。他从2015年6

月开始出现干咳症状，吃药将近3年，但基本无效。患者介绍，病情最严重的时候，肺泡都咳破了。此前患者在北京大学第三医院通过支气管舒张试验确诊为咳嗽变异性哮喘，但北京协和医院给出的是2年内注射20针脱敏治疗方案，这也是目前西医给出的唯一治疗方法。小伙子对这一治疗方案不甚满意，最终决定在中医治疗上做一尝试，慕名到西安找米烈汉治疗。米烈汉详细询问了患者诸多细节，发现患者咳嗽有季节性特征；观察咽部，米烈汉也发现患者咽喉部位暗红，咽后有多个小结节，有明显的慢性扁桃体炎。面对这一复杂病症，米烈汉思忖良久，给出了治疗药方。患者也把希望寄托在米烈汉身上，准备在西安长住到9月。临走，米烈汉交代患者："你好好吃一段药，吃完再来，慢慢调整，咱们争取治愈这个疾病。"

门诊当天，有诸多症状明显缓解的患者前来复诊。面对他们，米烈汉并未掉以轻心，他总能在细节上发现问题，完善治疗；也会在开药之后详细叮嘱，督促患者自我治疗。一位家在延安的年轻女孩患有甲状腺功能减退以及双眼黄斑变性，吃了米烈汉的几副药后，裸眼视力已经恢复到了0.5。患者年纪轻轻，但脉象较弱，米烈汉细心嘱咐，务必要预防感冒，甲状腺功能要及时随访观察，黄斑变性则要通过中西医结合治疗。

还有一位中年女患者也对治疗效果非常满意。她告诉记者，吃了米

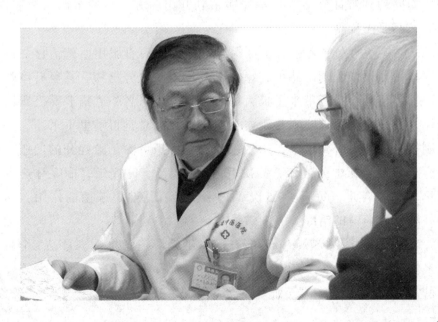

教授的药之后，觉得特别舒服。该患者先前有剧烈的头疼症状。再次见到这位患者，米烈汉似乎又有新发现。"你是不是搞家务特别多？"注意到患者的手纹，米烈汉问道。患者好像找到了知音。"我就是搞家务太多了，每天都在家里做饭、刷碗、洗衣服。"诊脉、查看舌苔之后，米烈汉耐心叮嘱，体虚的情况还是存在，除了继续服药，也要注意劳逸结合、心情舒畅。

在临床上，米烈汉尤其擅长中医内科、妇科疾病及疑难杂症的诊治。50年来，经他治愈的患者不计其数，甚至有许多美国、比利时、新加坡、巴基斯坦等国家的患者慕名前来求治。更重要的是，米烈汉从来不用那些被吹嘘的珍贵药材，他只开最简单、便宜的药材，这些药材却总能发挥出最佳的治疗效果。

德艺双馨，不厌其细

米烈汉的诊室里，有一个用玻璃门隔出的小单间。记者在单间的桌子上发现了几个纸箱子，里面密密麻麻、整整齐齐存放着疑难患者的病历，每一个病历上带有编号，最新的编号是1906。米烈汉告诉记者，从2017年开始，他嘱咐自己的学生们将所有疑难患者病历都完整保存了下来，这既是未来进行科学研究的一手资料，也是学习经验、总结问题的绝佳素材。而面对每一位患者时，米烈汉都亲切和善、耐心细致。从望闻问切到辨证施治，从解释病情到开出药方，每一步都从容有序，每一句都严谨认真。

一位年轻的女患者患有干燥综合征，此前一直服用西药治疗。西药的副作用导致口腔真菌感染，患者嘴唇出现白色分泌物，甚至有糜烂现象。真菌感染给患者带来了极大的心理压力，患者一直捂着嘴巴跟医生交流，其间患者几近哽咽，她告诉医生，自己总觉得嘴里不干净，一天会刷很多次牙。听到这里，米烈汉耐心告诉患者除了给她开的内服中药外，再给开一味中药苦参，一次10g煎煮成汤，吃完饭，刷完牙之后在嘴里含漱一会儿，每天4~5次，它不仅具有清热、杀菌的作用，而且是一种很好的辅助治疗。

解决了女患者的第一个苦恼，问诊继续。患者自诉，自己1个月内已经瘦了6斤，经常会有头晕的症状。查看舌苔之后，米烈汉发现女患者脾胃消化功能极差，气血生化之源不足，继而很容易出现头晕现象。

脾胃为后天之本，损害胃气导致正气虚弱抗病能力消弱。人类的抗病能力哪里来？首先要有胃气，其次要正确的补充营养，这是人类抵抗疾病的物质基础。遵循这一思路，米烈汉详细告知了患者通过食疗补充营养的方法：首先要买一只土公鸡，炖汤补气血；同时在保证营养的前提下要注意清淡，小米、大米都是绝佳的食材。

尽管前来求诊的患者络绎不绝，但米烈汉从来都是精心为每一位患者诊治，耐心回答患者询问，不厌其烦叮嘱患者如何服药、保健，以及调适身心。因此，拖延下班、不能按时吃饭已是司空见惯。当有的学生抱怨："您讲得很明了，可患者再三问，多烦啊！"米烈汉说："作为医者一定要换位思考，站在患者角度思考。因为你是名医，求诊问医者多。患者为挂你的号，抬着担架床，排几夜队也很辛苦。如果你三言两语、敷衍了事打发了，这于情于理都说不通啊！"

除了医病之外，米烈汉也总是"医心"。面对许多心情烦躁、紧张焦虑的患者，米烈汉会叮嘱他们，首先不能想病，其次不要认为自己有病。中医认为"七情致病"，当人们的情志活动过于强烈、持久或失调，容易引起脏腑气血功能失衡。所以治病不仅仅需要医生治疗还需要自我调节。

米烈汉对待每一位患者都事无巨细，"工作超时"基本是常态。跟诊当天，米烈汉从上午8点一直坐到了下午1点，45位患者全部满怀希望而来，心怀欣喜满意而归，其间，米烈汉仅仅喝了几口水，几乎没有休息片刻。有些问诊的患者都忍不住劝说："米教授，您休息一会儿吧。"当记者问到门诊过程累不累时，米烈汉意味深长的微笑着说道："看病的时候我特别有劲，就像打仗一样，全力以赴、竭尽全力，从来没有出现过看不下去的情况；但当看完所有的病人之后，还是会感到非常疲惫……"

"工作超时"的另一个原因是米烈汉总是为患者考虑，时常毫不吝啬的加号。跟诊当天，加号的数量将近15个，他总是提醒自己的助手，如果遇到外地或病情疑难、危重的患者，就尽量照顾、加号。有一次门诊，米烈汉竟然诊治了108个患者，门诊时间持续了7个小时。除了门诊之外，更令人感动的是，他还经常利用节假日休息时间到行动不便的患者家里上门免费服务。2017年，当米烈汉听闻有一年近百旬的老患者想要找他看病，但苦于出门不便时，米烈汉毫不推辞并数次前往患者家中为其诊治。许多患者家属出于感激，要给他诊费或赠予礼品，都被他谢绝了。米烈汉的高风亮节、大医风范让许多家属为之感动。诊室内赫然悬挂着患者送来的"医德高尚，医术精湛"锦旗。

传承创新，服务百姓

除了问诊之外，米烈汉也时常把诊室当作课堂，时不时查考年轻的博士医师。面对一位阵发性燥热持续性头顶胀痛的患者，米烈汉把一位博士生叫到身边，提问该如何辨证施治。女博士观察患者舌苔发现舌裂及齿痕，根据四诊判断患者为肝肾两虚。米烈汉继续追问，患者同时有阴虚和阳亢应该如何治疗，博士思考片刻，认为该滋肾阴清肝热。说完，米烈汉笑着说："思路还可以。"

除了辨证施治的思路，米烈汉也格外强调治疗与研究的微观、量化、严谨。面对一位乳腺增生的患者，米烈汉询问一旁的博士，患者的乳腺伤口一直未能愈合，后来是哪一味药的变化促进了愈合。博士生支支吾吾半天说不上来，米烈汉轻声批评："记录病历，却不看不思也不问。"实际上，这位患者的药方里，黄芪用量不断增大，最终用量达到了50克，仅仅这一味药用量的变化，便产生了不同的治疗效果。

这种对细节的关照折射出米烈汉对中医发展进步、创新传承的独特思考。在他看来，中医融合了传统文化、中国哲学及医学知识，但中医学者不能固守"正宗"，在微观层面，要借鉴吸收西医的优势，避免抱残守缺。对于中医经典，要与时俱进，通过微观、量化的思维，现代的手段对其进行临床验证，有效传承，优胜劣汰。

米烈汉秉持着科学、求实的治学态度和实践原则，在自身发展的同时时刻把推广米氏流派学术思想放在首位，在他的努力下流派规模日益扩大，现已拥有传承人近百余人，并于2014年在陕西省中医医院成立米氏内科门诊、住院部，建立了长安米氏内科流派发展的重要阵地。流派以推广运用成果为目标，以带教示范基地、建立辐射站点、推广诊疗方案为任务，建成流派示范门诊及病房等流派经验教学示范基地。目前在广东、宁夏、安康等地建立二级传承工作站8个。

除了传承医术，米烈汉也特别注意培养学生良好的职业道德。不论是高官抑或农民，对患者皆一视同仁，本着一颗"医者父母心"继承大医孙思邈的精神，为患者服务，这样才能成为一名合格的医生。米烈汉始终将服务社会、服务百姓作为自己的毕生追求。从医以来，米烈汉参加大大小小的义诊活动上千余次，义务接诊的患者更是不计其数，他常深入偏远地区，常常因一路奔波腰酸背痛，对此他毫无怨言，每次到达义诊地点便立即开展工作。

下午2点，跟随米烈汉的脚步，记者一行来到了陕西省中医医院米伯让研究所。走进研究所，立刻被庄重、质朴的气息萦绕。映入眼帘的是整齐排列的各类奖章以及遍布各个角落的绿植。最引人注目的则莫过于两张照片，其中一张是米烈汉与时任国家主席胡锦涛的握手瞬间，另一张则是研究所所长米烈汉与其父亲米伯让的合影。

照片静默无声，但回忆起刚刚结束的一个上午的跟诊，记者突然明白了两张照片背后的深意。秉承父业的米烈汉一方面殚精竭虑，传承、创新中医经典文化，一方面用高尚医德和精湛医术造福一方百姓。

（跟诊记者：罗　辉　李忠利）

站在名医身边

医生』跟诊记

『2018人民好

24. 河南省胸科医院

仁心仁术打好疾病攻坚战——钱如林

站在名医身边

医生『跟诊记』

[2018人民好]

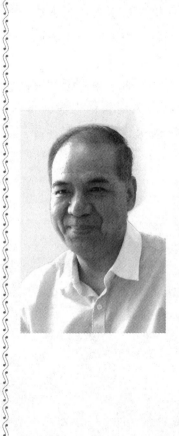

专家简介

钱如林，河南省胸科医院胸外科主任，主任医师，教授。任中国医师协会胸外科医师分会创伤外科专家委员会委员，中国医药教育学会胸外科专业委员会常委，中国内镜医师协会胸外科内镜与微创专业委员会理事，河南胸部疾病专科联盟主席，河南省医师协会胸外科医师分会副会长等学术职务。

专长：肺癌、食管癌、贲门癌、纵隔肿瘤以及各种胸部良性疾病的诊断和外科治疗，胸腔镜、纵隔镜等胸外科微创技术。在中心型肺癌、复杂纵隔肿瘤、毁损肺、脓胸及支气管胸膜瘘的外科治疗方面尤其具有独到的临床经验及明显技术优势。

出诊时间：请参考医院具体出诊为准；周一上午、周二上午（查房时间）。

这是3月的最后一个周一。早上6点半，河南省胸科医院胸外科一病区的一间办公室里，一场"特殊门诊"已经开始。这一"特殊门诊"不用挂号、无需诊费，患者可以直接前来或者提前通过电话预约，他们大多数通过病友介绍或由其他医院推荐而来。被患者围在中间的"白大褂"是胸外科主任钱如林。

钱如林最缺的就是时间，他不是在手术，就是在去手术的路上，因而常规门诊没有开设，这也意味着他总是在进行着线上或线下的"特殊门诊"。很多患者甚至会直接把CT检查结果发到他的邮箱或微信上。尽管分秒必争，每一个周一、周二的上午，他都会把时间空出来用于接待各地专程赶来就诊的患者。

早上7点15分，最后一波就诊的患者走出办公室，每周一次的大查房时间到了。来不及做任何休整，钱如林健步如飞，来到了护士站，"我必须珍惜每一次与病人见面的机会，我要对每一位病人负责。"

熟悉病情，向患者学习

7点18分，钱如林带着科室的医师与护士们走进第一间病房，一位老太太正随意地坐在床上。老太太年届七十，被诊断为前纵隔肿瘤，就在前一天，钱如林刚刚给她施行了正中开胸纵隔肿瘤切除术。看到患者，钱如林似乎仍对昨天的手术记忆犹新。管床大夫对患者收治状况稍作介绍之后，钱如林问道："30多岁就发现了，为什么不早点来治疗啊。"原来这位患者早在30年前便出现了反复咳嗽、喘息的症状，在当地医院行药物治疗，症状稍有减轻，但反复发作。20年前，当地医院的检查结果显示"前纵隔占位，约鸡蛋大小"，但并未进行治疗。半年前，症状加重，当地医院治疗无果，才转诊来到河南省胸科医院。入院后做CT检查发现，患者前纵隔见巨大不均匀密度肿块影，边缘及其中多发钙化，甲状腺右叶受压，气管、临近血管受压移位。入院4天之后，钱如林主刀，患者体内的肿瘤被完整切除，一个被耽误了30余年的疾病终获诊治。

"大部队"又来到16号病床前，57岁的董姓患者看到钱如林，脸上写满了兴奋。这是一位病情长达20年的患者，3周前，钱如林主刀为其解决了"心腹大患"。20年前，患者因车祸外伤至左胸疼痛，18年前因间断性胸闷到当地医院诊治发现"左侧包裹性胸腔积液"，但未行诊治。2个月前患者出现咯血，才先后在河南唐河县、南阳市，上海市的医院就诊，因根治性手术难度极大，当时只进行了左侧胸腔闭式引流术。为了寻求进一步治疗，患者来到了河南省胸科医院。在钱如林的带领下，胸外科团队为其进行了正中开胸联合左开胸全肺切除术加左侧胸膜剥脱术加心包开窗术，并且在术后根据病情给予了抗结核、抗感染、输血等对症治疗手段。目前，患者恢复良好，胸部伤口已基本愈合。管床大夫介绍，这位患者很快就要出院了。

除了能做到熟悉患者的病情，钱如林还会珍视每一个特殊病例。"一个医生的成长离不开病人，病人的反应是最真实的，也是最让医生受益的，病人是医生最好的老师。"来到32号病床前，钱如林热情地向躺在床上的小男孩打招呼："看到这么多白大褂是不是有些害怕？""我不怕。""你这么勇敢，叔叔们都像你学习好不好。"小男孩今年6岁，8个月前出现间断性发热伴胸痛症状，诊断为结核性脓胸，他先后在内黄县人民医院、郑州市儿童医院进行了穿刺抽液，其后又在郑州市第六人民医院进行了输液抗结核治疗10天。钱如林介绍，结核性脓胸的高发群体是20岁以上人群，直接病因多为免疫力下降，结核菌侵入。经过对大多数类似病患的问诊，可以总结出此类患者都有"不好好睡觉，不好好吃饭，夜里玩手机"的现象，这些不良习惯从根本上导致了免疫力的下降。

正因如此，在钱如林眼里，"这位6岁的患者就显得很稀罕，因为类似的习惯不可能在小男孩身上发生。"钱如林嘱咐身边的医生，面对这样的特殊病例，应该跟踪其家长的行为，分析其详细病因。这样才能通过实践完善理论，并且对陈旧的教科书进行"升级"。

在既往的实践中，钱如林总会把患者提出的问题记在心上，继而努力打破传统，改进原有的治疗方法，创新治疗方案，因而在胸外科技术

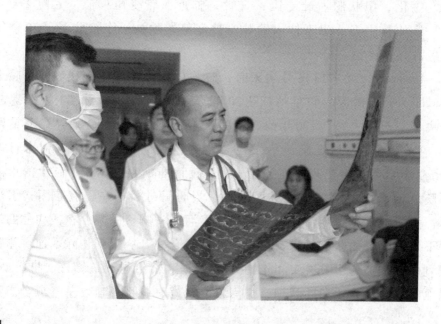

站在名医身边 医生跟诊记 2018人民好

最前沿不断取得新的突破和进展。食管癌手术中吻合方法的创新便是其中一例。对于食管癌手术，大部分外科医生的手术原则是"宁可狭窄不让瘘"，食管癌患者术后经常出现吻合口狭窄的现象，狭窄的存在使得患者进食时十分痛苦，如何改进这一问题变成了钱如林思考的问题，最终钱如林在确保不增加吻合口瘘发生率的前提下，通过自创的"螺旋式双荷包吻合法"，让术后狭窄的发生率降到接近于0，为诸多食管癌术后的患者带来了福音。

关注心理，精进技术

8点10分，胸外科一病区的44个病床全部查看完毕。"大部队"在医生办公室"集结"。交班时间到了。医师分列两排整齐列队，钱如林站立在列队正前方。瞬间，值班室被严肃的气氛包围。值班护士及医生先后发言。发言完毕后，钱如林通过一个意味深长的故事对刚刚的查房做了总结。

故事来自于一个癌症患者。钱如林为这位患者进行肿瘤切除之后，为了鼓励他，跟他说："叔叔，等到5年的时候，你要请我吃饭。"5年之后，患者果然来到了医院向钱如林"汇报病况"；见面之后，钱如林再一次叮嘱他："等到10年的时候，您一定要请我吃大餐。"不曾想，快到10年的时候，患者来到了钱如林的手术室，生气地质问："钱主任你当年是不是搞错了，给我切除的不是肿瘤。"在有了这种思想偏差之后，患者开始打麻将、酗酒，继而免疫力急剧下滑，到2018年便发现了癌细胞骨转移和脑部转移。钱如林告诫一旁的医生们，尽管医生对每一个患者都用心治疗，但患有同样一种疾病的患者恢复情况却不同，问题就出了心理治疗的层面。面对每一个患者，医生要非常善于在日常的沟通交流中探查出患者的心理变化，根据患者的思想动态调整治疗方案，这对患者的恢复很有益处。讲完故事，钱如林叮嘱所有的管床大夫："查房不能只是简单问两句就走了，而要多和患者沟通交流，及时掌握患者的心理变化。"

结束查房交班，复杂病例会诊开始。病区副主任介绍，有一位64岁的男性患者，有咳嗽、胸闷等症状，3天前，行胸部CT发现肺结节病变，双肺弥漫性病变。肺部弥漫性疾病的诊断长期困扰临床医生，虽经各种影像学检查及纤维支气管镜检查仍有大部分患者不能明确诊断。

而确诊的金标准是取得肺组织进行病理活检。如何安全、有效地取到肺组织，是胸部疾病领域共同面临的一个的难题。

对于肺组织的活检，传统方法是全麻气管插管，开胸或胸腔镜下活检。但此类患者大多肺功能差，全麻机械通气易造成肺部感染、呼吸困难，甚至引起呼吸衰竭，如何通过简单的方法取得肺组织成为所有胸外科医生亟须解决的难题。2000年，钱如林接下了这个课题。临床工作中他敏锐地发现，胸部开放性外伤患者一侧肺压缩90%仍能自受伤后半小时至1小时左右到医院救治，经正确治疗后康复。同时在全麻气管插管过程中，自患者停止自主呼吸到插管成功，有时长达数分钟。这些给钱如林带来了极大启示，他思索：如果切口小，不全麻，理论上可以有充分时间取得肺的病理标本。经过缜密的研究，他创造了局麻肺组织活检术，即采用局部麻醉，自切开胸膜、完成肺组织取样到关闭胸腔，5分钟内完成，这样胸内负压消失到恢复的时间很短，保证了手术的安全性。而且不仅切口小，对肺功能的影响接近于零，术后几乎没有并发症发生。彻底解决了肺部弥漫性疾病诊断代价过大的技术难题。应用这一技术，钱如林给了无数患者新生。

河南某县的一位患者因患肺部弥漫性病变前往北京就诊，在京各大医院均看过病，去的时候自己还能在天安门广场游玩，回来时需要吸氧并不能自己行动，胸部CT做了厚厚一摞，然而具体什么病还没确诊。回河南后到河南省胸科医院呼吸内科住院，经钱如林会诊决定行局麻肺组织活检术，手术顺利，术后病理送北京检查，确诊该患者是"肺泡蛋白沉着症"，给予肺灌洗后很快治愈出院。

就在会诊过程当中，医生办公室外已经站满了等待问诊的患者。会诊一结束，患者立即蜂拥而至。"特殊门诊"又开始了。不到半个小时的时间，钱如林耐心地为5位患者解答了困惑。面对一位肺癌复发患者，钱如林不仅直接帮他电话联系了下一步诊治的医生，还拿出白纸清楚写下了"左肺癌手术，CT发现脑部占位，胸部有复发，了解全身情况"的提示。一位患者结束问诊，真诚地说："钱大夫您辛苦了！您真的辛苦！"的确，楼上的手术已经开始，钱如林必须即刻奔赴下一个"战场"！

手术从容不迫，为患者考虑

换上手术衣，9点21分，钱如林走进了第三手术间。

这一天，胸外一科一共安排了6台手术，第一台手术是一位前纵隔肿瘤的患者，马上需要进行的是胸腔镜下纵隔肿瘤切除术。放大数倍的胸腔镜显示屏上清晰呈现着患者胸腔内的病变情况。通过患者胸部仅有的一个不足3cm操作孔，手握电凝钩，钱如林开始进行肿瘤切除。这位患者的肿瘤外侵明显，而且离血管很近，钱如林的操作过程十分谨慎，但是因为肿瘤局部侵犯了血管，分离的过程中还是出现了出血。手术室内的气氛立刻紧张起来，钱如林迅速确定了出血部位，应用纱布按压止血后，仅用一针便完成了出血部位的缝合。面对这样的紧急情况，钱如林从容淡定："这样的紧急情况，如果慌张的话，拿着钳子夹来夹去，出血量会更大。"9点56分，纵隔肿瘤完整切除，全部缝合完成。仅仅半个钟头，钱如林不仅精细完成了一例胸腔镜手术，而且迅速解决了出血的紧急情况。

钱如林开展的胸外科手术以难度高、创伤小、恢复快为特点，在患者当中久负盛名。迄今为止，钱如林已经攻克了两项世界性技术难题，率先在河南省内开展的技术就有十余项之多，2003年，钱如林在河南省率先开展了胸腔镜下肺癌和食管癌切除的微创手术。2006年，河南首家引进纵隔镜技术。同年，钱如林学习到了微创手术治疗手汗症的新技术，首先在河南省开展，随后又将这项技术进行了改进，极大地减少了代偿性多汗的发生率。2007年，他又创造了漏斗胸的一次性改良矫治手术，既不翻转胸骨，也不用二次手术取内固定钢板，疗效好，花费低，创伤小，易于接受。

刚刚走出第三手术间，钱如林就被告知有一个马护士长推荐的患者正在等候问诊。于是，又一次"特殊门诊"开始了。患者通过手术谈话间的小窗户把CT检查结果塞了进来。钱如林一边查看CT，一边询问患者病况，没有显示出丝毫急躁。患者现年64岁，咳嗽已持续近20天，并伴有黄痰。患者显得有些着急，他并不清楚自己到底是肺结核还是晚期肺癌。看完CT之后，钱如林耐心抚慰患者："很多老年人都会有肺结节，首先不要害怕；其次，我判断应该基本可以排除肺癌，结节可能是结核造成的，建议你去结核内科进一步治疗。"患者满意地离开，转过头，钱如林脸上露出了一丝疲惫。"一到医院之后，我就像一个机器，手术后，其实又渴又累又饿，但一下手术，很多病人就会蜂拥而至，我必须继续全力以赴"。

10点05分，钱如林开始了第二台手术。这位患者患有右肺上叶肿瘤，正在进行胸腔镜下右肺上叶切除术。钱如林灵巧的双手敏捷精确的分离、结扎、剪断、缝合。整个切除过程，行云流水，一气呵成，只耗时35分钟便完成了。与此同时，在麻醉医师的严密监测和掌控下，患者的血压、心率、氧饱和度等各项生命体征均维持平稳。手术很成功，但患者不会知道，就在刚刚的手术过程中，钱如林为其节约了将近1万元的花费。在手术过程中，需要使用一个叫"一次性切割缝合器"的工具，这一工具可以同时完成切断与缝合等多个步骤，但使用一次需要3000元。钱如林始终奉行"用最少的费用为病人解决最大问题"的原则。在肺叶切除过程中，对于较细的血管，他采用结扎后剪断的方法；对于较粗大的上肺静脉、肺动脉等血管，他游离充分后在保障安全的前提下仅仅使用一个"一次性切割缝合器"便一起离断。"我是医生，我需要的就是用心做手术，做到仁心、仁术。"

钱如林常说，作为一名外科医生，对待需要手术的疑难复杂疾病，要有亮剑精神，敢于打攻坚战，要有战而胜之的信念。

将近中午，手术还在继续。当完成这里的手术之后，下午钱如林还要驱车4个小时赶往河南信阳，帮助基层县医院开展一台胸外科手术。就在前一天，钱如林还去了河南平顶山进行"技术帮扶"。近几年，钱如林已经免费帮助基层完成了5000余例胸外科手术。不仅如此，他已在着手为基层医生撰写胸外科手术培训大纲，并筹划买一辆大篷车拉着医疗器械区去基层做手术。"真正解决广大基层群众的就医困难，才是为中国医疗事业做出的最大贡献"，规范、提升基层医疗水平，钱如林一直在路上。

（跟诊记者：李忠利）

介入"高手"造福一方重患——姜政伟

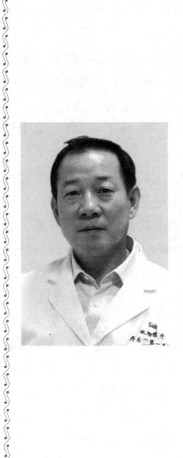

专家简介

姜政伟，丹东市第一医院介入科主任，主任医师。兼任辽宁省医学会介入质量控制委员会委员、辽宁省医学会放射介入学分会委员、辽宁省肿瘤防治专家库成员、丹东市放射学会分会委员。撰写《经皮腰椎间盘旋切术及溶核术》等论文数十篇。连续十年获市、局级先进工作者、优秀党员、医德医风先进个人称号；曾获"丹东市十大科技兴市先锋""丹东市先进科技工作者""辽宁省优秀党员""丹东市特等劳动模范""全国五·一劳动奖章"等荣誉称号。

专长：肝硬化介入分流断流术（Tipss）；径皮腰椎间盘旋切术；静脉血栓滤器置入术及溶栓取栓术；血管狭窄内支架置入术等。

出诊时间：周三上午。

已届初夏，坐落于鸭绿江畔的丹东依然清凉宜人。早上7点半，辽宁省丹东市第一医院介入科主任姜政伟已经早早赶到了病房办公室，开始为接下来一天的查房、门诊、手术做准备。今天，他一共要参与8台介入手术，而如此紧张的工作节奏已经持续了20余年。

从1994年在丹东开展介入治疗并组建介入治疗手术室和介入病房以

来，姜政伟一直扎根丹东，矢志不渝，服务一方。截至 2017 年末，他带领团队完成介入手术 2 万多例，占丹东地区同业介入手术 99%；每年抢救急、危、重症患者 100 余例，承担整个丹东地区 90% 以上介入诊疗工作；开展介入手术新项目近 40 项，填补丹东地区诸多技术空白。

一方名医，精益求精

从查房开始，记者跟随姜政伟的脚步，见证了一个基层介入医生繁忙、劳累而又"危险"的一天。

走进病房，一位中年患者立刻高兴地起身。这位患者 50 岁，刚刚完成肝癌介入手术 5 天。姜政伟走到患者身边，询问了患者近日来的饮食及大小便状况。患者看起来精力充沛，恢复良好，他兴奋地说："我的肿瘤已经越来越小了。"留意到一旁的记者，他补了一句："姜主任可是我们丹东的名医。"

"名医"称号可谓名副其实。从毕业开始，姜政伟便立志于开创丹东外周血管技术先河，解决百姓辗转异地寻医问药之苦。去往国内外多地进行介入治疗学习和交流后，姜政伟在丹东市第一医院全面开展了血管与非血管性疾病的介入治疗，在介入科 24 年的发展历程中首创丹东市多项介入治疗技术"第一"，16 项介入手术新技术分获丹东市科技进步一、二、三等奖。

姜政伟告诉记者，介入治疗是介于外科、内科治疗之间的新兴治疗方法。它通过经皮穿刺途径，在血管、皮肤上开通直径几毫米的微小通道，在影像设备（血管造影机、CT、MR、B 超）的引导下，通过置入体内的特种导管等微创手术器械，在体外进行操作和治疗。姜政伟的介入治疗以微创、无痛苦、疗效好被广大患者普遍接受，许多患者辗转于北京大医院后仍愿意找到他寻求治疗。37 岁的孙女士便是其中一位。

结束查房，姜政伟回到了病区办公室，为孙女士等几位患者诊断。孙女士 2015 年因肝区不适于北京某医院确诊为"肺癌"，并先后进行了外科手术治疗和介入手术治疗，其后因病灶复发两次在该院进行了介入手术。2016 年 9 月份，孙女士复查发现血清甲胎蛋白含量过高，来到了丹东市第一医院介入科寻求治疗，在进行过微球栓塞术后，患者病情出现好转。近日复查发现，甲胎蛋白含量再次增高，根据她的 CT 检查等结果，姜政伟初步判断其为原发性肝癌、腹腔转移癌和胆囊结石。除了给予护肝、抗肿瘤及对症治疗之外，姜政伟也为她制订了"肝脏肿瘤供血动脉灌注栓塞术"的手术方案。

除了开展肝癌、肺癌、胃癌恶性肿瘤介入等在丹东市占有绝对优势的项目之外，姜政伟也始终保持着精益求精的创新态度，不断突破技术难题，完成了一例又一例的手术奇迹。就在一年前的10月10日，姜政伟又一次勇开先河，完成了一例"无麻醉下气管支架置入术"。当时，一位63岁的患者呼吸极度困难，喘憋，面色发绀，血氧饱和度减低（波动于69%～73%之间），肺部CT提示胸段气管内占位，侵及同水平气管壁，导致气管狭窄。姜政伟仔细询问患者病史，细致查体，认真阅读患者辅助检查资料，判断患者病情极其危重，如不尽快扩张患者狭窄呼吸道，短时间内会因呼吸衰竭死亡，但患者有麻醉禁忌，不能平卧，治疗风险极高，国内外对此均无介入手术先例。

看到患者强烈的求生欲望，姜政伟没有犹豫，依据自己多年介入手术经验，迅速设计了一个大胆的介入手术方案，患者可采取端坐位，无麻醉下行气管支架置入术。短短一分钟的时间，姜政伟依据采集影像，结合肺部CT图像，定位气管支架置入位置后，快速将导丝进入患者气管内；经证实病情后，极速将气管支架调整至气管狭窄部位，精确定位后，顺利释放支架。每一步操作都在毫厘之间，每一秒都惊心动魄。得益于姜政伟的一双妙手，患者转危为安，不久顺利出院，而类似的成功案例还有太多太多。

铅衣大夫，危险随行

上午9点半，结束紧张的查房、门诊及会诊，姜政伟马上就要奔赴自己的"主战场"——介入手术室。异于一般的外科手术室，介入手术室的设置稍显特殊。诺大的手术间放置着一台德国西门子"C臂数字减影血管造影机"、血管造影诊断床、手术器械台、壁柜（内放无菌器械包）等常见设备；除此之外，还悬挂着一块半平方米大小的铅板以及一个挂满了不同颜色铅衣的衣架；一墙之隔的小空间为控制室，墙中间装的是一块透明的铅玻璃。一系列特别的"铅设备"无一不在说明这是一间充满了辐射和风险的手术室。在接下来的三个小时里，记者也真切感受到了一墙内外的"一冷一热""一安一危"。

第一位被推向手术台的是一位74岁的老年女患者。患者6个月前因胆管癌在北京某知名医院进行手术切除治疗，术后带引流管一枚，近 5 个月患者出现周身黄染。磁共振成像显示，患者肝内胆管轻度扩张。姜政伟马上要为其进行"经皮经肝胆道穿刺引流术"及"支架置入术"，这一手术可以帮助患者去掉引流管，提高生活质量。

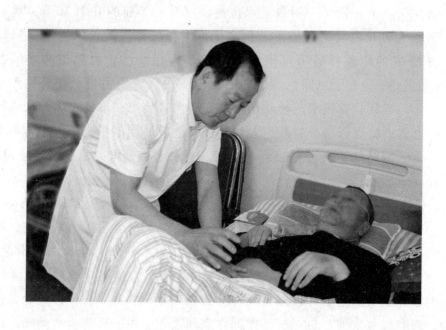

走进手术室，身着黑色短袖手术服的姜政伟在助手的密切配合下迅速穿上了一件足足有 15 千克重的深红色铅衣，戴上了铅帽，随即又在铅衣外套上了一层深蓝色手术服。准备工作完成，手术马上开始。除了姜政伟及其助手外，所有医护人员都来到了控制室。其后，手术室内的黄灯亮起，这意味着手术室内开始出现电离辐射。只见姜政伟站立在床边，一边娴熟地操作一边注视着荧光屏，他似乎早已习惯了负重 15 千克，手术过程似若无物。

手术间隙，姜政伟的助手告诉记者，手术过程中"C 臂数字减影血管造影机"会不断发射 X 射线帮助医生放大患者病变部位，而医生全程都暴露在 X 射线的照射范围内，有时是直射或散射，有时是"淋浴式照射"。介入科医生一天接受的辐射量大约是放射科医生一个月接受的放射量，而铅衣仅能保护腺体，颈部、手臂、膝盖以下以及脸部都会直接暴露。由于长期接受辐射，姜政伟额前的头发已经稍显稀疏，其白细胞含量也常年低于正常水平。

不到20分钟，第一台手术成功完成。姜政伟取下铅帽，来到控制室里指着电脑屏幕耐心告知家属，记忆支架已经成功置入，伴随体温慢慢升高会逐渐膨胀；引流管也已经成功取出。家属一边表达谢意一边伸出了手，而姜政伟还未来得及取掉手套。见此情景，家属再一次表达谢意："握不了手……姜主任，真的谢谢您！"

还未来得及喘口气，第2位患者已经来到手术室，这位女患者50岁，28个月前在丹东市中心医院确诊为肝癌，随后她在丹东市第一医院进行了6次介入治疗。最近1周，患者再次出现右肋不适症状，且甲胎蛋白含量增高，考虑肿瘤复发可能，马上，姜政伟要为其进行"肝脏肿瘤供血动脉灌注栓塞术"。在局麻的基础上，他娴熟地在血管造影机的引导下进行了股动脉插管，并将导管放置于肝总动脉内，注入造影剂明确肿瘤位置；而后使用微导管插入肿瘤供血血管，注入药物进行化疗或栓塞，对肿瘤成功进行了精确打击。很快，又一场手术圆满成功。

走出手术室，取下铅帽，姜政伟早已满头大汗，实际上，丹东当日的气温仅有19℃，并且室内始终吹着冷气。脱下铅衣，黑色的手术服也已经完全湿透，他来到走廊，把铅衣搭在了椅子的把手上。"出来晾晾衣服，透透气。"虽然已经习惯了重压，但一场手术下来，汗透衣服和腰酸背痛对姜政伟来说已是家常便饭。

并未休息太久，姜政伟便又化身成为手术间里"孤独的勇士"，先后完成了三台"经皮经肝胆道穿刺引流术、支架植入术""经皮肝囊肿穿刺引流固化术""肝脏肿瘤供血动脉灌注栓塞术"。其间，他还不时被叫到隔壁的手术间指导操作。五场手术下来，已经接近中午十二点半。

心系患者，风雨无阻

介入科医生工作具有急、重、繁、乱、杂的特点，对身体有一定程度损伤的风险，很多人知难而退，但是姜政伟在介入科一干就是24年。除了坚守手术台，他也一直坚持每周三上午出门诊，平均年接诊近万人次。早出晚归，假日无休，夜间急诊很多时候也是常态。

说起姜政伟救助患者的感人事迹，介入科病房王护士长依旧历历在目。1994年，姜政伟女儿2岁多的时候，为了抢救一个30多岁的重度上消化道出血患者，他足足七天七夜守在患者身边，硬是把她从死亡线上拉了回来。2017年的除夕夜，一位危重肺栓塞患者需行急诊介入手术，正在凤城老家准备吃年夜饭的姜政伟接到电话，立即驱车60多公里赶奔医院。手术室外，万家团圆；手术室内，一场与病魔的无声斗争正在紧张的进行。吸氧、心电监测、消毒、铺单、右股静脉穿刺……手术通路快速建立，在姜政伟娴熟技术的操作下，手术快速而有条不紊的进行着，下腔静脉滤器精确定位释放，溶栓导管快速到位，尿激酶匀速的注入血栓中……手术顺利结束。除夕之夜，患者重获新生。

王护士长告诉记者，姜政伟睡觉都把手机开着枕在枕头下，一有抢救任务，无论何时随叫随到，风雨无阻。无数个夜晚，他守护在患者的身旁，整夜未眠，把患者从死神的手中夺回来；无数个休息日，他放弃了与家人的团聚，顾不上年幼的女儿，从没有怨言。由于大量超负荷的工作，他先后三次患上肺炎，即使是患病他也没休过一天假。

记者在跟诊的半天当中也发现，无论是查房、门诊还是手术，姜政伟始终面带笑意，不急不躁。问及如何做到如此勤勤恳恳，兢兢业业，他只是淡淡一句："患者是第一位的，我们要为患者负责，要对得起自己的职责"。

凭借在介入治疗领域的卓著贡献及一丝不苟、无私奉献的高尚医德，姜政伟连续十年获市、局级先进工作者、医德医风先进个人称号；并且还曾获"丹东市十大科技兴市先锋""丹东市先进科技工作者""丹东市112人才工程十人层人选"、"优秀自然科学学科带头人"等荣誉称号。

尽管荣誉傍身，姜政伟依然谦卑努力，从未懈怠，他一直积极学习国内外先进医疗知识，掌握介入医学最新动态，全面完善，充实自我。记者在他的办公桌上看到了一排整齐排列的专业书刊，足足有一米多长，他一有时间就会坐下来翻一翻。

结束跟诊，走出手术间，门诊楼前雕刻的医院院训格外瞩目——厚德仁爱、精诚创新，仍旧在忙碌的姜政伟用自己近30年的坚守与奋进完美诠释了这8个大字。

（跟诊记者：罗　辉　李忠利）

用心为患的外科"实干家"——曲军

专家简介

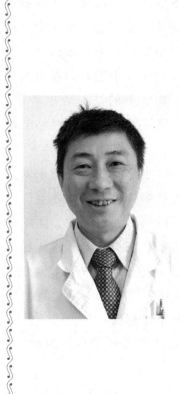

曲军，航天中心医院普外科主任、外科教研室主任，主任医师，北京大学医学部副教授。现任中国医师协会外科医师分会 MDT 专家委员会委员，中国医师协会外科医师分会甲状腺外科医师委员会委员，北京医学会外科学分会委员会委员，北京市住院医师规范化培训专科委员会（外科）委员等。曾获国家级奖章"中国航天基金奖"，中国医师协会"白求恩式好医生"提名奖。

专长：擅长甲状腺疾病及胃肠道肿瘤的诊治。

出诊时间：周二上午。

站在名医身边

医生』跟诊记

『2018人民好

在航天中心医院，普外科主任曲军经常挂在嘴边的一句话是："干好自己该干的事。"多年来，他脚踏实地，用行动去践行这一信条：在甲状腺疾病的诊治上，他通过开展喉返神经暴露和监测，保护患者的声带不受损害；他引入多学科诊疗模式，应用于肠胃道肿瘤患者，使患者得到最优化的治疗；他自创"外科+"理念，带领团队让患者获得更好的预后……

一上午的跟诊，曲军用他的专业、温和与耐心向记者展示了一名医生如何"干好自己该干的事"。

细致讲病情，耐心做沟通

在出诊的过程中，曲军具有一种化繁为简的能力，把患者的病情通过各种技巧表达得明白晓畅。为了能让患者更好地理解、配合治疗方案，他或生动比喻，或简笔手画，形象而通俗地讲解病情，花大量时间和精力与患者及家属耐心沟通，即使占用下班时间也不在乎。

56岁的王姓男患者查出甲状腺右侧结节5年，今天过来复查。据患者介绍，自己平时并没有感觉不舒服，甲状腺功能检查也显示正常。但他还是比较担心，因为从拍的片子上看，那个结节看起来直径已有三四厘米。曲军看着患者的片子，并与去年的片子对比，很快就判断出患者的甲状腺结节没有想象中那么严重。他指着片子上的结节对患者说："结节是囊性的，就像一个气球，吹的再大，只是气多了，囊性结节增大就是里面的水多了，实质上没有变化。"

甲状腺结节分两类，一种是恶性的，无论大小都需要及时做手术切除；一种是良性的，一般不需要做手术，只有影响到患者生活才会进行手术治疗。从临床形态来判断，曲军认为患者的结节属于良性，无须手术。为了向患者更好地解释，他做了一个比喻："这个就像是拿着照片，你让我判断是好人还是坏人，我只能跟你说它长得像好人，当然，我们也不是毫无根据地瞎猜，为什么说像好人呢？这里面有些道理，比如说它边界清楚、形状规则、无刺，而恶性的正好相反。"

"您讲得太清楚了！"通俗易懂的讲解不仅让患者懂了自己的病情，还把他给逗乐了。

"但是，良性的也会有问题。脖子就这么粗，结节长太大了也会有影响，比如说压迫气管。"曲军手贴着脖子，对患者说道，并叮嘱他之后定期复查。

跟诊当天，有不少患者都和王患者一样过于担心自己的病情。23岁的吴姓女患者在前两周的单位体检发现自己左叶甲状腺结节，也非常紧张，她现在总是感觉自己的脖子比以前粗了，而且不舒服。

"你知道你的结节有多大吗？"曲军一边问患者，一边用签字笔在纸上涂了一点："它就这么大。"看到这么个小点，患者很是吃惊，悬着的心也放了下来。而且曲军分析患者的结节可能是甲状腺激素堆积形成，过几天或能消失。最后曲军给她安排了甲状腺功能检查，还教她如何看检查的结果，并交代她如果还是看不懂的话，可以下午3点钟后来病房找他。

一位74岁的老太太是医院的职工，同样也是担心自己的甲状腺结节。老太太身体看上去还挺硬朗，脖子粗的问题貌似也并不突出，但她还是想把结节切除："感觉没什么不舒服，但是别人看着明显。"听两位在曲军这做过手术的朋友推荐，老太太就想着自己也做一下。

"结节不大，目前就3厘米，如果不继续长的话，可以不做。"曲军还是偏向于不做手术，因为甲状腺手术动静太大，对这位高龄的患者来说不合适。

交谈中，曲军得知，老太太实际上也是害怕做手术的，只是朋友的说法让她觉得有必要做。曲军劝她："从医学角度，不到必须手术的时候，一般不做，也不推荐。虽然我是外科医生，但是我从不提倡做手术。这个结节就跟您的老年斑一样，就是个外形的问题，不影响正常生活就不用管它。我们坚持复查，如果有突然长大的情况再做。"

经过耐心的解释与沟通后，老太太最终接受了曲军的治疗方案，不再为手术纠结费神。

手术重视患者的功能保护

喉返神经是喉部的主要运动神经，支配除环甲肌以外的喉内诸肌。甲状腺手术往往会造成喉返神经的损伤，单侧喉返神经损伤会导致声带麻痹，双侧受损可导致窒息。而喉返神经监测技术的运用，能有效避免术中的神经损伤，提高甲状腺手术的安全性。曲军是国内早期采用此技术的专家之一，在他看来，做手术，保护患者的功能是首位的："仅仅切除而不保护患者功能，那是一种破坏。如果必须要破坏，那也要破坏得越少越好、越晚越好。"

曾经有一位30岁出头的女患者，是某知名广播电台的播音员，做彩超检查发现甲状腺右侧叶有结节，病理检查结果为甲状腺乳头状癌。看了很多家医院，医生们都认为她需要做手术，但甲状腺手术极易损伤喉返神经导致声音嘶哑，对于一个播音员来说，这无疑会对她的职业生涯产生严重的影响。这不仅仅让患者本人纠结不已，也让很多医院不敢轻易为其做手术。

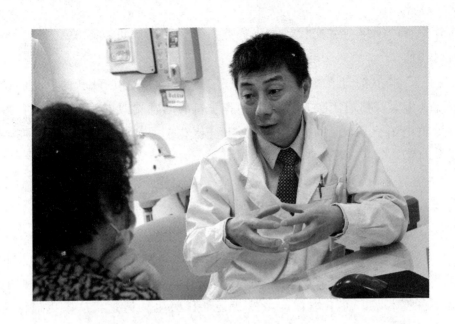

最后，这位播音员慕名找到曲军，希望他能够为自己做手术，曲军答应了。在手术中，曲军发现，这位患者的肿瘤居然完全包绕喉返神经生长，这对于很有经验的外科医生来说也是非常棘手的情况，但这没有难倒曲军。他借助神经监测技术定位神经，凭着自己过硬的技术，一点点的细细分离肿瘤，将神经完整地剥离保护，毫发无伤，保护了患者的声带功能。手术后，患者也恢复顺利，音色没有受到任何影响，很快又回到了工作岗位上。

跟诊当天，有不少患者都是慕名而来，专门找曲军做甲状腺手术，希望他的精准治疗可以更好地保护声带的功能。

一位中年女患者，检查结果为甲状腺左侧肿大，滤泡性肿瘤的可能性较大。可能是因为受妊娠期内分泌的影响，仅半年多的时间，患者的甲状腺结节就从直径2厘米长到了5厘米，令曲军也有一丝惊讶。

从患者的病情出发，曲军建议她尽快做甲状腺单侧切除手术："大病早治都是小病，小病拖着就是大病。良性结节一般长的都慢，但是手术时机不能错过。"他告诉有些害怕手术的患者，手术已经到了必须要做的地步，尽管有危险，也要面对。另外，从利弊方面来权衡，手术的风险也低于手术获益，做手术是可行的。

"（手术）谁都不能100%保证不出问题。"曲军继续分析："喉部的神经是非常脆弱的，但我们有监测，可以随时判断它的功能，当然，一些小的损伤可能会短时间影响到功能，但只要形态完整，它就会自己修复。"

在后续的采访中，曲军也向跟诊记者简单地介绍了喉返神经监测：在术中使用一个刺激电极，把探测电极通过气管插管放置在声带上，形成一个个回路，电流一刺激神经，声带就收缩，而一收缩电极就监测到并形成肌电图，表示功能正常。

引入"多学科诊疗"优化治疗方案

在航天中心医院，曲军率先引入多学科诊疗应用于胃肠道肿瘤患者，使患者得到最优化的诊治。而且，曲军的门诊有一个很明显的特点：他的问诊并不局限于自己的诊室。在遇到一些患者有需要时，曲军会联系其他科室的医生，向其征询患者的治疗意见，为患者寻求最合适的治疗方案。

徐大爷是跟诊记者在诊室见到的第一位患者，看上去是非常典型的甲状腺肿：脖子粗大，下巴下垂，腿和手也都有不同程度的肿胀。曲军可以肯定的是，他的甲状旁腺功能亢进需要通过做手术解决。不过，徐大爷的甲状腺也存在结节，但目前是良性还是恶性尚不清楚。那么，甲状腺要不要做手术？如果做，要做多大的手术？曲军需要更多的专业判断，他拨通了超声科梁医生的电话，把徐大爷的病情交代给他，随后安排徐大爷前去，希望梁医生给一些治疗的意见。

这可以说曲军门诊使用的是"多学科诊疗"的一个简单版。多学科诊疗模式（multiple disciplinary team，MDT）是来自外科放疗科、放射科、病理科等多个科室的专家组成相对固定的治疗团队，针对某一疾病、某个患者，通过定期、定时、定人、定址的临床讨论会，提出诊疗意见的临床治疗模式。这一模式的最大好处是，通过综合各科室的意见，治疗团队能从一开始对整个医疗过程的质量有一个总体的控制。多学科诊疗模式很好地契合了曲军的观点。在曲军看来，只要能把患者治好，谁治不重要。

有一位91岁高龄的男患者就是通过多学科诊疗获得了良好的手术效果。2016年起，患者就一直进行乙状结肠癌和肠梗阻的治疗，不过由于不配合治疗方案等因素，他的病一直没有好转，2018年2月因病情加重入住航天中心医院。考虑到患者高龄、营养不良、患有多种内科疾病等，曲军所带领的普外科通过MDT制订了治疗方案：在胃镜下置入肠梗阻减压管，肠镜下结肠支架扩张，并且给予患者持续的静脉营养和肠内营养，2周后进行乙状结肠癌根治手术。最终，患者顺利的恢复出院。4月中旬的复查结果显示，患者的恢复状况良好。

自创"外科+"理念提高治疗效果

在多学科诊疗的基础之上，曲军还提出了"外科+"理念，要求科室所有的医生在掌握自身专业的基础上再修一个"辅助技能"——掌握一门相关专业或技术，如肛肠外科专业+感染专业、外科肿瘤专业+化疗专业、胃肠外科专业+营养专业等。对于一些疾病的治疗，这一理念的实践往往能形成"1+1＞2"的效果。

3年前，有一位63岁的女患者因急性胰腺炎、肠梗阻入住医院。而在此之前，她还进行过胃癌根治术、脾切除术、小肠部分切除、空肠输入袢造瘘等多项手术，身体虚弱，基本上是皮包骨头的状态。在医院肝胆外科治疗后，患者腹痛有所缓解，但腹胀并未缓解，而胰腺指标却基本正常，这引起了曲军的注意。

在普外科进行剖腹探查术、肠粘连松解术、小肠部分切除等手术后，曲军为其进行了2次全程的营养支持方案，通过全肠外营养、肠外营养+肠内营养、全肠内营养方案的变换调整，从静脉到肠内，缓解了患者的腹胀症状，还同时促进了胃肠道功能循序渐进的恢复。通过治疗前后的照片，可以很明显地看到，患者体重上去了，气色也大大好转。

曲军的同事向跟诊记者介绍，曲主任提倡的"外科+"理念，让科室有专人对手术前后患者的营养状态进行评估，并和营养科一起，负责患者的营养支持。在同事眼里，曲军就是属于那种"做事往前多做一步"的人。

曲军也确实如此，在他眼里，"看病不能像政务办公，一趟完事最好"。作为一名外科医生，他并不只顾做手术，而是把患者的术后复查和随访也做起来。跟诊当天，有曲军刚入手做复查随访的新患者，也有跟随他治疗15年的老病号。对进行复查随访的患者，曲军会让他们在每次看完病后都列一个表，记录下每次所做检查、相应处理（如调药）和个人反应（心率、脉搏等）。这一方面促进了患者的自我管理，另一方面也让曲军在每次问诊时能够清晰地看到患者的病情发展。更为重要的是，在这"外科+复查随访"的模式下，曲军通过大量的病例积累，在甲状腺疾病和胃肠道肿瘤的治疗上又迈进了一步。

（跟诊记者：吴海侠）

医患同心，抗击癫痫——岳伟

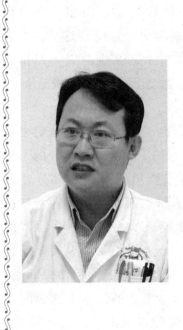

专家简介

岳伟，南开大学附属环湖医院神经内科一病区主任医师，医学博士，天津医科大学和天津中医药大学硕士研究生导师。获得天津市科技进步奖二等奖1项、三等奖1项。获称"全国脑卒中防治优秀中青年专家"、中国"心脑健康中国行"系列公益活动"优秀志愿者"、南开大学附属环湖医院"年度十佳员工""优秀教师"等。

专长：癫痫、眩晕等发作性神经系统疾病、脑血管病的诊断与治疗。

出诊时间：周二全天。

在6月28日，即第12个"国际癫痫关爱日"之前，记者走进了南开大学附属环湖医院神经内科一病区主任医师岳伟的诊室。岳伟的门诊以癫痫患者居多，他们多是口口相传，从不同的城市慕名而来。面对这样一个特殊的神经、精神疾病，岳伟爱心与耐心兼备，问诊全面细致，注重个体化、精细化治疗。许多患者在诊室都交口称赞："岳主任看病，态度、疗效都好。"

效果立竿见影

癫痫的最主要症状在于不定期的发作，其发作形式各种各样，包括局部或全身抽搐、反复发作的意识障碍或恍惚、发作性的跌倒、发作性的不能控制的动作表情、阵发性的精神行为异常等。能否控制发作便成

站在名医身边 医生跟诊记 『2018人民好』

为了评价一个医生治疗效果的绝佳评判标准。"你的治疗方案对不对，患者一两周就能知道。"

"比吃药前好太多太多了。"落座不久，复诊的柴姓女患者便高兴地向岳伟分享近况。女患者因出生后误食报纸，在 6 个月时便出现了抽搐的症状，此后发作越来越频繁，久治无果，便找到了岳伟。按照他开出的药方，女患者的病情已经大有缓解，现在的发作频率已经降至十多天一次，并且发作时间多在傍晚。对于这一治疗效果，岳伟"不够满意"，通过增加药量，他觉得病情还可以控制地更好。听到这里，女患者显得尤为激动："到您这儿来我已经很高兴了，至少白天不用担心了。"跟诊当中，基本所有的复诊患者都会告诉医生："最近好挺多了。"

岳伟介绍，一般来说，坚持不懈正规治疗，70%～80% 的癫痫患者能够治愈，有30%患者，发作是不能完全控制的。这类"难治疗的"包括多种不同人群，其中一些偶尔一次痉挛或梦境感（简单部分性发作），不影响正常生活，另一些则是抗药性人群。跟诊当中，有两位患者在岳伟的指导下已经基本治愈，很快就能停药了。其中一位 29 岁的男患者几年前在办公室突然发作，被紧急送往医院治疗，遵从医嘱服药几年后，发作频率越来越小。检查过患者最新的脑电图，岳伟告诉他："咱们胜利在望，很快就能停药了。"临出门，患者的父亲谨慎地问了句："岳主任，不影响他要孩子吧。"岳伟微笑着给出了肯定的答复。在服务于一般的癫痫患者之外，岳伟多年来也一直从事癫痫与遗传、癫痫与生育的研究，他的特色癫痫门诊还可以为患者提供癫痫生育咨询，并进行血药浓度和基因检测。在他的专业指导下，许多患者顺利怀孕并生下健康的宝宝，许多家庭免受癫痫之苦，重获幸福。

立竿见影的治疗效果让岳伟声名远播，无数饱受癫痫折磨多年的患者慕名而来，近到河北，远至山东、南京，其中既有襁褓幼儿，也有耄耋老人，面对一双双充满期待的眼神，岳伟无一不投诸全身心的精力与耐心寻求最佳的治疗效果。

耐心问诊，爱心治疗

一般来说，治疗癫痫，首选的治疗方案是药物治疗，必要时可以进行外科手术、迷走神经刺激术及辅助综合治疗。这种疾病在儿童和老年群体当中发病率较高，这两个群体的患者常常存在表达能力、记忆力的障碍，这也使得问诊要耗费更多的精力与耐心。门诊中，岳伟却总能保持一如既往的亲切与随和，脸上始终带着真诚的微笑。

6岁的闫姓小男孩在南京儿童医院确诊为癫痫，他在天津务工几十年的叔叔久闻岳伟治疗癫痫的疗效，专门前来求教侄子的治疗方案。由于患儿仍在南京，岳伟对病情的了解仅能靠家属的转述和记忆，看过家属手机里存储的患儿发作视频，可以判定患儿为癫痫无疑，但一番询问，岳伟发现患儿发作频率等细节问题家属不甚清楚，于是，一场特殊的"电话问诊"便开始了，岳伟让家属拨通了患儿母亲的电话。首次发作的详细情形、发作的常见时间、发作的频率以及发作时是否发烧等等诸多细节岳伟全部逐一详细询问，此外，他也一并询问了患儿的家族史、发育状况以及目前的学习生活情况。挂断电话，稍作思考，岳伟建议对既有的药物治疗方案（早晨服用1.5粒德巴金）稍作调整。根据患儿母亲的描述，发作常见于凌晨要醒，晚上要睡的时刻，因此可以将药物方案调整为早上半粒，晚上一粒。"如果发作依然不能有效控制，可以调整为早上一粒，晚上一粒。"

如果患儿的最大问题在于不能表达，那么高龄患者的最大问题可能在于记忆力。许多高龄的癫痫患者病程较长，服用药物较多，每次问诊都要细细查看先前的药物治疗方案，并且必须通过多番询问才可能获知较为准确的病史。岳伟告诉记者，给老年患者看病，自己可能要写好几回病历本。"有些老年患者询问半天说不出话。你问他哪天第一次犯的，他说2月；聊着聊着却说去年冬天就犯了，病历只能重写；过一会儿又会说六岁就开始吃药了。"反反复复，推倒重来，这样的情况岳伟已经习惯，谈及这些患者，他既无奈也疼惜。

面对特殊的患者群体，岳伟也在用特殊的方法尽可能地帮助患者减轻记忆负担，保证患者能准确理解并遵从医嘱。门诊当中，对于每一个需要服药或者调整药物的患者，他都会在写完病历后，另拿出一张白纸，用超大字号和清晰的字迹写下服药的详细方法，纵列是每一个应该服用的药物，横列是早、中、晚应该服用的具体剂量，简洁清楚，一目了然，白纸最后还会附上其他的医嘱，诸如何时做血常规、脑电图等等。一张张简洁的表单辛劳了自己，方便了患者。

除此之外，面对每一位癫痫患者，岳伟都会不厌其烦地告知：生活规律，按时休息，保证充足睡眠，避免熬夜、疲劳；饮食清淡，多食蔬菜水果，避免咖啡、可乐、辛辣等兴奋性饮料；按时、规律服药，定期门诊随诊。

注重个体化治疗

癫痫发作不频繁的患者和普通人群的平均寿命相差无几，普通的癫痫患者通过持续的抗癫痫药物治疗可以有一个正常的生存。不过，长时间的服药治疗必然会带来极大的经济负担；同时，癫痫患者的教育、就业、婚姻和生育等问题，也都是值得关心的社会问题。岳伟的门诊除了会依据患者病情及恢复情况给出精细化的治疗方案，也会根据患者的经济情况和社会情况给出个体化的治疗建议和措施。

39岁的马姓男患者在妻子的陪同下前来就诊，男患者看起来木讷、话少，他的妻子介绍，马先生8岁时因脑部外伤患上癫痫，婚后短暂服用过抗癫痫的药物，十几年间再未求医治疗。"我想着现在医疗条件好了，就带着他来看看。我们来自农村，家里条件也不好。"一番仔细询问，岳伟了解到患者仅有小学学历，虽然日常表现正常，但并无稳定工作，目前在家待业。由于患者多年未行治疗，早年间的药物及治疗效果均不甚清楚。明确诊断必须从影像学检查开始。岳伟告诉家属："咱们首先要做磁共振成像和CT，加起来是1600多元，您看看是否能做。""我们能住院吗？""现在的条件还不能住院，首先需要确诊病情。"家属希望住院，这样农村合作医疗才能报销。岳伟耐心解释："住院需要的花费不仅仅是检查，报销之后，其他花费加起来可能比门诊费用更高。"家属支支吾吾，似乎还有其他想法，继续询问，原来家属希望尽快获得一个明确的诊断书，确认自己的丈夫是癫痫，这样她才可以申请成为一个低保户。明确诉求，岳伟苦笑着说："只要病情属实，不用住院，我也可以开出诊断证明。"

在门诊当中，岳伟基本都会了解患者的职业和家庭情况，对于年轻的患者群体，他还会问要不要结婚，要不要谈对象，要不要要小孩儿等等。这些信息都能为"需不需要给药，怎么给药"提供参考。比如，如果患者是50多岁的家庭妇女，那么药量可以小一些，慢慢观察；如果患者是出租车司机或者建筑工人，他们在首次就诊时就要把药量给足，尽可能防止发作。曾经，岳伟为一个仅仅发作过一次的患者看病，按照原则，岳伟最初给出的治疗建议是暂不服药，继续观察，但是经过认真和仔细的沟通，发现患者是一位经常出席活动的外交人员，其职业特征决定了他不能在工作时间发生任何意外，因此强烈要求服药，最后他采取了药物治疗的积极方案。

岳伟告诉记者，其实经济、文化、物质基础较好的社会人群往往不容易罹患癫痫，无论是在孕产期、幼儿阶段、工作阶段还是老年阶段，他们都能获得较好的医疗保健，相反，底层群体在孕产阶段出现损伤、在幼儿阶段出现脑炎、外伤的概率都大大增高，不仅如此，他们所从事的工作常常也具有较高的风险，而这些都是癫痫的诱发因素。弱势群体收入较低，生活质量较差，又不具备较多的医疗资源和医学常识，只会形成恶性循环。谈及这些弱势群体，岳伟的关爱之心溢于言表："这个人群很巨大，他们真的需要更多的关怀和帮助。"除了给出适宜的治疗方案，岳伟会尽已所能帮助他们，对于贫困患者他多次无偿出诊，并进行资助，他曾经资助的某血液病患者，至今依然保持着密切联系。

用心赢得患者赞誉

病史长、病情复杂、考虑因素多样，这些都加大了癫痫疾病门诊的难度，也拉长了每位患者的平均治疗时间。岳伟介绍，看癫痫病真的特别费脑子，不仅需要耐心和细心来仔细诊断，更需要多方面的考量。不仅如此，癫痫患者常常合并诸多其他疾病尤其是精神和心理问题，岳伟时常在门诊中对其安慰。

26岁的王姓女患者从幼儿阶段开始便一直服用抗癫痫药物，查看患者的脑电图后，岳伟发现其右脑前侧依然有癫痫波，仍需继续服药调节，但长时间的服药已经让她十分焦虑和烦躁，言辞之间，她非常希望通过手术快速治愈。岳伟耐心告知科学的治疗方法：一般都要先通过系统的调药进行治疗，调整1~2年，始终没有效果，才有手术指征，并且癫痫手术需要评估能不能找到一个良好的癫痫的病灶。"不是所有人都能做手术，也不是所有人做手术都能恢复。"看到患者依然犹豫，岳伟继续耐心解释："其实很多病人都通过服药治愈了，治疗需要耐心，不能急于求成。"一番苦言相劝，患者终于平复，最终同意开药。"你真正为患者着想，她能真切感受得到并且也会理解和接受你的治疗建议。"

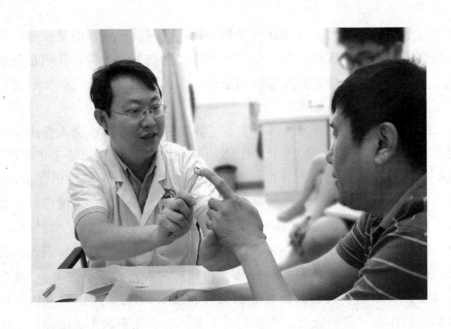

　　转眼之间，已经过了12点，连续4个小时的门诊，岳伟一直端坐在门诊桌旁。一位推门进来的患者十分心疼："岳主任，您先去吃饭吧。"另一位患者也随声应和到："岳主任，您太厉害了，一上午坐着不动，也不见您出去上厕所。"岳伟只是微微一笑，他早已习惯了这样的工作状态，因为疗效好，口碑佳，岳伟每次出诊患者都蜂拥而至，而他毫不吝啬加号，加号最多的时候门诊持续到了下午3点半，将近8个小时看了近100个患者。时间久了，护理人员应接不暇，干脆，把周二半天的门诊改成了全天的门诊。直到下午1点40分，岳伟才结束上午的门诊，而下午的门诊时间是2点钟，于是在这间小小的诊室里，他用不到10分钟解决了自己的午餐，稍作停顿，下午的门诊便又开始了。

　　"我的治疗决定着一家人的生活质量。尽管每次都看到下午4、5点，但我依然愿意很认真的看完每一个；你也可以敷衍，病人也看不出来，但人家等了你一下午，我实在于心不忍。"岳伟的德与行，患者们看在眼里，也记在心里。"岳主任太温柔了，太好了，我从没见这么好的大夫。"类似的赞誉在诊室里时常听见。

（跟诊记者：李忠利）

肾病治疗的不懈探索者——郑东辉

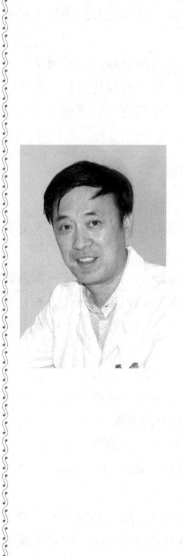

专家简介

郑东辉，淮安市第二人民医院院长、肾脏科主任，主任医师，博士生导师，医学博士，博士后，美国科罗拉多大学肾脏病与高血压科访问学者。担任中国血液净化委员、江苏省医学会理事、江苏省中西医结合学会理事、江苏省肾脏病学会委员、江苏省中西医结合学会常委、淮安市医师协会副会长、淮安市药学会副会长等职务。从事肾脏病临床和科研工作20余年。2015年入选淮安市"533"英才工程领军人才培养对象，2016年入选江苏省第五期"333高层次人才培养工程"第二层次中青年领军人才培养对象，徐州医学院振兴计划人才，2016年被评为"江苏省有突出贡献的中青年专家"。

专长：擅长肾活检、血液净化治疗。对各种原发、继发性肾小球肾炎，难治性泌尿系统感染、肾小管间质疑难杂症以及急慢性肾功能衰竭等诊治积累了丰富的经验。

出诊时间：周一上午（专科），周二上午（专家）。

站在名医身边

医生『跟诊记』

『2018人民好

作为一所地处三线城市的国家三甲医院，江苏省淮安市第二人民医院虽然规模不大，但获得的荣誉也是斐然卓著：被评为"全国百姓放心示范医院"，江苏省"十佳医院""平安示范医院"。在这所医院里，有一个同样成绩斐然的科室——肾脏内科，它是淮安市最早成立的肾脏内科，2009年成为淮安市第一个肾脏科临床重点专科并一直保持在全市所有医学专科排名前列，2015年成为淮盐连宿第一个江苏省肾脏病临床重点专科。

这些光环都和郑东辉这个名字联系在一起：他既是肾脏内科主任和肾脏病学的学科带头人，同时也是一院之长。

能力越大，责任也就越重。从门诊到病房，从会议室到血透室，坐诊、查房、开会……早上7点多就开始工作的郑东辉就几乎没有停下过奔波劳碌的脚步。跟诊记者也在他一上午的工作状态中，感受到了一位医院与科室带头人的能量。

细致负责的问诊

周二早上八点不到，郑东辉的诊室门口已经挤满了候诊的患者。在这里，一些老患者会称呼他为"院长"，而郑东辉只把自己当一名普通的医生，用医者的责任心和细致接诊患者。

一位孟姓女患者带着一家子几乎是涌进诊室，小小的诊室一瞬间显得格外拥挤。这位患者在2018年5月底无明显诱因出现双下肢水肿，腰酸不适，最开始在县医院治疗，但是并没有什么效果，于是便慕名而来。

"哪里不舒服？"等患者缓缓坐下，郑东辉问道。

"腿有点水肿。"患者弯下腰撸起了裤脚，指着发肿的小腿说。她的小腿上有一个淤青色的"小坑"，是凹陷性水肿的表现。

但光有水肿的症状并不能确定患者有肾脏方面的问题，而且超声检查的结果显示她的胆胰脾肾输尿管都未见异常。郑东辉告诉患者："肾功能是好的。"

患者的妹妹在一旁提醒："医生，她还有脂肪肝。"郑东辉看了看患者，打趣地说道："她这么胖，你说没脂肪肝我才不信。"诊室里瞬间充满笑声。

郑东辉继续翻看其他的化验结果，不一会儿发现了问题所在：患者的尿常规检验报告单上，潜血和蛋白尿都呈弱阳性。他转过身问道："以前身体怎么样？血压高不高？"

"高血压十几年了，一直都吃着药。"

"那吃饭呢？食欲怎么样？"

……

一番问询下来，郑东辉考虑患者有慢性肾脏病可能。向患者和家属说道："考虑是有肾脏病，小便里有蛋白尿、潜血，还需要查两个小便和一个血。"

据郑东辉介绍，肾脏病的发现主要靠平常的体检、查血：尿检发现有血和蛋白尿，查血发现肾脏的功能下降，查B超发现肾脏出血，肾脏做活检发现肾小球肾炎、慢性肾脏病。肾脏病患者平常没有什么感觉，发病的时候，往往都是恶心、呕吐。治疗方面，大部分都是能控制的，除非患者的病理类型不好。

"你看上去还可以啊！"王先生一进诊室，郑东辉就认出了他。确实，王先生看上去气色不错，黝黑的脸颊上还泛着红晕。2017年9月份，王先生因为肾炎住院治疗，当时尿蛋白指标是三个"+"，经郑东辉治疗后病情一直很稳定。但上个月王先生不慎感冒，引起肾炎复发，指标又反弹了。

"肾脏病人发病，最怕的是伴发感染，"郑东辉向记者介绍，"肾炎固然也要重视，要避免，但更重要的是要防止感冒，一感冒就容易出问题，他要不是感冒也不会复发。"

对于郑东辉的治疗，王先生不吝赞美之词："郑主任非常负责任，对我们也很关心。"也正因如此，他非常信任郑东辉，一直都严遵医嘱，执行郑东辉给的治疗方案，取得了良好的治疗效果。

用"新"攻治疑难重症

从事肾脏病临床和科研工作28年，郑东辉医治过不少特殊、疑难和危重病例。他始终关注着肾病治疗的新理念、新技术、新疗法，为患者提供更多、更好的治疗选择。

5年前，淮安市第二人民医院诊断出了市首例肉芽肿性血管炎，这是一种非常罕见的以坏死性血管炎和肉芽肿性炎症为主要病理的疾病。当时郑东辉对患者的治疗也很特殊，除了血液透析还进行了血浆置换。

跟传统的血浆置换有所区别，郑东辉采用了新引进的双重膜式血浆置换：通过对一级分离后的致病血浆进行二级分离，然后将弃除致病因子后的血浆与血液有形成分一同输回体内，从而达到治疗疾病目的的一种选择性血浆分离疗法。在当时的淮安市，这一疗法的应用还是第一例。相比传统的血浆置换有安全性高、适用范围广、营养物质丢失少、血浆使用量少等特点，提高了治疗效果同时又节省了医疗资源。

提及血浆置换，郑东辉带跟诊记者去到了医院的血液透析室。在那里，记者见到了50台血液净化设备全在工作，为患者进行血液透析。

"好像长胖了一点，血糖还高吗？"查视中，郑东辉见到了自己经手治疗的一位患者。

躺在病床上的患者笑着回答道："还可以！是长了点肉，现在一天比一天好了。"

这位患者姓胡，53岁，是一位比较有名的企业家。有20年高血压、30年糖尿病病史的他在10年前出现肾功能异常，肌酐高，伴有反复阵发性胸痛、胃癌伴肝转移。两年前开始在当地医院进行维持性血液透析，但效果一般，出院后症状并未得到缓解。为求进一步诊治，2017年8月份到淮安市第二人民医院的肾脏内科住院治疗。诊断下来，发现自己多病缠身：慢性肾衰竭（尿毒症期）、冠心病、急性心肌梗死、糖尿病肾病、极高危高血压病、胃癌伴肝转移。

郑东辉向记者介绍当初胡先生进院时的状况："尿毒症后期，同时还有胃部肿瘤，心梗1年，还架着支架，可以说，治疗的成功率很低。"虽然在经济上没有问题，但如此危重的病情让胡先生的治疗希望变得渺茫，家里人都是随时准备后事了。

所幸的是，在郑东辉一系列规范的治疗下，胡先生逃过了死神的魔爪。而在度过危险期后，胡先生非常惊奇自己可以活下来。

"现在的医疗技术还真是说不上来，他的治疗效果比我想象中要好很多。"看着恢复良好的胡先生，郑东辉感叹道。在胡先生的治疗过程中，连续肾脏替代疗法（CRRT）起到了重要的作用，这是郑东辉在苏北地区率先应用的肾脏病诊疗技术之一。

治疗过一批又一批的患者，郑东辉可以说亲眼见证了30年以来中国肾病医疗技术的进步提高。"在原来，尿毒症的患者能再活1~2年就不错了，现在通过透析治疗，几乎都可以活到5年以上，一半以上的可以活到10年、20年。"

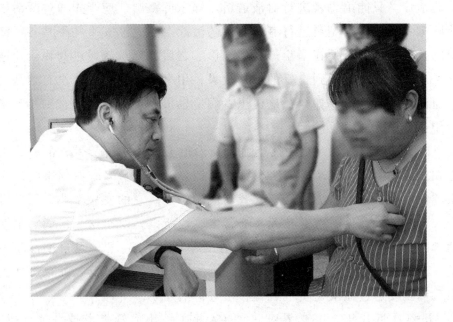

带领学科勇于开拓

作为医院肾脏病学的学科带头人，郑东辉不仅医术高超，还极具开拓精神，在他的带领下，科室开展了一系列具有开拓性的医疗工作。

在跟诊中，记者目睹了郑东辉给一位患者做肾活检取样的过程：将活检针迅速刺入患者的肾脏并撤出，取出一根1厘米左右长的肾组织样本，除去相关准备工作，真正采样的时间其实只要几秒钟。

但是，这短短几秒钟的肾活检却不容小觑：它是肾脏病诊断的基石，肾脏病变诊断的"金标准"。能否进行肾活检也是判断一家医院肾脏病诊治水平的重要标志。

郑东辉向跟诊记者介绍，肾脏疾病的种类繁多，病因和发病机制复杂，有许多肾脏疾病的临床表现与肾脏的组织学改变并不完全一致。症状表现上同样是浮肿、尿蛋白或隐血，而内在的原因却有多种可能，这时就需要肾活检来明确病理诊断，指导治疗及预后。

郑东辉是医院较早认识到肾活检作用的临床医生。大约在六七年前，医院收治了一位男性中年患者，入院时，患者已经出现蛋白尿和肾功能的异常。当时很多医务人员对肾活检的认识还不够，诊断还比较局限，并不能判断患者的具体病理类型。对于这样的患者，如果按传统的经验治疗，只能给患者进行血液透析。郑东辉提出，应当先通过肾活检诊断患者的病理类型再进行有针对性的治疗。当时淮安市并不具备肾活检的条件，该患者便在南京进行了确诊。之后，郑东辉通过药物治疗逆转了患者的病情，得到良好的治疗效果，用事实证明患者并没有到需进行血液透析的地步。如今，这位患者病情也很稳定，还会经常到科室来看望这位恩人医生。

在淮安市的 ANCA 相关性小血管炎诊治上，郑东辉所带领的科室也走在全国前列。ANCA 相关性小血管炎是会引起全身多脏器损害的疾病系统性疾病，在肾脏方面会引起肾功能的不全。它的发病率非常低，百万人口中也就几例，但其致死率非常之高。所以，对于这一疾病，早期的诊断、正规合理的治疗，对患者的预后尤为重要。"一旦早期诊断不足，对病人的生活质量影响非常大，因为肾脏是一个脏器，如果进展到中后期就要通过血液透析或者肾移植进行治疗了。"

虽然在近几年，医学界对此 ANCA 相关性小血管炎也越来越重视，但目前还是有很多医生包括急诊病医生，对 ANCA 相关性小血管炎认识不足，甚至没有概念。而郑东辉的科室较早地掌握了检测技术并开展相关的检测，能够及时地进行诊断和治疗，目前已经收治十余例 ANCA 相关性小血管炎患者，积累了丰富的临床经验。科室的一位医生自信地向跟诊记者介绍道："可以说，我们在诊断 ANCA 相关性小血管炎上不会有一例漏诊。"

除此之外，在开展慢性肾脏病、高血压肾脏损害、慢性肾间质纤维化和糖尿病肾病等的研究，特别在肾脏疾病的纳米靶向治疗研究中，郑东辉的科室也处于全国先进水平。勇于开拓的他带领团队在淮安市率先开展双重膜式血浆置换、免疫吸附、透析患者继发性甲状旁腺功能亢进的手术治疗，最先使用 CRRT 治疗中的新技术，并对 CRRT 对多器官功能障碍综合征的治疗进行了较深入研究。

扎根临床一线的榜样

"慢慢地，我感觉自己越来越不能做好一个人民的好医生了。"谈及自己在医生和院长这两个角色间的转换，郑东辉笑着说道。但郑东辉的同事们并不这么认为，年轻的蒋医生告诉跟诊记者："我印象最深刻的，就是他始终扎根在第一线。虽然身为院长，但我们每天都能在科室里看到他。"

即使行政事务繁忙，郑东辉仍然坚持每周查房一到两次。科室有时会遇到一些反复住院的患者，以及特殊、疑难、危重病例，也常请他查房以指导治疗。

跟诊的当天上午正好逢上郑东辉查房，跟随查房的还有五六位医生。郑东辉首先来到的是 17 号病床，患者是一位瘦瘦的中年女性。据介绍，患者被诊断为系统性红斑狼疮，这是一种多发于青年女性的累及多脏器的自身免疫性炎症性结缔组织病。患者的病情已进展为尿毒症，现在接受血液透析治疗。

在了解了患者的各项指标和身体状况后。郑东辉说道："这位患者的诊断还是比较明确的，红斑狼疮、肾炎、肾功能不全引起的尿毒症。"对于治疗，郑东辉没有太多意见，他点了一位年轻的医生："你是神经内科的，跟风湿也有关系，因为风湿也会有神经性的，红斑狼疮的治疗比较经典。那对于系统性红斑狼疮，你是怎么诊断的？它的诊断标准有几条？"

年轻的医生一下子被问住了，支支吾吾有些说不上来，这不由得让郑东辉有些着急："这个你要倒背如流啊！你是专科医生，而且这也是个非常经典的医治病例。"

提问，是郑东辉查房不可缺的一部分。查房的过程，显然也成了教学的过程。这一方面可以让科室医生知道自己不足的地方，让他们进行强化学习；另一方面，对整个科室也是一个督促——因为知道查房并不仅仅是查患者病情，更是查自己的水平，这让科室的医生都不敢懈怠。

"院长的理论知识，非常非常扎实，这么多年来，我们跟他还是有非常非常大的差距。"同行查房的一位医生向跟诊记者感慨，"他也一直在关注，一直在学习，始终没有松懈下来。"

在另一个病房的查房印证了这位医生的话。44 号床的患者是一位中年男性，刚刚住院不久，4 个多月前发现双下肢水肿，呈对称性和可凹性，症状加重 1 周入院检查。目前，患者还在明确诊断阶段，主治医生的初步诊断考虑是肾病综合征。

和主治医师交流患者的检查结果后，郑东辉给出了判断："患者有比较大量的蛋白尿，血浆蛋白下降，同时又有高脂血症、水肿，是比较典型的一个肾病综合征。"接着，他给主治医生提了一些建议："患者血压也不高，可以查一下PLA2R（抗磷脂酶A2受体抗体检测），因为现在有人认为PLA2R在血蛋白出现前8个月，可能出现阳性。当然，它不能代替肾活检，但是还是有一定意义的。不管原发继发，对于这种病，肾活检是最紧要的，然后再去治疗，这位患者首先考虑他膜性肾病的可能性大一点，要是不能做肾活检就用PLA2R，如果结果是阳性，就按膜性肾病治。"

走出病房时，郑东辉不无激动地说："PLA2R被称为50年来膜性肾病诊断的里程碑。"

PLA2R这一检测指标在最近一段时间才开始出现，在目前内科学的教科书中还没有提及，而临床上已经有一个最新的检测。正是这样对医学前沿的关注，让郑东辉在临床和研究上始终保持着先进的水平，并且是淮安市最早获得国家自然科学基金面上项目支持的专家。

对此，郑东辉却表示自己"还差得远"。但令他欣慰的是，淮安二院虽然还在发展中，医疗水准在很多方面并不逊色，作为院长的他也因此在忙碌中得以享有一份淡然："可以为患者默默地奉献，就挺好！"

（跟诊记者：吴海侠）

守护一方胃肠病痛——杨瑞东

专家简介

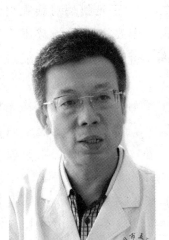

杨瑞东，大同市第五人民医院消化四科主任，主任医师。多年来致力于治疗急慢性胃炎、幽门螺杆菌感染、消化性溃疡、急性胰腺炎、溃疡性结肠炎，具有丰富的临床经验。2007年被评选为大同市青年人才；2009年入选大同市医学医疗事故技术鉴定专家库成员；2016年当选山西省抗癌协会肿瘤营养与支持治疗专业委员会副主任委员，2017年当选山西省医学会消化病学专业委员会胆胰疾病学组副组长；2018年当选中国中西医结合消化系统疾病专业委员会第一届消化心身专业委员会委员。

专长： 内镜下急诊止血治疗、胃镜取上消化道异物、胶囊内镜、治疗急性胰腺炎等。

出诊时间： 周一、周五上午。

站在名医身边 『2018人民好 医生』跟诊记

仲夏的大同市依然清爽宜人，尽管今天不是常规出诊的日子，山西省区域医疗中心暨大同市第五人民医院消化四科主任杨瑞东依然像往日一样繁忙。他早早就来到了临床住院四部13楼消化四科的病房，为接下来一整天的工作做准备。

从医数十年，杨瑞东精钻研、善总结，填补大同市多项技术空白；勤沟通，乐交流，为诸多患者信任依赖。在他的带领下，刚刚成立五年的消化四科朝气蓬勃，患者蜂拥，年平均住院人数达1000人，稳居医院各科室前列。

探索创新，医技不断进步

杨瑞东紧张、繁忙的工作从查房开始。走进病房，一位女患者正端坐在床上，看起来气色良好，杨瑞东走上前去，热情地打招呼："您今天感觉怎么样？"患者答道："吃饭可以，精神也不错。"患者现年39岁，7月1日下午，因上腹部持续性疼痛、腹胀、恶心、呕吐等症状被紧急送到大同市第五人民医院急诊科，通过腹部彩超发现胰腺肿大，确诊为"急性胰腺炎"收入消化四科。

重症急性胰腺炎是消化科的四大危重症之一，它是胰酶对胰腺组织自身消化导致的化学性炎症，对于此类疾病，需要进行胃肠减压、禁食、抑制胰腺分泌配合抗菌消炎药物等方法综合治疗。这位患者能进食意味着身体已经渐入佳境。

杨瑞东招呼患者躺下，先是按压腹部，而后轻捶背部，患者均无疼痛感。他告诉患者再有2～3天就能顺利出院了。恢复如此之快，患者的感激之情溢于言表。"多亏了杨主任水平高超，治疗及时，跟家属沟通细致，科室负责配合密切。"听到这些，杨瑞东只是微微一笑。临出病房，杨瑞东提前告知了患者详尽的出院事宜，诸如忌酒、忌暴饮暴食、避免过度疲劳及定期复诊等。

另一位住院的闫姓女患者同样因急性胰腺炎住院，同时合并糜烂性胃炎、反流性食管炎，目前该患者胰腺问题已经基本控制，开始治疗胃肠问题。除了对急性胰腺炎有丰富的临床经验之外，杨瑞东多年来还致力于治疗幽门螺杆菌感染、消化性溃疡、溃疡性结肠炎，以及内镜下切除胃肠道息肉和治疗胃石症等多种消化内科疾病，并形成了以急诊内镜下消化道出血的治疗、取上消化道异物、胶囊内镜等为代表的治疗特色。

翻开留存的内镜检查报告单，杨瑞东依然对曾经的治疗案例历历在目。2018年的1月18日，一名51岁的凌姓男子因家庭矛盾服食刀片，刀片已进入十二指肠。杨瑞东用圈套器套住刀片，将刀片先移至胃内，最终用活检钳将这个长4.5cm，宽1cm的刀片安全取出，惊险尽在毫厘之间。2018年的4月23日，一位56岁的高姓女患者误食枣核入院。枣核两端较尖，卡入食管已引起明显的吞咽疼痛及吞咽困难；一旦继发感染，疼痛及吞咽困难往往加重，更甚者还会有梗阻或穿孔可危及生命。杨瑞东最终以枣核纵轴位将其取出，治疗过程顺利，食道无任何划伤。

尽管治疗技术已经颇为成熟，但是杨瑞东并没有止步，他总是善于在自己未知领域探索创新，勤于分析，善于总结。在他的带领下，消化四科的诊疗项目不断增加，他先后开展了急诊消化道出血的内镜诊断与治疗、胶囊内镜的检查、食道狭窄扩张治疗、消化道息肉内镜下切除、十二指肠乳头切开取石术、贲门失弛缓球囊扩张等多项治疗。同时与麻醉科合作开展了无痛胃肠镜检查等。部分技术填补了大同地区的空白，提高了医院的声誉，方便了基层患者。

心系患者，给予最适宜的治疗

每周一、周五上午是杨瑞东固定的出诊时间，消化四科主治医师李真告诉记者，杨瑞东每次出诊的平均门诊量都在 40～50 人次之间，门诊从上午 8 点持续到下午 1 点基本都是常态。其他工作日时间，尽管不出门诊，平均每天也都会有 20～30 个患者来到住院楼向他咨询病情。

结束查房，在一间宽敞的房间里，已经有诸多患者在等待杨瑞东。28 岁的杜姓女患者 2008 年曾经患有慢性结肠炎，近来左下腹出现持续性疼痛。彩超结果显示患者的肝胆胰腺均未见异常。仔细询问后，杨瑞东发现女患者近日饮食不佳、心情不畅，而实际上胃肠道疾病与情绪关系密切。结束问诊，杨瑞东告知患者，身体无碍，应放宽心情，正常饮食。

在平时培养科室年轻医生时，杨瑞东常说"健康是指身心健康，所以，我们在给患者看病时，一定不要忘记关注患者的心理变化，争取经过治疗，患者恢复身心健康"。日常出专家门诊时，杨瑞东总会耐心地倾听每一位患者的讲述，认真地分析，遇到有心理问题的患者，还会及时进行心理疏导，并教会患者多种释放心理压力的方法。因此，许多患者看完病后经常会说"不用吃药，跟杨主任聊几句天，就觉着病好多了"。更有甚者，来排队挂杨瑞东的专家号，就是为了能跟杨主任说几句话。

除了关注患者身心健康之外，杨瑞东最常强调的另一句话是"要多为患者着想，给患者最合理的治疗。门诊当天，记者恰好碰到了一位患者家属。家属开门见山："杨主任绝对是大同第五人民医院好医生的代表之一。"

这位家属的父亲此前患急性重症胰腺炎，愈后解剖结构改变，诊断非常困难。家属拿着父亲的检查结果去往京城多家大医院都被诊断为胰腺癌和十二指肠癌，对于这一诊断结果，杨瑞东保持怀疑。他根据这位患者的既往病史，结合此前每年的检查结果，坚持认为患者所得是重症胰腺炎的后遗症并给出了自己的治疗方案。依此方案，该患者最终恢复如初，至今依然健康。

对于一个医生而言，诊断是第一位的，而明确诊断的前提是实事求是。对于所患疾病，杨瑞东总会第一时间告知患者及家属病情及可行的治疗方案。"我们要对病人病情负责，一定要解决好问题，如果解决不好，解释清楚，是我们这解决不好，还是医学技术解决不了，做好转诊建议，充分沟通，降低医患的分歧。"

杨瑞东曾经收治过一位发热待查患者，意识到基层技术条件的限制，他当机立断，建议患者去往北京协和医院、301医院就诊。患者在301医院治疗后发现，感染的是一种寄生于污泥当中的罕见细菌，确诊为感染性心内膜炎。收治的医生告诉家属："曾经收治你的大夫很负责，基层的医院肯定查不出这样的罕见病，这才是好医生。"

合理治疗还体现在其他方方面面。杨瑞东看病时从检查到治疗，处处都为患者精打细算。如果是远道来的患者，他还会跟相关科室沟通联系，尽量当天能做完检查，明确诊断，给予及时治疗，为患者节约食宿费用。从医多年，杨瑞东诊断符合率高，从无因差错引起的医疗纠纷。

一丝不苟，共建医患和睦

结束门诊，杨瑞东马上又要赶往内镜室操作两例无痛胃肠镜检查。路上，一对年轻的夫妻认出了他，迅即把他拦下。这位年轻女性近来频繁出现"嗳气"的症状，颇为烦闷，意欲寻求治疗。杨瑞东耐心解释，这类现象一般都是由情绪问题所致，只需要慢慢调整好情绪，在生活中不要焦虑生气。科室的李真医生告诉记者，胃肠道的疾病容易反复，因而杨主任的患者多数都是老病人，医患之间已经非常熟悉。杨主任日常繁忙，患者们也习惯了见缝扎针，随时拦截。每一次，杨主任都会停下匆忙的脚步，耐心倾听，仔细解答。

来到内镜室，第一位来自门诊的女中年患者已经准备就位。20年前做过普通胃镜让患者对接下来的检查十分恐惧、紧张。看到患者眉头紧缩，拳头紧握，全身都不够自然放松。杨瑞东走上前去，耐心安慰："等会儿您睡一觉就过去了，现在的无痛胃镜非常舒适。"注射过麻醉药物之后，杨瑞东确认患者已经麻醉到位，开始了胃镜检查的操作，电子胃镜先后穿过食道和胃部，发现患者胃部糜烂严重，他迅速取活检。一系列操作娴熟流畅，整个检查下来不过5分钟左右。完成检查，患者先后完成了"唤醒""起身""站立"三个麻醉恢复的步骤，杨瑞东的工作并没有结束，他再度走上前去，耐心交代今天之内的注意事项。

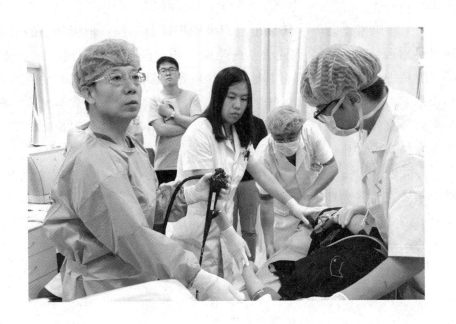

杨瑞东总能从患者的角度出发考虑问题，耐心交流，这样的贴心细致也让患者对医生形成了依赖，李姓男患者便是其中一位。患者20余年前因为病情所需，第一次入院就做了4次胃镜检查。最先为他看病的医生他并不满意。"我这人喜欢刨根问底，你讲的道理必须能说服我，讲半天我不理解不行。"后来，他的主治医生变成了杨瑞东，20年再也没有变过。"杨主任的医德、医技都非常可以。"

李患者介绍，原来看完病，会和杨主任坐下聊上半天；现在他工作越来越忙，患者越来越多，为了不耽误其他患者，自己看完病取上药就走了。

杨瑞东用耐心建立了医患之间的信任，而这也是他创立消化四科以来始终秉持的原则。在杨瑞东看来，医患之间的所有矛盾都是因为沟通不到位，在他的科室里，患者有任何不满意，都会全科出动，与患者沟通，发现并解决问题。杨瑞东以身作则，言传身教，科室的医生、护士都像他一样对患者无微不至。耐心产生信任，信任产生依赖。李患者母亲的主治医生也是杨瑞东，这位仍然住在村子的老太太出现任何症状，都会直接跟杨瑞东打电话。在跟随杨瑞东工作的半天里，记者也发现他的手机始终处于"高位运行"状态，铃声不停，电话不断。细问方知，杨瑞东时常会把自己的电话留给患者，那些不间断的电话基本都来自患者。

除了临床工作之外，杨瑞东也积极承担社会工作。他所领衔的消化四科是山西医科大学、大同大学医学院、长治医学院、大同第一卫校、第二卫校的医疗及护理实习基地，并接收市内及周边地区医院的进修人员前来学习，同时承担山西医科大学、大同大学医学院的教学工作。杨瑞东对科室教研室也制订了一整套教学计划，并有专人负责带教，定期举办专科知识讲座，对出科的实习医师进行基础知识考评测试。

从医近30年，杨瑞东一直牢记自己的使命，以"减患者之病痛，助健康之完美"为职业理想。消化四科楼道的墙壁上挂着一个患者王三女全家赠送的大红牌匾，上面清晰写着：医术精湛，体贴入微。这8个字大约就是对杨瑞东行医多年的最好注解。

（跟诊记者：李忠利）

仁心仁术铸建医患信任——卢旺盛

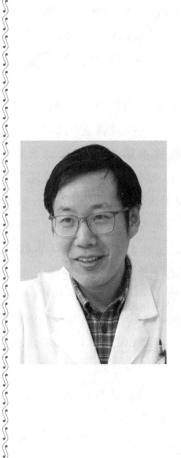

专家简介

卢旺盛，北京天坛普华医院介入科主任，副主任医师，医学博士。在海军总医院神经外科从事本专业10余年。担任中国老年学学会心脑血管病专业委员会委员、全军神经外科学会脑血管病分会委员、北京医学会介入分会委员、北京医学会激光医学分会委员等学术兼职。

专长：①介入科：颅内动脉瘤和颈动脉狭窄的介入治疗，脑血管病的外科治疗，以及外周血管介入治疗，肿瘤介入治疗。②立体定向功能神经外科：癫痫的外科治疗；脑卒中后遗症、帕金森、脑瘫及肌张力障碍的外科治疗；立体定向技术清除脑血肿、颅内肿瘤活检、内放疗手术。

出诊时间：周一、周二、周三（专家门诊）。

走进北京天坛普华医院，在整洁、温馨的门诊楼内，记者见到了今天跟诊的介入科主任卢旺盛。落座不久，卢旺盛便直言自己对好医生的见解，"医生应该是有温度的知识分子群体，对好医生而言，医术和医德是相辅相成的。"

在半天的跟诊和访谈中，记者发现，卢旺盛不仅一直求新求变，走在神经外科领域科研及实践的前沿，而且始终坚守着自己对于好医生的准则和信念，用人文知识弥补医学知识的不足，用精湛的治疗、耐心的解释和安抚重建医患信任。

紧跟技术前沿治愈疾病

在卢旺盛的微信朋友圈里，经常可以看到他自己拍摄的高水准"大片儿"。对于卢旺盛而言，摄影是一次次充满新奇感的探索之旅。"摄影是换一个视角看世界的过程，也是一个开脑洞的过程。"行医已逾20年的卢旺盛，一直像摄影一样，不断求新求变，学习最新的医疗技术，攻坚最前沿的神经外科课题。

早在2015年，卢旺盛团队便在目前世界上最先进的神经外科辅助定位系统——Remebot机器人的协助下，成功完成一例立体定向癫痫微创治疗。患者是一位25岁的男性，因发作性肢体抽搐不适伴智力下降6年，发作以右侧肢体抽搐伴意识障碍为主，每天数次至每月数次不等，药物治疗效果欠佳。经过卢旺盛主持的微创手术治疗后，CT显示靶点定位准确，无脑内出血，数年内也没有再次出现发作性肢体抽搐，四肢活动均正常，基本治愈。卢旺盛介绍，Remebot机器人是我国自主研发的神经外科手术机器人，经历了15年的临床探索和6次产品迭代，目前我国仅有两台，而其中一台便在天坛普华医院。

作为一名神经外科医生，卢旺盛实践经历十分丰富。在临床上先后工作于神经内科以及神经外科的各个方向，如显微外科、内镜和功能、神经介入，同时将机器人应用于神经外科领域。2000年，卢旺盛在上海长海医院首次接触神经介入手术，陆续到北京宣武医院、天坛医院学习了神经介入最新知识。卢旺盛介绍，介入可以称之为医学的第三个学科，神经介入就是利用直径仅0.5～0.6毫米的微导管操作技术，从患者股动脉穿刺导入脑内动脉，在计算机控制的数字减影血管造影系统的监视下，对累及人体神经系统的血管病变进行治疗。这种不需要开颅的治疗方法减轻了患者的痛苦，并发症更低，更有利于患者的康复。

跟诊当天，一位曾接受卢旺盛介入手术治疗的女性患者前来复诊。患者37岁，2015年9月突发头痛，来天坛普华医院急诊，证实为左侧后交通动脉瘤，随后卢旺盛为其进行支架辅助弹簧圈栓塞术，2016年1月DSA复查显示动脉瘤并无复发。此次复诊，是因为患者出现左侧眼胀不适，并且有头痛不适的症状，检查诊断并未发现颅内动脉瘤复发。

卢旺盛掌握的先进治疗技术不仅在墙内开花，而且已经香飘国外。跟诊当天，一位来自美国的7岁小女孩正住在天坛普华医院的病房里。患者生后2天出现黄疸，胆红素高达40μmol/L，虽立即予以血浆置换治疗，但仍留有脑损伤，导致患儿四肢肌张力增高，运动、智能发育迟缓明显，听力下降。目前患儿在家人扶持下可坐，但站立及行走困难，语言功能也存在障碍。患者家属希望获得进一步治疗，便来到了天坛普华医院。2017年12月21日，卢旺盛团队对该患者进行了持续一个半小时的无框架立体定向脑内深部核团毁损术。目前，该患者的运动功能已经有明显改善。

尽管临床工作繁重，卢旺盛的科研工作始终也没有落下，并且其科研方向也紧跟科技前沿，先是无框架立体定向机器人，后来开展血管介入机器人，目前关注人工智能技术在神经外科的应用。他不仅多次获得国家自然科学基金、北京科学基金，其科研成果也多次获得国家级奖项，其2015年因"便携式机器人应用于血管介入手术的关键技术研究"获军队科技进步二等奖，2008年获国家科技进步二等奖。在卢旺盛看来，无论是介入手术机器人在神经介入中的应用还是人工智能技术在脑血管病的诊疗应用都是"通过科研做出一点产品，最后能应用到临床上，造福患者"。

医患信任在沟通中建立

卢旺盛不仅在医疗技术上求新求变，在自身的职业生涯上，他也选择放弃安逸。本硕博均就读于军医大学的卢旺盛从毕业开始便在海军总医院神经外科工作，持续10余年。当时的卢旺盛，总是很忙碌，每一个患者都只能迅速了解病情，给出诊断结果，即使是病情复杂的患者，有时候也必须在三五分钟内快速判断。

2015年，卢旺盛选择脱下军装自主择业。卢旺盛解释，就像摄影一样，我也希望换一种方式看医生这个职业。正是在这种视角转化的过程中，卢旺盛逐渐聚焦了自身的职业方向，探清了自身的定位，也逐渐明确了自己的专业方向。同时掌握内科、外科、康复学知识的卢旺盛选择"慢下来"，选择更加慎重地匹配患者，在充分沟通的基础上用自己的成熟技术去帮助患者。

跟诊当天，记者全程见证了卢旺盛与患者"慢下来"的问诊模式。接近中午，卢旺盛与记者一同去往病区查房。走进病房，卢旺盛亲切地向一位患者打了声招呼，这是一位64岁的老年患者，有高血压、糖尿病病史，2018年1月2日因"头晕伴右下肢无力三天"进入武汉市中南医院治疗，检查出颅内动脉瘤伴脑动脉狭窄。卢旺盛仔细询问了患者近来的身体状况，之后，用握手测试了患者的握力，通过击打膝盖测试了患者神经反应的灵敏程度。卢旺盛还示意患者脱下袜子，检查足底，患者略显羞涩，开玩笑地说，"脚可有点臭啊！"记者趁机询问了同在旁侧的患者的妻子和女儿，如何找到卢医生前来问诊，他们说在网络上查询到了天坛普华医院在神经外科颇有口碑。检查最后，卢旺盛跟患者及其家属交代，稍后可以到楼下咖啡厅详细解释一下病况。

　　10分钟之后，4人如约在楼下咖啡厅相见，患者虽由家属搀扶，但气色明显不错，卢旺盛手里则拿着一个3D打印的1∶1的人脑血管模型，不同粗细的血管盘根错节。落座之后，卢旺盛指着模型的不同部位介绍患者病情，解释颅内动脉瘤、椎动脉和颈动脉狭窄所在的具体位置。稍后，他又形象地解释了动脉瘤形成的原因及风险。"动脉瘤就像轮胎上起的小包，由血流冲击而成，动脉瘤所在的位置就是动脉壁薄弱膨出之处，所以血管很薄，也很容易破裂，如果血管破裂出血，就会很严重。"患者及家属频频点头。听到如此多的疾患以及专有名词，家属稍微有些着急。卢旺盛思路清楚，解释了不同疾病的轻重缓急，随后又说明了目前设想的治疗方案。患者颈动脉狭窄范围较小，低于50%，仅用药物治疗即可；双侧椎动脉狭窄呈多发性，但相比动脉瘤风险较低，因而，当下应首先解决动脉瘤的问题。

　　对于动脉瘤的治疗，卢旺盛建议采用介入治疗，支架辅助弹簧圈栓塞治疗，这样便可以防止血管破裂。介入手术创伤很低，2~3天即可出院。不过，卢旺盛也直言不讳地说明了手术存在的风险及后遗症。动脉瘤自然破裂风险要大于手术并发症的风险，两害相权取其轻，因而手术有意义。听到这里，家属表示："我们听明白了，一切都听卢主任安排。"

　　不知不觉，这一次"慢下来"的问诊已经持续了将近半个小时，患者清楚地了解了自己的病情以及治疗方案的来龙去脉。医患之间的信任在沟通中重建，又在信任之后互相理解。卢旺盛告诉记者，以前门诊的时间总是有限，也只关心把患者救下来，较少关注术后的康复工作，现在在新的工作环境，可以全面、详细地与患者沟通、交流、一站式解决检查和治疗问题，指导患者用药与康复、随访。

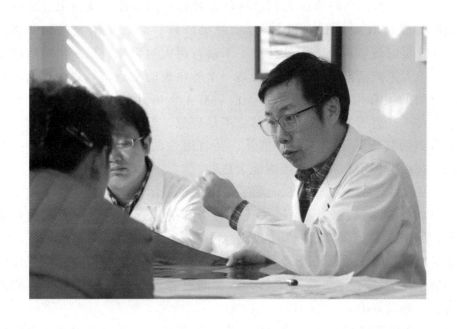

搭建平台，用真心关爱患者

卢旺盛最喜欢特鲁多的一句铭言："有时，去治愈；常常，去帮助；总是，去安慰。"医生的工作，不仅仅是治疗，解释和安抚是更重要的责任。卢旺盛对于自己的患者，总是给予最大关爱，尽可能地减轻症状，从心理上给予安慰。

卢旺盛记得，自己刚从业不久时遇到一位年轻的父亲。当时他的儿子在多家医院就诊都考虑为恶性胶质瘤可能性大，预后不好，因为经济困难，他们家里几乎要放弃这个小孩，后来找到卢旺盛。卢旺盛劝他不要放弃最后一丝机会，并作为主管医生主导了一台简单的立体定向脑组织活检手术，结果将患者的病定性为良性病变，嘱其随访观察。2年后这位父亲带上家里自产的米、油、面等千里迢迢到了卢旺盛家，感谢他帮助治愈了孩子的疾病。

卢旺盛明白其实自己做的工作也很有限，就是一个微创手术，而且这个活检也不能改变病程结果，可能其自然结果也很好。但在那个关键时刻，是医生给了患者信心与生活下去的勇气。作为医生，应该关注每一位患者，包括患者病情的进展，以及情绪的变动，只有真正关注患者的医生才是好医生，而不是仅仅关注疾病本身。

除此之外，卢旺盛还收到过一位患者孙女的画作。这位患者因颅内动脉瘤破裂出血（HH 4 级），导致呼吸障碍，最后采用先行脑室外引流，呼吸好转后行介入栓塞治疗，术后行腰大池引流，后来出现肺部感染，患者未能清醒。患者的孙女是一个爱画画的女孩，她将医护人员对她奶奶的关心用画笔勾画出来，前后有 4 个 16 开的纸张，一个系列画卷。在卢旺盛看来，虽然最后结果不尽理想，但患者家属非常满意。患者看到的其实除了亲人的病情外，还有医生的付出与对患者纯粹的关心，这种情怀不是物质和感谢能表达的。

跟诊过程中，卢旺盛总能随手拿出手机展示患者的病历，其中不仅有患者的基本情况、问诊经历及各种详细的检查报告。记者询问才知道，原来这是记录患者病历的云平台——"杏树林"。除此之外，卢旺盛对于其他线上平台都用得得心应手。卢旺盛充分利用互联网时代便捷的信息平台，不仅寻找到了最为契合的患者，而且实现了与患者的连接、沟通及安慰。

卢旺盛不仅将真切的关爱投注在了患者身上，而且，也用先进的信息平台科普医学常识，服务社会公众。其所创立的"脑血管病预防与治疗"微信公众号经常普及脑血管病知识。公众号简介中写道，"提高公众对脑血管病及其危险因素的认识，以及预防本疾病的措施，最终减少本病的发生及其带来的功能影响，提高公众的生活质量。"除此之外，在门户网站搜狐网上，也能看到卢旺盛超过百篇的科普文章，这些文章的阅读量已经超过 800 万。临床之外的笔耕不辍让卢旺盛连续两年获得了搜狐健康颁发的"搜狐自媒体医生领袖""优秀医生作者奖"。

经过半天的跟诊，记者在卢旺盛身上看到了一位兼具医术、仁心的知识分子的"变"与"不变"。技术在变，但他用科研成果造福患者的初心一直不变；平台在变，但他对患者的关爱与真心始终未变。

（跟诊记者：李忠利）

31. 京东中美医院

为患者打造最后一道屏障——李玉卿

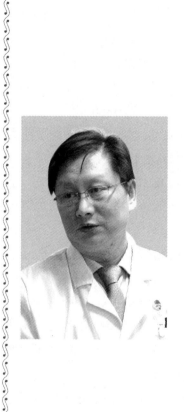

专家简介

李玉卿，京东中美医院业务院长、综合 ICU 主任，主任医师。兼任国务院台湾办公室海峡两岸交流促进会理事，中国医院协会疾病与健康管理专业委员会委员，河北东方学院教学医院院长，廊坊市医学会理事，廊坊市医学会急诊分会委员等。获得科研进步奖二等奖 4 次。获评河南省新乡医学院"三育人"先进工作者，北京中医药大学优秀教师。

专长：从事重症医学专业 20 余年，对危重病人包括心力衰竭、呼吸衰竭、各种中毒病人、多脏器功能衰竭病人的救治有很深的造诣。

出诊时间：每周一上午 MICU，每周三上午 SICU。

站在名医身边

医生『跟诊记

『2018人民好

2017 年 3 月，医疗界权威排行榜发布机构"艾力彼"举行"2017中国医院竞争力论坛"并发布了"2016中国医院竞争力排行榜"民营医院 100 强，京东中美医院位列榜单之中。作为一个集医疗、科研、教学、康复于一体的综合医院，京东中美医院仅在 2016 年平均每天的门诊量就达到 1500 人以上，最高达到 3000 人，日均住院量 550～600 人，最高住院量达到 700 余人。这座民营医院佼佼者的领头人正是京东中美医院业务院长、综合 ICU 主任李玉卿。

时间刚刚迈进2018年，记者便走进了这座坚持"实现自我价值、造福大众健康"的医院，也跟随李玉卿的脚步走进病房，倾听了他甘为医者的初心，见证了他与患者间的动人故事。

甘做一名"老医生"

李玉卿2006年8月来到京东中美医院工作，上任便是综合ICU主任。8年之后，他起任院长并兼综合ICU主任。任职院长期间，他依旧不脱离临床工作，每周定期查房MICU、SICU。这不仅是因为他放不下对青年医生的培养，更是因为放不下对危重患者的救治。跟诊这天，有一位术后患者刚刚住进SICU病房，记者也有幸跟随李玉卿目睹了温馨的查房一幕。

SICU病房干净整洁、井然有序、遍布医疗仪器，却也充满了十足的紧张感。SICU是外科重症监护病房的简称，堪称现代化医院最为重点的科室之一，这里集中着医院内精尖的医护技术力量及先进设备，在专业医师的配合下，主要发挥抢救外科手术期危重症患者和监护加强治疗两种功能。

病房里侧的一张床位上正躺着一位全身插满管子的患者，旁边一排医护人员都在观察着患者的病情变化。李玉卿走上前去，紧贴着患者，温和地说："你从昨天到现在恢复得特别好，一切都在朝着我们预想的方向进行。我今天就是来看看你。"打完招呼，李玉卿先是询问了患者昨天以来的身体感受，之后便让旁边的医护人员给自己详细介绍了患者的治疗情况以及身体目前各项功能指标的变化情况。

记者了解到，这位特殊的患者是京东中美医院迄今为止，收治过的最大、最严重的肝血管瘤患者。就在跟诊前一天，这位患者在医院进行了切除手术，手术持续了近8个小时，其腹腔的血管瘤直径有35cm，大小几乎相当于一个篮球，其重量也达到了7千克，瘤体局部都突出于肝外。更危险的是，由于血管瘤内充满了血液，手术过程中的出血量达到12000ml，而一个正常人的血量在6000ml左右。尽管手术及时成功，但这位患者术后还是极度虚弱。听完医护人员的介绍，李玉卿和他们一起对患者进行了查体。其中一个细节令记者印象深刻，李玉卿先是搓了搓手，才把手伸向了患者的肢体。随后，他也向各位医护人员交代，对患者的专业护理要体现在方方面面，比如现在是冬天，在跟患者肢体接触之前，可以先捂一捂或者搓一搓手，确保手温与体温相当，最大程度确保患者的舒适感。

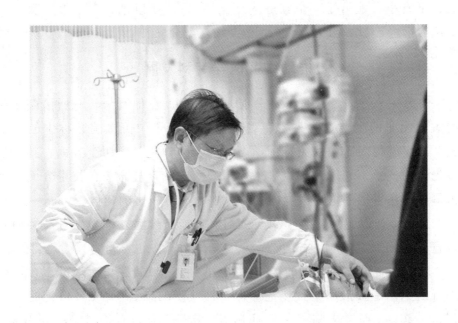

　　了解完病况，李玉卿招呼医护人员来到一边，开始了特护病房的"小课堂"。对照着病床上活生生的案例，李玉卿开始讲解危重患者最易出现的5种问题，首当其冲便是凝血功能障碍，尤其是反复出血、输血的患者，其次便是休克引发的组织缺氧以及血压问题，此外还有营养问题和感染问题。李玉卿的讲解语言生动，时常穿插着各种比喻。当讲到营养支持问题时，李玉卿提到，在ICU病房里，除了疾病致死意外，最常见的就是"饿死"或"淹死"，前一种缺少足够的营养支持，后一种是未注意及时清理堵塞的气管。普及完"知识"后，李玉卿又逐一对照患者的身体情况交代了下一步的护理方法。

　　临走，李玉卿不忘交代一句："我们不盲目地追求结果，而要注意每一个细节，一切按照医疗程序来。"一位医护人员回应道："谢谢院长"。李玉卿谦虚地说，"咱们这儿没有领导，我就是一个老医生而已。"

　　作为院长，行政事务缠身，社会活动庞杂，但李玉卿依然愿意经常走一走SICU，见一见自己的患者。李玉卿告诉记者，自己大学的3个室友都在北京周边地区担任卫计委主任，行政职务颇高，但他的理想还是做一个纯粹的医生。"我也救不了很多人，但只要能成功救治一个病人，就成功挽救了一个家庭。""病床上的那个中年男人，他背后上有老，下有小，他可是一个家庭的顶梁柱！"从业以来，李玉卿急救的重症患者已经超过一万人。

推动重症医学专科发展

作为一个管理者，李玉卿总能一针见血。在他看来，一所医院成功的关键无非两个：一为技术，二是服务。京东中美医院名称中的"中美"二字就代表着向欧美等国学习的含义。学习包含两个方面，其一是最先进的技术，其二是"以病人为中心"的治疗理念。在技术方面，李玉卿始终注重推动重症医学专科以及医院ICU病房的建设。

李玉卿告诉记者，当下很多人对ICU抱有误解，认为患者已经病入膏肓、无可救药了才送进重症病房，住两天就"告别"了。实际上，ICU是重症加强护理病房的英文缩写，还可以叫做深切治疗部，在这里进行的工作是救治那些虽然危险但依然可逆的患者。"无计可施的病人不是去ICU，而是去临终关怀病房。"李玉卿向记者提供了一组数据，京东中美医院ICU的救治成功率在97%左右，大部分患者都可以转危为安。不仅如此，许多大型手术之后的患者，走下手术台，无一不需要重症监护帮助其安全度过危险期。

正是出于对重症监护重要性的深刻认识，李玉卿极力推动了京东中美医院重症医学专科的发展，在MICU发展成熟的基础上，在2016年组建了SICU，全力发展重症医学科，为危重患者的救治培育人才、搭建平台。这一病房的组建极大提升了京东中美医院的整体医疗实力和急危重症救治能力。这一点在一位东北老大爷身上便得到了有力的证明。

2017年11月23日，一位年过古稀的东北老大爷千里迢迢奔赴京东中美医院。老人患有食管癌，在东北老家的各大三甲医院已经辗转了数月，但是没有一家医院肯为他做这个手术，原因在于老人复杂的病史。老大爷患有冠心病做过冠状动脉旁路移植术，此外还有高血压、糖尿病、胆结石，再加上73岁的高龄，无一不是手术的拦路石。来到医院时，老人已经是重度吞咽困难了，每天只能喝下少量流食。接诊后，医院立即进行了多学科会诊（MDT）最终决定为老人实施剖胸食管癌根治术。整个手术历经了11个小时。老人出院的前一天，做了一次术后的造影检查，检查结果一切正常，术后恢复得非常好。这一次极为成功的治疗让家属无比激动和感激，老大爷的女儿写来了感谢信，儿子则给医院送来了7面锦旗，其中一面便属于SICU。

实际上，面对这样一个病情复杂的老年患者，如果没有SICU病房作为大后方支持，再高超的治疗技术也只是"无本之木"。记者了解到，老人术后，便被送往SICU进行了全面监护，虽然没有家人的陪护，但是SICU医护人员精心照护——翻身、拍背、24小时密切看护。老人在SICU一共待了3天4晚。在这期间，SICU的主任和护士长带领的医护团队时刻与治疗团队保持着沟通，微信、电话，对老人的病情进行着及时的、全方位的看管，让老人顺利地度过了术后危险期。术后醒来，老人与家人的第一次谈话就是告诉他们"这里的护士照顾得挺好，你们放心吧！"

中国的ICU在20世纪80年代才开始逐渐成熟，90年代毕业的李玉卿可以说是"出道较早"了，彼时他在中铁十八局医院（河北保定）工作，整个保定市也就只有保定市中心医院和李玉卿工作的医院有ICU病房。正是因为早接触，才使得李玉卿更加深刻地意识到ICU的重要性。李玉卿说："实际上ICU病房不只是对呼吸机等医疗设备的依赖，也不仅仅是对治疗和无菌环境的依赖，更是对人文环境的依赖。"ICU堪称医疗的最后一道屏障，而李玉卿正是这最后一道屏障的搭建者和守护者。

真正"以病人为中心"

在各大医院争相进行新技术的引进和学习时，李玉卿更看重的则是一所医院的服务理念。李玉卿直言，进入中国每个医院都可以看到"以病人为中心"的标语，但大多流于形式，真正能将这一理念落到实处的医院并不多。作为管理者，李玉卿首先做到了以身作则。

李玉卿从业至今已有20余年，从来没有跟患者红过脸，不仅如此，每一位曾救助的患者都成了他的朋友。李玉卿的手机上有100多个患者的手机号码，而他每天都会接到至少10个曾经的患者打来的电话。正因如此，李玉卿有两个不敢，第一他不敢关机，第二他不敢换手机号，因为，这两种情况都可能导致自己的患者找不到自己而耽误疾病的治疗。李玉卿告诉记者，就在前一段时间，一个自己曾经救治过的患者电话咨询说胸闷得厉害，李玉卿督促他快速到医院检查，当天来到医院检查，及时发现患急性心肌梗死，随即得到了及时的救治。

记者跟诊这天来的许多患者都是李玉卿10多年前做ICU主任时救治过的。回忆起12年前刚来到京东中美医院急救的场景。李玉卿依旧记忆犹新，当时急救的患者的名字他也脱口而出，仿佛是分外熟悉的老朋友。彼时他刚来京东中美医院做ICU主任，医院ICU刚刚起步，病房里却一下子躺下了4个心肌梗死的患者，最后全部急救成功，李玉卿也成了他们的朋友。最近，4位患者之一的张玉春的妈妈突然便血，便直接联系了李玉卿。李玉卿迅速为张玉春妈妈安排了消化内科的专家会诊，结果发现老太太血压不是很正常，便又迅速让老太太转移到了心内科，结果发现，老太太大面积心肌梗死，由于治疗及时，老太太的疾病得到了妥善的治疗。说到这里，李玉卿向记者感叹："这才是医生和病人本来应该有的关系。"

作为领导既要垂身示范，更要眼光高远。李玉卿的视角在一切理念先进的地区。作为国务院台湾办公室海峡两岸交流促进会理事，李玉卿曾多次参访台湾长庚医院的作风，在长庚医院，无论去哪里都有人耐心指导，手机也会实时提醒患者。李玉卿也一直在努力将这种真正"以病人为中心"的理念深入落实到整个医院的各个诊室当中。"只有骨子里认识到了这个理念，才能将日常工作做好。"

"医生本就是一份慈善的工作，每一个医院做到最后，都会回归本质，回归初心。"在李玉卿看来，京东中美医院所倡导的医疗初心就是：医生和患者有一个共同的敌人，那就是疾病。

（跟诊记者：李忠利）

送走病痛的"拆弹专家"——孙伟

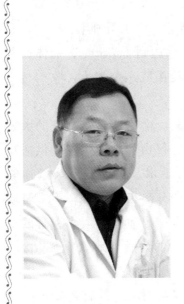

专家简介

孙伟，京东中美医院普外科主任，主任医师。中华医学会廊坊肿瘤分会常务委员以及中华医学会廊坊分会医疗事故鉴定委员会专家组成员。从事普通外科工作中，积累了深厚的理论知识基础和丰富的临床经验。

专长：对肝胆胰腺病、糖尿病、甲状腺、乳腺、胃肠、肛肠、血管、烧伤等外科疾病方面有着独到的见解，能熟练掌握普通外科各项手术技能。

出诊时间：周二全天。

站在名医身边 医生跟诊记 『2018 人民好

2018 年 1 月 3 日，京东中美医院手术室。普外科主任孙伟打开一患者的腹腔，在场所有的医护人员都吃了一惊，患者的一个巨大血管瘤几乎将腹腔占满。面对如此巨大的血管瘤，孙伟不动声色，冷静沉着继续手术。8 个小时之后，患者肝脏上的巨型血管瘤成功切除。

孙伟长期从事普通外科工作，在普通外科治疗方面有着丰富的临床经验尤其擅长腹腔镜微创治疗。在京东中美医院，他先后开展了腹腔镜微创治疗、胰十二指肠切除、肝门胆管癌根治、复杂肝脏肿瘤切除等高难手术。目前，孙伟已经帮助许多患者拆除了藏在他们身体里的"炸弹"，为他们送走了病痛与焦虑。1 月 4 日，记者走进孙伟的诊室，跟诊这位着手成春的"明星医师"。

挑战极限，切除最大血管瘤

回忆起昨天进行的巨大血管瘤切除术，孙伟记忆犹新。这位中年患者来自河北燕郊，近年来腹部变大隆起，但因为无明显症状，患者以为是喝酒形成的"啤酒肚"，因此没有重视。最近，患者因为腹胀不适来到京东中美医院就诊。检查之后，才发现，该患者的肝部长了一个巨大的肝血管瘤。血管瘤的直径竟然有35cm，大小几乎相当于一个篮球。

一般来说，直径超过10厘米的肝血管瘤为"巨大肝血管瘤"，该患者的肝血管瘤不仅直径达到了35cm，其重量也达到了7千克，瘤体局部都突出于肝外。孙伟告诉记者，这是京东中美医院迄今为止，收治过最大、最严重的肝血管瘤患者。

目前对于肿瘤来说，介入是首选治疗方案。由于该患者肝脏的大血管瘤使得人体提供主要供血功能的动脉栓塞，仅由静脉提供主要供血功能，使用介入治疗并不合适，孙伟考虑施行手术。但如此巨大的血管瘤，让患者的腹腔几乎没有操作空间，瘤体的分离极其困难，手术难度极大。不仅如此，血管瘤内部充满了血液，术中出血会很大，患者的血型为AB型，手术的血液供应存在难度；患者的血管瘤和肾上腺粘连，解剖之后血压可能会发生异常变化，也让手术难上加难。

面对这一系列困难，孙伟及其团队选择迎难而上，并且还要打一场有准备之仗。团队术前对余肝功能进行了评估，对肿瘤切除后留下的创面巨大，血管瘤手术极易出血，如何减少术中出血等都做了充分准备，并制订了多套应急预案才决定实施手术。1月3日上午，孙伟和其他3位医生一起走进了手术室，他们面对的将是一场鏖战。

切开患者的腹腔，患者的肝部血管瘤果然和肾上腺粘连，肿瘤占满了腹腔，根本无从下手。孙伟向记者回忆，这样的病况他也所见不多。在一个"下不来台"的关口，面对如此困难有些医生可能直接关腹不再手术，但孙伟决定挑战一下自己的极限。由于腹腔内实在没有空隙，并且瘤体巨大，血管瘤内充满了血液，手术中出血量达到12000ml，好在术前准备充分，术中使用了自体血回输。36次自体血液回收、63000ml冲洗液体、9000ml自体血回输，自体血回输机的不停运转与患者的身体形成了生命力的循环，加上血站的持续供应，患者的输血得到了保障。

实际上，一个正常人的血液总量仅有6000ml，也就是说，这个患者全身的血已经被换了两次，尽管没有出现过度失血，但患者的凝血机制已经完全混乱。肿瘤完全切除之后，患者的血始终无法凝成血块，这很可能危及生命安全。于是，孙伟及其团队用了一个半小时的时间施用药物慢慢纠正他的凝血功能。终于，在8个小时之后，患者的各项指标恢复稳定，手术大获全胜。

孙伟向记者感叹，这一患者的肝血管瘤实属罕见，在国内也几乎少有，该手术的难点在于要尽量保留患者正常的肝组织，沿着薄如蝉翼的包膜完整剥除"篮球"样大小的肝血管瘤，还不能剥破其包膜，损伤周围的血管。手术中，医生情绪一直高度紧张，其间一个年轻医师撑不住了，只剩下孙伟和另外两个医生坚持到最后。8个小时，没有吃饭、没有喝水、没有坐下休息一分钟。回忆整个手术，孙伟告诉记者，之所以坚定地选择迎难而上，并且在手术中始终不抛弃、不放弃，就是不愿意辜负患者的信任，也不愿意辜负整个团队的努力。

正是出于对患者的绝对负责，这样动辄长达七八个小时的手术对孙伟来说已是家常便饭。此类大型的手术既是对外科医生技术的考验，也是对体能的挑战。为了保证"随叫随到""随时战备"的身体素质，在工作之外，孙伟选择背着摄影器材南北奔走，既记录山川美景，又能锻炼体能。

技艺精湛，变绝望为希望

手术台如战场，虽没有千军万马，但无时无刻不是千钧一发。硕、博先后受教于两位名师的孙伟，早已经锻造出了炉火纯青的外科技术。2004年，孙伟于吉林大学第一医院硕士毕业，其间师从吉林省外科一把手、吉林省外科主任委员王广义教授；2008年，孙伟在中国医科大学附属盛京医院博士毕业，博士期间作为助手多次参与胰腺癌及其他外科手术，值得一提的是，在这些手术中，有一例也是肝部巨型血管瘤，大小甚至超过了孙伟刚刚治疗过的那位患者。得益于这些丰富的实践经历，孙伟总能在手术台上临危不乱，从绝境边缘拉回患者，也能为各种疑难患者制订有效的治疗方案，变绝望为希望。

孙伟不仅主刀了京东中美医院最大的肝血管瘤病例，而且也是医院收治过的最大肝囊肿患者的主刀医生。这位肝囊肿患者平时作息规律，饭量也正常，2016年体重却开始直线上升，更离奇的是只有肚子长肉，家里人起初并未在意，患者自己也未重视。突然有一天，患者吃过早饭后，恶心呕吐不止。患者的家人立即将她送到京东中美医院救治。负责接诊的正是孙伟。经过仔细检查，原来她患有巨大肝囊肿，囊肿直径大约19厘米，非常罕见。

孙伟介绍，巨大的囊肿把患者的胃挤压到腹腔的一边，导致其呕吐恶心。肝囊肿还在继续生长，如不处理，最终将会破裂，囊液渗入腹腔，甚至危及生命。患者彼时已经73岁，经过专家会诊，孙伟最终确定采用微创方式实施肝囊肿穿刺置管引流术的最佳治疗方案。手术中，医护人员先后共将囊肿中的3000毫升脓液引出。患者的体重由术前64千克减为术后的61千克，之前的不适症状也都逐渐消失，出院后恢复良好。

除了各种罕见的病例，对于诸多疑难手术，孙伟也能突破医院自身的条件限制，达到国内先进的治疗水平。2017年春节刚过，一位秦姓男患者的身体便出了点小问题——皮肤暗淡发黄，大便呈陶土色。本以为仅是梗阻性黄疸，检查结果却令人意外。CT结果显示胰腺头部有占位性病变，考虑恶性肿瘤的可能性比较大，需要进一步检查确诊后手术治疗。一听要手术治疗，患者首先便抱以怀疑的态度，因为他更相信北京知名的大型综合医院。基于患者的情况，北京某知名三甲医院决定给予引流术，先减轻患者黄疸症状，再做手术切除肿瘤。不想，天意弄人，引流管植入失败，必须近期内进行手术切除。然而，患者跑遍北京各大医院，手术最快也得三个月后才能进行。无奈之下，患者抱着"试一试"的心态接受了孙伟的肿瘤切除手术。6个小时的时间里，胆囊切除、肝外胆管切除、胃大部切除、十二指肠切除、胰腺头部切除、局部淋巴结清扫……之后胃肠吻合、胰肠吻合、胆管与肠吻合、回肠结肠吻合……孙伟的手术服湿了又干，干了又湿。最终成功切除患者体内肿瘤并重建了消化道。这个只有在北京三甲医院才能完成的复杂手术，在孙伟和其团队的努力下实现了。患者只是抱着试一试的态度，孙伟却给了他一个惊喜的结果。

除了这些，诸多在北京、上海的大医院被拒绝手术的患者都在孙伟这里得到了救治。一位老年患者由于患有心脏病，被很多大医院拒绝了手术治疗的请求，经北京安贞医院的医生介绍，来到了孙伟的诊室。最终孙伟为他安装了心脏起搏器，并在此基础上成功进行了手术。当收获赞誉时，孙伟却谦虚地说："为病人解决问题是医生的职责，最多就是雪中送炭吧。"

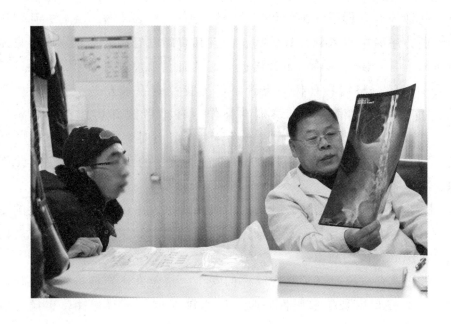

手机相册记录患者点滴

元旦节后第二天，门诊的患者并不多。记者和孙伟闲谈起来。孙伟拿出手机，翻开相册，微笑着告诉记者："我给你看个东西，你不要觉得恶心。"说着孙伟打开了一张图片，照片上是一截已经癌变的直肠，直肠上全是凸起的息肉和癌变的组织。孙伟却告诉记者："你们看着可能有不适感，但这些东西我早都看习惯了。"孙伟接着便向记者回忆起这位患者的问诊经过。

2017年3月，一位年仅37岁的女性患者在家属的陪同下，缓缓走进了京东中美医院。这位患者在一年多前就已发现自己有明显的便血现象，刚开始她和家人误以为得了痔疮，一直没太当回事。直到2017年年初，她发现自己不仅便血量明显增加，便血次数更加频繁，更奇怪的是，便出的血呈现出暗红甚至黑色。一家人随即开始了漫长的求医之路。北京一家大医院明确这位患者所得的是家族性息肉病，不仅有较高的遗传性，而且家族内发病率较高，但由于她的病比较罕见，且病情拖延较久，这家医院也暂时没有为她根治病痛的手术能力。走投无路之际，听闻了孙伟的精湛技术，患者便来到了京东中美医院。

接诊后，孙伟和其他医护人员初步指检，发现其直肠出血情况严重，随即为其安排了详细的胃镜、肠镜等多项必要检查，最后，孙伟作出诊断：患者患有家族性息肉病，并且其直肠已经癌变，胃囊有明显溃疡，加上常年便血，目前患者接近重度贫血，亟须进行手术，切除发生病变的组织。最终，孙伟为患者制订了腹腔镜手术方案。手术开始之后，孙伟和助手密切配合，娴熟操作，在患者腹部切开直径不超过1.2cm的6个小孔，利用小孔展开手术。7个小时之后，患者体内全结肠、直肠、肛门等共计超过200cm的发生病变的组织部位被一次性切除，手术宣告成功。

除了这一个患者之外，孙伟的手机相册里大多都是与患者相关的图片，有检查结果，有切除的肿瘤，每一张他都如数家珍，都能向记者回忆一段惊心动魄的故事。

照片里有一位患有子宫内膜癌的女士，这位女士之前进行了化疗治疗，但最终却出现了放射性肠炎，肠水肿严重，没有弹性，也没有活力，北京的各大医院都拒绝了患者手术治疗的请求。患者找到孙伟后，孙伟转换思路为其成功进行了造瘘手术。

孙伟的人生观是：人要活得开心。实际上，世间不如意之事十有八九，开心谈何容易，尤其是染病的患者。而孙伟，一个始终奋战在手术一线的外科大夫，通过一场场大型、艰难的手术为他人驱散疾病，制造"开心"。

（跟诊记者：李忠利）

与危重症患者同"呼吸"——李培

专家简介

李培，南京大学医学院附属泰康仙林鼓楼医院呼吸二科主任，副主任医师，曾就职于原南京军区南京总医院呼吸内科。中国药理学会化疗专业委员会青年委员，江苏省医学会呼吸病学分会感染学组秘书。获军队医疗成果二等奖1项（第6作者）。主持国家自然科学基金青年基金1项。

专长：擅长呼吸内科常见病及疑难、危重症的诊治及处理。尤其在肺部真菌感染、肺部肿瘤、呼吸系统危重症、支气管哮喘和慢性阻塞性肺疾病的诊治方面具有独到的经验。精通多种抗生素和抗真菌药物的药理和临床应用。熟练掌握CT引导下经皮肺穿术、经纤维支气管镜肺活检术、超声内镜引导下的经支气管针吸活检（EBUS－TBNA）、肺泡灌洗术、胸膜活检术等。

出诊时间：周一、周二、周四、周六上午，周三下午。

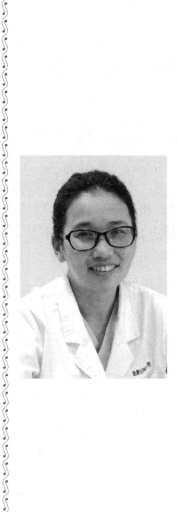

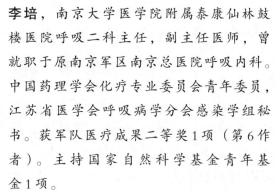
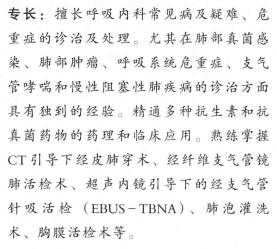

站在名医身边

医生『跟诊记』

『2018人民好

2018年4月起，一篇医生手记在微信朋友圈热传，手记的开头这样写道："当我坐在办公桌前写下此文时，故事主人公刚刚因多脏器衰竭离开人世。从入院到去世仅7天……逝者已矣，但他留给我们的教训却是值得记述，并应该让更多的人知道。"一位 27 岁的研究生仅因感冒离世，让人错愕，得益于这篇医生手记，感冒药"混服"的问题引发了大众热议，央视等主流媒体纷纷采访报道。

这篇手记的作者正是南京大学医学院附属泰康仙林鼓楼医院呼吸二科主任李培，随手写就的手记不过是她日常工作的一个小小缩影，在她电脑当中的文件夹里，整理排列着参加讲座、培训后的体会，门诊中的典型病例，随时生发的从医感悟、义诊用的幻灯片……藏在一个个文件背后的，是李培对患者的全身心付出，更是她对医生这份职业由衷的敬畏与热爱。上午 7 点半，记者来到了李培一手组建、壮大的呼吸二科。

从零开始，服务危重症患者

一天的紧张工作从 ICU 查房开始。呼吸危重症监护病房里躺着两位老年男性患者。其中，90 岁的姚性男患者半月前因在家如厕时不慎摔倒，送往江苏省中医院急诊后开始卧床，不过 4 天时间，患者便出现急性呼吸衰竭和感染性休克，120 紧急送往仙林鼓楼医院后，李培随即为患者进行气管插管接呼吸机辅助通气，患者再一次渡过难关。实际上，就在一年前，周边的居民还根本享受不到这样的医疗服务，稍重些的或者疾病复杂些的患者常常要驱车 26 公里到距离仙林大学城最近的一家三甲医院就医。

彼时，李培所在的这所新建于仙林、服务于郊区患者的综合性医院仍处在筚路蓝缕时期，那时的呼吸科还只能诊治一些简单的呼吸道感染。2017 年从南京军区南京总医院呼吸内科转业至此的李培仅用了一年的时间便彻底扭转了这一现状，4 个月前，她带领团队建立了呼吸危重症监护病房，使得转运困难的危重呼吸感染患者在这里得到精心照护和诊治，运转 4 个多月以来，抢救成功率高达 99%，彻底改变危重呼吸疾病患者必须转院的现状。

ICU 里的另一位男患者马上要进行螺旋气切，以解放嘴巴，建立通道吸痰。这位患者现年 74 岁，反复咳嗽、咳痰已有 10 年。2018 年 4 月，病情加重，确诊为"吸入性肺炎；慢性阻塞性肺病；Ⅰ型呼吸衰竭；肠梗阻"收入重症监护室，并持续进行高流量吸氧和抗感染治疗。李培走上前去，握住患者的手，她几乎贴近患者的脸，高声喊出他的名字。患者虽然已入院 2 个月，久卧病榻，依然神志清楚，能示意对答。几句简单的沟通之后，李培交代医护人员做好气切准备，同时交代了其他的用药建议。

其实，在短短几个月的时间里，李培已经带领着4位年轻有活力的团队成员救治了诸多类似的危重症患者。"我们呼吸科收治最多的就是'80后''90后'。"呼吸科的患者许多都是80岁、90岁，有的甚至超过了100岁，最高龄的患者是102岁，这些患者年纪大、感染重、合并症多。最高峰的1个月，李培手上的危重患者达到全院危重患者的50%。李培依然记得，在刚刚起步的艰难时期，一位80多岁的患者从养老院送到了呼吸二科，老人有严重心衰肺部感染，由于病情过重，家属多次欲放弃治疗，李培仍觉得有一丝希望始终不愿意放弃。15天的时间，老人的心衰指标从1000多降到正常，最后那位老人从躺着被送进来，到坐着轮椅被推出去。说到这里，李培眼里满满的骄傲："我们团队的医生们真的什么都见过，什么危重病都不怕。"

从事呼吸内科临床工作近20年的李培本可以避开一线的工作，但为了壮大呼吸二科，更好地服务患者，她只能"扛着炸药包带着大家往前冲，所有的工作都亲力亲为。"李培每天的工作时间基本都在14个小时以上，即便如此，有危重患者的时候她还能随叫随到。为了工作，她甚至没花什么心思在自己最爱的女儿身上。因为时常见不到孩子母亲，女儿的老师甚至会问她："你妈妈是干什么工作的？"偶尔去接孩子回家，她才意识到自己根本不知道孩子的教室在哪。

马不停蹄的一年里，她同样身体力行带领团队建立了肺功能室、气管镜室，根据医院特点制定了呼吸系统疾病的诊治规范和工作流程，通过每周一次的教学提升年轻医生的专科诊治水平。目前的呼吸二科不仅可以规范诊治包括慢阻肺、哮喘、肺炎、肺结核在内的呼吸系统常见疾病，还可以通过有创检查明确诊断肺癌、肺间质病、肺结节病等肺部疾患。截止到2018年6月13日，不过短短半年的时间，李培领衔的呼吸二科已经完成了100台气管镜手术，她用行动回应了曾经的质疑。

连接患者，全身心付出

结束ICU和普通病房的查房，李培赶在9点之前来到了门诊楼一层的呼吸科诊室。初夏时节是呼吸科的"淡季"，但李培的患者可一点也不少。尽管才来到这所医院一年，李培的门诊量已经在全院高居第二，仅次于骨科，这其中的"秘诀"全部藏在她与患者亲近无间的交流里。

70岁的王姓女患者前来复诊，一个月前，患者因早晚干咳难以入眠前来就诊，"上次挂李主任的号，三片药解决。"显然患者对治疗效果非常满意。不过近两天，患者的症状似乎开始复发，了解病情后，李培为患者开出了新的药方，并随手拿出了一张摆在门诊台的名片。"有任何不良反应，您就给我打电话。"

李培已经习惯把自己的手机号码和微信号码留给每一位她诊治的患者，以便患者有需求时能随时找到医生。不仅如此，为了改善就医体验，她还建立了呼吸科患者群，每周都会在群里发布与呼吸系统常见疾病诊治相关的诊治信息，帮助患者了解和掌握基本的疾病知识，避免患者因缺乏医学常识走入误区。李培的坦诚相待与无私付出并没有让自己疲于应付，相反，患者们的理解和将心比心令她无比感动。"群里所有患者，还有很多不会用微信的老年患者，都有我的手机号码，但从没有一个人随便给我打电话，真的需要咨询和帮助总会通过微信很礼貌甚至有些忐忑的找我。"

开完药方，王姓患者的诊治并没有结束。一番询问，李培发现患者带了此前做的胸片，仔细查看后她发现，患者左肺有小片影。由于胸片的结果相对粗糙，仅能判断心肺纵隔有无明显结构性病变，准确定位病灶还需要更为先进的影像检查即胸部CT扫描，李培建议患者继续深入检查，但她似乎不太愿意。"我不想做CT，就想吃点药，我觉得自己就是受凉了。"李培没有选择"硬碰硬"，开始了自己的"迂回战术"。在接下来的门诊时间里，李培总是见缝扎针，不断提醒患者，"还是咳的话，您下周一定要来哈。"

之所以苦苦相劝，是因为李培十分清楚，胸片会遗漏20%～30%的信息，她担心女患者的肺部可能有更严重的疾病。她依然清晰记得，一位单亲妈妈胸片现肋骨后密度高，在她的建议下进行CT检查后，发现了一个2.6cm的结节，最后确诊为畸胎瘤，患者及时行胸腔镜手术，预后良好。

类似的反复提醒在门诊中司空见惯，与患者的交流中，李培亲切、热情、阳光；但只要关涉病情，她就会变得十分较真和严苛。面对一位由吸烟导致的慢阻肺患者，她会反复提醒："要坚持把药吸下去，9月份一定要找我验血常规"。面对一位呼气测试发现肺部病毒感染的年轻女孩儿，她会严肃地要求先继续完善检查再决定能否外出旅游。"严苛"背后，是她对患者真正的负责，患者的事她总会放在心上。

与曾经收治患者之间的故事，李培总能脱口而出。她依然为一位肺癌女患者感到惋惜，肺癌 ALK 基因突变是肺癌当中的钻石突变，通过靶向药物可以有效控制，但由于一期靶向药物在当时仍未上市，女患者在遭遇病痛折磨数月后离世。临近死亡前，她明确要求要在生命的最后时光里看李主任一眼。她说："在我生命的最后 6 个月，你一直陪着我。"女患者抓着她的手直到昏迷。当然，记忆里的的故事也有喜悦，李培曾经收治的一位单亲妈妈患有畸胎瘤，李培时常在半夜与女患者微信聊天，帮她舒缓情绪，放松心情。"出院后，她捂着口罩抱着一大束花来看我。"谈及患者，李培眼里总放着光。尽管已经从业多年，但只要与患者在一起，李培始终都像一个邻家"大女孩儿"，无论患者年龄老幼、疾病轻重，她都能迅速拉近与患者的距离，在诊断之余夹杂几句生活的闲聊和细致的嘱咐。许多患者都在门诊完交口称赞："谢谢李主任，您真的太细致了。"

风风火火，爱心服务病患

结束十几位患者的门诊，11 点前，李培赶回了 ICU 病房，趁着凝血功能良好她马上要为吕姓男患者进行螺旋气切，建立人工气道，确保气管镜可以每天吸痰，防止患者感染加重。

手术开始前，李培紧紧握住患者的手，轻声说着："老吕，咱做个手术，在喉咙这儿开个口子，解放嘴巴。一会儿就睡着了。"一番贴心的叮嘱后，紧握的手一直没有放下，她安排病房的医护人员准备一次性使用气切包、气管镜、碘酒、手术单、注射器、生理盐水、液状石蜡等器械，调控血压、蛋白、感染等指标确保正常。一切准备妥当，螺旋气切便开始了，李培与另一位急诊科医生配合密切，拔掉器官插管的那一刻，一股绿色的浓痰像喷泉一样涌出。面对这样的场景，李培十分淡定，甚至玩笑着说："看过这些之后再也不喝奶茶了。"结束气切，李培通过人工气道又为男患者吸了不少潜藏的深绿色浓痰。走出 ICU，李培已经大汗淋漓。

呼吸科急重症患者多，对医生要求高，操作多，属于内科最累的科室之一。在成为呼吸科医生后，李培选择了义无反顾。2014 年她从南

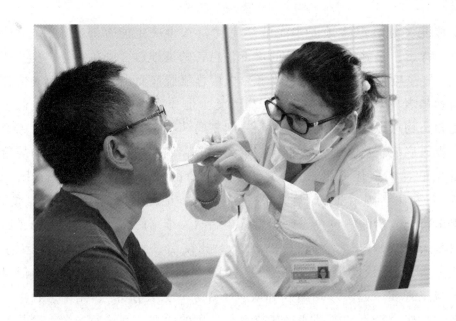

京大学医学院博士毕业，师从著名呼吸感染疾病专家施毅教授，主攻肺部疑难重症感染疾病的诊治。回忆起当时军总的呼吸科，她依然感叹："14个军人，只有两个女医生，其中一个就是自己。呼吸内科女医生都是风风火火，不是女人，而是女汉子。"

李培坚持每天查房，所有的周末、节假日甚至春节假期，病房里都能看见她和患者亲切交流、为患者认真体检的身影。有同事问李培，这样会不会太辛苦了，李培回答："换位思考，如果我们自己是病人，因为病痛躺在病床上，或者因为疾病生死未卜，是不是也希望我的主诊大夫每天来看我，关心我？"李培总是第一个出现在病房的医生，也总是最后一个离开病房的。很多患者说，"做李医生的病人是最幸福的。"

除了呼吸科的繁忙工作，李培的科室经常参加医院组织的各种义诊。母校的义诊，社区的健康小课堂都能见到她的身影。李培也十分热心撰写科普文章，通过科普文章帮助患者自我保健。曾经师从黎介寿院士从事感染免疫调节研究的李培还十分擅长抗生素的使用，在这样一个耐药的时代，她一直在思考如何将用药安全、抗生素的使用这些医疗知识转化成为既科学严谨又通俗易懂的科普文章。结束半天的工作，李培马上就要赶往扬州某医院就抗生素的使用开展讲座培训。

李培在工作中风风火火，但她的家人都曾经或正在遭遇病痛的折磨，谈及这些，李培总是忍不住眼眶含泪，但回到工作中，她就又变成了眼里只有患者的医生。在她的从医感悟里，她写道："医生也是普通人，也会不耐烦，也会有伤心烦恼的事……因此，总要时常提醒自己，我们每天的工作虽然是重复的，但对患者而言生病往往是头一次……我们利用自己所学所知帮助患者，很多时候我们也在接受患者对我们的宽容和回报。"

对于患者，李培向来报以最大的尊敬和理解。因为懂得患者的信任，所以李培更加真切地明白自己的责任和担当，她始终在用行动证明自己对患者的感激，对职业的敬畏。

（跟诊记者：李忠利）

坚守治癌使命——马凤藻

专家简介

马凤藻，诚志东升医疗首席外科专家，主任医师。曾任首都医科大学附属北京朝阳医院普外科主任医师。从事普外科临床工作37年，对外科领域的各种疾病有丰富的实践经验。

专长：对乳腺、甲状腺疾病特别是恶性肿瘤的诊断治疗有较深的造诣。通过多年对乳腺肿瘤的治疗，大大提高了乳腺癌早期诊断率及包括手术在内的综合治疗的生存期。

出诊时间：周一、周三、周五上午。

作为服务于北京海淀区东升镇及周边科技园区的基层医疗单位，诚志东升医疗是国内首家结合医疗服务和酒店服务为一体的全程健康服务综合体，其1.5T磁共振、128层螺旋CT、DR、钼靶、飞利浦超声诊断仪等大型高端影像检查设备可以协助完成全身肿瘤精准筛查、心脑血管疾病精准筛查、糖尿病风险评估等项目。这里也有诸多名老专家坐镇，同时开设乳腺和甲状腺专家门诊、中医门诊、心理门诊、脊柱康复中心。

周三上午，记者如约跟随诚志东升医疗首席外科专家马凤藻一同出门诊。20世纪70年代便开始投身医疗工作的马凤藻先后在首都医科大学附属北京安贞医院、朝阳医院普外科岗位上"奋战"了近40年；退休12年，依然坚持奔波在基层医疗第一线，致力于提高医疗基础薄弱地区的基层医疗水平；2017年3月，他受聘成为诚志东升医疗首席专家，继续服务基层从事其所钟爱的医疗事业，并且实现了从"普外治疗”到“大健康服务”的转身。

精准筛查癌症患者

研究显示，我国总体癌症5年生存率为30%左右，较发达国家仍有不小差距。出现这一现象最重要的原因是我国相当一部分肿瘤患者处于中晚期，到医院治疗时，肿瘤已经发生转移，为时已晚。实际上，40%以上的癌症都可以预防，科学的防治筛查能够降低癌症的发病率。就在刚刚过去的不到一年的时间里，马凤藻已经在诚志东升医疗筛查出了13例癌症患者。其中一位正好在跟诊这天前来复查。

这是一位年届60岁的女性患者，刚一进门，马凤藻便热情地跟她打招呼：“您挺好的吧？”女患者满脸笑意。“我挺好，真的是多亏了您。”马凤藻谦逊地回应：“我们就干这个的。”这位女患者半年前来到了马凤藻的诊室，手诊过程中，马凤藻发现该患者乳房后间隙有异常，怀疑是乳腺癌。实际上，生长在乳腺后间隙的小肿瘤很难被发现。后续检查证明了马凤藻的判断。随即，女患者在朝阳医院进行了乳腺癌穿刺手术。此次前来，正是进行术后3个月的第1次复查。

先后浏览了女患者带来的胸片等检查结果，马凤藻告诉患者，此前发现的肿瘤处于早期，大小只有零点几厘米，但根据病理来看，她所患有的是恶化程度最高的低分化癌，如果再晚半年发现，后果就会比较严重。听到这里，女患者再一次向马凤藻表达谢意：“幸亏有您了，您这儿给我跑上跑下的，我真是感激不尽。”其实，就在初次接诊的当天下午，马凤藻亲自带着这位女患者去往朝阳医院进行治疗。也是得益于这次手术，马凤藻发现，自己帮助的这位女患者竟跟自己住在一个大院。

由于发现及时，女患者不仅保住了乳房，而且不需要化疗和放疗，目前只是进行了药物治疗。这一次的复查结果显示，女患者恢复良好，无复发、转移。马凤藻继续向患者科普后续的检查和治疗方案。马凤藻告诉患者，当下全球具有统一的乳腺癌全套治疗及复查方案，行药物治疗需要持续5年（或8年）。一般来说，术后第1年，需要每3个月进行1次复查，术后第2年、第3年需要半年进行1次复查，术后第4年、第5年则可以1年进行1次复查。“癌症治疗我们叫过关，3年一小关，5年一大关，5年以后就好了，就没事了。”“当然，一旦发现不好，还要治疗。”

问诊最后，马凤藻也没忘了提醒患者多注意活动。女患者告诉医生，在术后1个月她便开始"上岗带孩子了"，基本都没闲着。马凤藻一边为患者的快速康复感到高兴，一边也有些"忧虑"，"那您可又太累了，还是多保重，注意休息。"一系列详细的嘱咐后，女患者满意地走出了诊室。实际上，除了这一例恶性程度极高、临床发现率极低的早期浸润性原位癌之外，马凤藻凭借自己的精湛医术为诸多患者赢得了宝贵的救治时间，极大地提高了患者生活质量。

自受聘加入诚志东升医疗以来，马凤藻已为4000余名体检人员做了认真检查，同时还完成了门诊部乳腺钼靶、腹部CT等影像学图像的查核工作，筛查出了5例乳腺癌患者，其中有两例均为早期乳腺原位癌。在精准筛查癌症患者背后，是马凤藻数十年的普外科临床经验及科研创新。

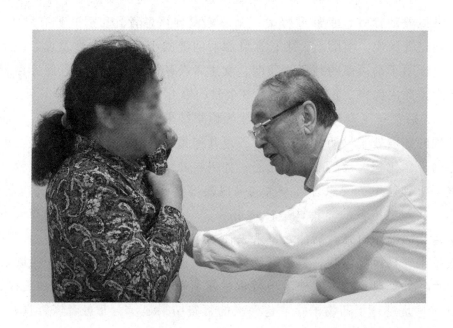

创新外科技术治病救人

马凤藻1970年毕业于首都医科大学，毕业后便去往首都医科大学附属安贞医院普外科工作。他依然清晰记得20世纪自己在安贞医院所操作的胰腺癌手术。胰腺癌被认为是目前世界上最难治疗的恶性肿瘤之一，主要原因在于其生物学行为恶性度极高，且在病变过程中，恶性度会呈级联式快速上升。

由于胰腺癌胰十二指肠切除困难，手术从上午8点持续到下午3点基本是常态。累倒不是问题，让马凤藻焦虑的是，诸多胰腺癌手术治疗的患者很可能在术后因为并发症走向死亡。马凤藻告诉记者："胰腺是软的，胰十二指肠切完之后要跟肠子套上，但胰腺自己会慢慢撕裂，因为胰腺液体是强碱性物质，它不仅可以把自己溶解，还会把血管溶解，甚至把胃烧出一个大窟窿。得益于对并发症的警觉和对胰腺特性的清晰把握，马凤藻的治疗便显得格外精细，一位山西税务局的公务员便曾在马凤藻这里接受了胰腺手术治疗，经过前后9个月的调理，患者的伤口最终愈合。

去往首都医科大学附属朝阳医院工作后，马凤藻依然在思考如何有效治疗危重坏死性胰腺炎，防止"炎癌转化"，提高患者生存率。马凤藻告诉记者，对于重症坏死胰腺炎患者来说，手术治疗很容易导致伤口暴露在空气和细菌中，于是他便思考，是否可以不采用手术的方法进行治疗，防止胰腺感染化脓。经过潜心研究，马凤藻尝试按照 Seldinger 法，经股动脉插管，置管并固定于腹腔动脉干内，用输液泵加压持续给药。这一区域性（胰腺及胰周）动脉灌注（RAI）给药治疗方法，通过提高胰腺及胰周的给药浓度，从而缩短疗程、减少治疗费用，降低了死亡率。马凤藻通过这一非手术动脉介入给药的方式，直接担负治疗108例，将此类疾病的死亡率由20%降到2%（2例死亡）。通过总结临床经验，马凤藻作为带头人完成了《区域性动脉灌注四联给药治疗重症急性胰腺炎的临床研究》的课题，荣获北京市科研进步三等奖。除了精准实施各类外科疾病诊断，参与完成胃肠癌的根治、胰头癌的胰十二指肠切除等各种外科重大手术外，马凤藻在危重症的重大抢救中也具有丰富的临床救治经验。马凤藻依然清晰记得在朝阳医院急诊科的多次紧急救治经历。当年，一位日籍患者突发肝破裂，被紧急送往朝阳医院急诊科进行救治，按照相关规定，外籍患者仅能在中日友好医院、北京协和医院等为数不多的涉外医院进行治疗，但这位肝破裂的患者病情已经危重，转院很可能耽搁病情，在请示院长后，马凤藻和急诊团队一起迅速为患者进行了肝缝合，患者最终转危为安。

马凤藻同样在乳腺疾病诊断救治方面积累了丰富经验。近年来，虽然乳腺癌诊治技术取得了较大进展，但是，患侧乳房和腋窝淋巴结的全部切除，会导致身体外形的残缺，使患者术后的生活质量大大降低。传统的乳腺癌根治术会让治疗者一侧的乳房缺失，胸部变"平"，不仅造成生理缺陷，还使许多患者产生自卑感，尤其是给年轻女性患者有极大的心理负担。马凤藻所在的乳腺团队在国内首创了乳房即时再造技术，即在乳腺癌根治术后立刻重建乳房，和手术治疗同时进行，只进行一次麻醉，痛苦少，手术费用相对较低。重建所需的皮肤、肌肉、脂肪多取自腹部多余的脂肪，不仅完成了乳房再造，而且也同时进行了腹部塑形，使患者身材看上去更匀称。经过再造的乳房完全可以达到两侧对称、在较近的距离观察外形上没有视觉差的程度。

从毕业到退休，马凤藻就这样数十年如一日地与疾病抗争。用他自己的话说，"一毕业，就天天这么忙过来了。"退休之后，马凤藻没有犹豫，义无反顾地继续投身基层医疗事业当中，用更加富余的时间为更多的患者乃至大众进行更为细致、全面、周到的治疗与服务。

扎根基层服务健康管理

退休之后的马凤藻积极响应"健康中国"国策的号召，古稀之年，他仍致力于提高医疗基础薄弱地区的基层医疗水平。在参与河北燕达医院外科门诊诊治中，有时每日接待门诊患者达400多余人次，多次指导燕达医院医生完成高难度外科手术。更重要的是，在2017年加入诚志东升医疗后，他将更多时间投入到了对大众的健康管理之中，帮助大众更快发现病情隐患，及早采取治疗措施，同时将科普渗透进体检以及线上线下的活动之中。

跟诊当天，诸多女患者均在马凤藻这里接受了VIP级的服务。一位中年女性带着体检流程单走进了诊室。了解到女患者已经48岁，马凤藻问："您绝经了吗。"女患者答道："停了，在去年下半年。"马凤藻放心地点了点头，并告诉患者："一般来说，我国女性到了49岁左右都会出现绝经，更年期综合征也会出现，潮热盗汗、失眠多梦等等。绝经太晚意味着体内的雌激素水平长期偏高，这虽然可以使女性保持年轻状态，但患子宫内膜癌和乳腺癌的概率却会增加。"了解完基本情况，马凤藻又先后对患者的甲状腺、淋巴结、乳房、腰、膝盖进行了逐一检查。女患者已到中年，马凤藻特别提醒到："膝盖损害的程度会随着年龄逐渐增大，一定要注意保护膝关节；同时尽量进行游泳这样不损害膝盖的全身运动形式，禁忌爬山。"

面对每一位女患者，马凤藻都极尽细致之能事，对于发现的一般性良性增生、结节等，他也会耐心开导患者，说明增生结节的风险性和地域性特征，耐心细致讲解日常生活中注意事项，叮嘱患者放下包袱，调整情绪，定期筛查；对于未婚女性，他还会嘱咐她们如何解决乳头较平的问题，甚至还会培训她们哺乳的方法和细节。当然，更关键的是，马凤藻会凭借自己手诊发现的蛛丝马迹针对性地提出后续的检查、治疗建议。仅仅在跟诊的前一周，马凤藻便通过自己的丰富经验筛查出了四例癌症患者。

其中一位，马凤藻戴上指套只一摸，就摸到患者肛门深处一个瘤，同时，根据指套上的血丝白色黏液，他判定患者为早期直肠癌，初步判断之后，马凤藻立即安排患者去往朝阳医院进行了后续治疗。另一位年届80岁的老年患者，马凤藻根据其身体发黄、眼睛发黄等症状判定是黄疸，随即便安排了后续检查，并通过插入导管的方法将黄疸引流，最终延长了患者寿命。正是得益于诚志东升医疗高端、齐全的检查设备，马凤藻可以快速为患者提出检查建议，加快治疗进程，真正使患者受益。

除了坚持对每一位患者认真追踪后续检查和治疗，与患者和家属保持经常的沟通，并根据实际需要确定不同治疗方案，马凤藻还积极投身到普及大众健康教育中，他利用业余时间为新媒体撰写的10余篇科普稿件，已推送到中关村东升科技园区公众号、诚志蒲绒APP和诚志东升医疗微信公众号，深受群众赞誉。他还积极深入周边的北京市20中学、中石化长城润滑油公司、清华大学建筑设计研究院等学校企业，开展义诊和健康讲座，为各行各业的群众普及健康理念，让"健康中国"的理念深入人心。马凤藻还向记者展示了他马上要给周边社区民众进行的科普讲座——"外科项目体检及治疗"。将近100页的幻灯片详细介绍了所有的外科体检项目及常见的疾病类型，考虑到大众的接受程度，幻灯片里多是形象的图片资料。

一个上午的跟诊很快结束，记者始终不敢相信坐在自己面前的这位满面红光、精力充沛的老人已经73岁。面对每一位患者，他都面带笑意，侃侃而谈，丝毫没有疲态，完全不见焦灼。记者问及秘诀，他谦虚一笑："工作以来一直都是这种状态，看见了病人，我就忘记了什么叫疲惫。"

（跟诊记者：李忠利）

站在名医身边

医生『跟诊记』
『2018人民好